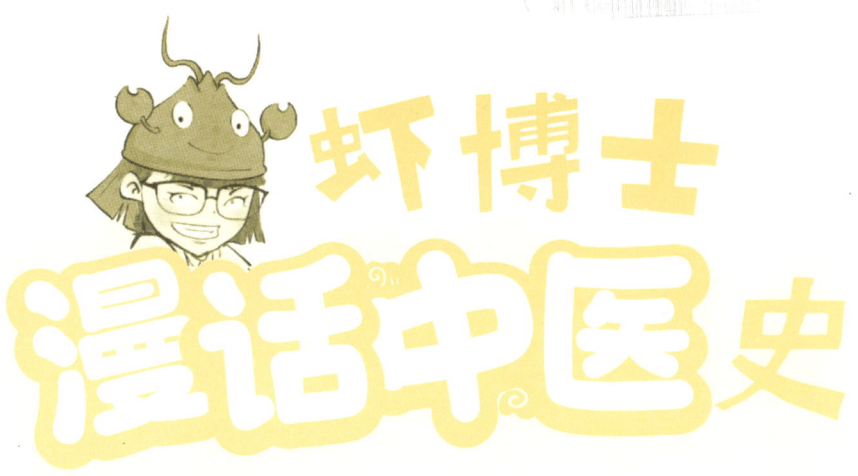

虾博士漫话中医史

原始社会—商周以前：
偶然+必然=中医的起源

胡晓霞/著　　田　野/绘

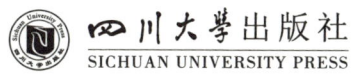

图书在版编目（CIP）数据

虾博士漫话中医史 / 胡晓霞著；田野绘. -- 成都：四川大学出版社，2025.6. -- ISBN 978-7-5690-7597-7

Ⅰ．R-092

中国国家版本馆 CIP 数据核字第 2025K14X07 号

| 书　　名：虾博士漫话中医史
| 　　　　　Xia Boshi Manhua Zhongyishi
| 著　　者：胡晓霞
| 绘　　者：田　野

出 版 人：侯宏虹
总 策 划：张宏辉
选题策划：陈　蓉
责任编辑：陈　蓉
责任校对：龚娇梅
装帧设计：墨创文化
责任印制：李金兰

出版发行：四川大学出版社有限责任公司
　　　　　地址：成都市一环路南一段 24 号（610065）
　　　　　电话：（028）85408311（发行部）、85400276（总编室）
　　　　　电子邮箱：scupress@vip.163.com
　　　　　网址：https://press.scu.edu.cn
印前制作：成都墨之创文化传播有限公司
印刷装订：成都市新都华兴印务有限公司

成品尺寸：146mm×210mm
印　　张：20.5
字　　数：235 千字

版　　次：2025 年 6 月 第 1 版
印　　次：2025 年 6 月 第 1 次印刷
定　　价：120.00 元（全 12 册）

本社图书如有印装质量问题，请联系发行部调换

版权所有 ◆ 侵权必究

扫码获取数字资源

四川大学出版社
微信公众号

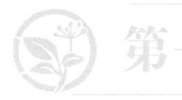 第一册

原始社会—商周以前：
偶然 + 必然 = 中医的起源

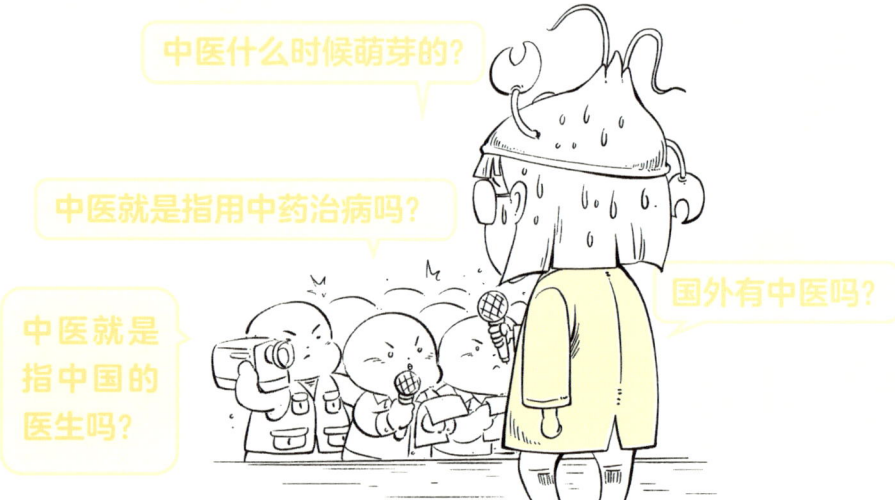

稍安勿躁，我们这就展开说说。

中医，全称中国传统医学，是指中华民族在长期的医疗实践活动中，不断积累、反复总结形成的医学体系。

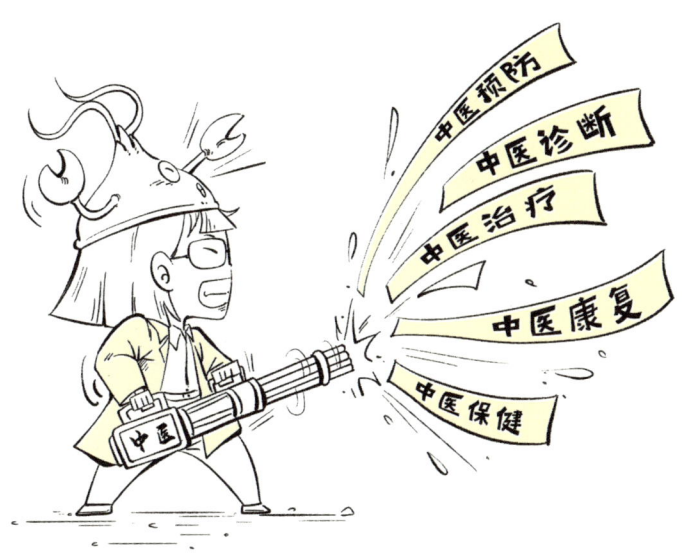

可以说，中医是与中华民族共同发展的一门学科，其间历经了各种激流险滩、各种艰难险阻，但也收获了许多喜悦和成功。

总之，中华医学，博大精深。要想学好，得学到老。就算到老，也不一定能学好。

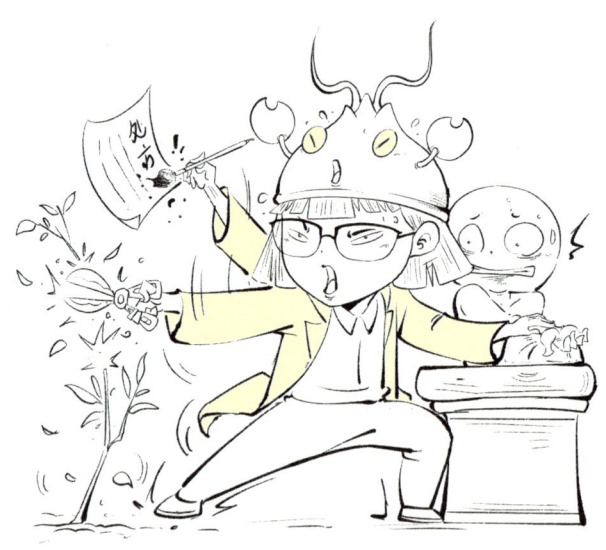

听起来有点复杂呀?

没错。但如果你继续往下看的话,就会发现它也真的很有趣。

除了各种传奇人物和故事,中医在生活中也跟我们密切相关。

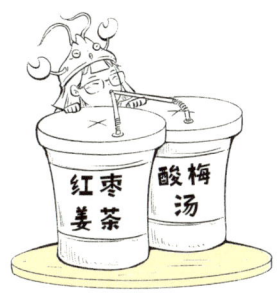

你喝的酸梅汤、红枣姜茶;

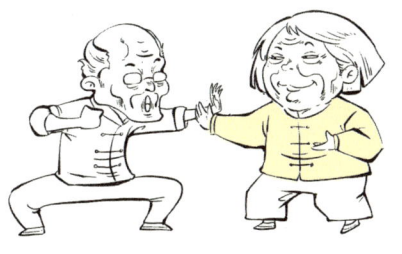

爷爷奶奶练的八段锦、太极拳;

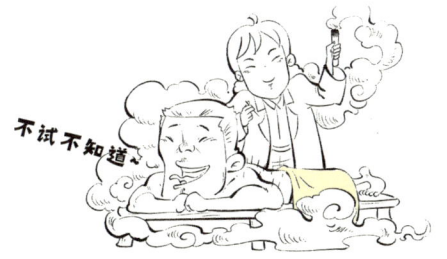

爸爸妈妈扎针灸、做艾灸,都跟中国传统医学有关哦!

所以接下来,让我们一起来聊聊源远流长、内蕴深厚、薪火相传、枝繁叶茂的中医吧!

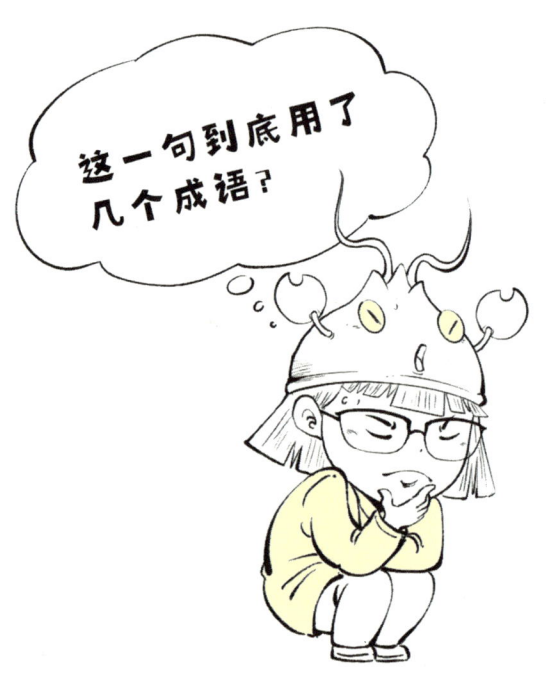

话说，在很久很久以前，当中华大地上开始出现猿人的时候，中医也就开始萌芽。

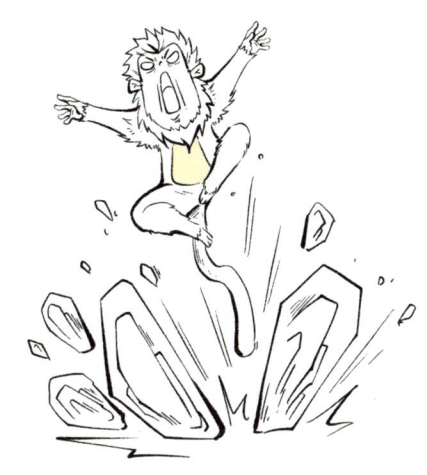

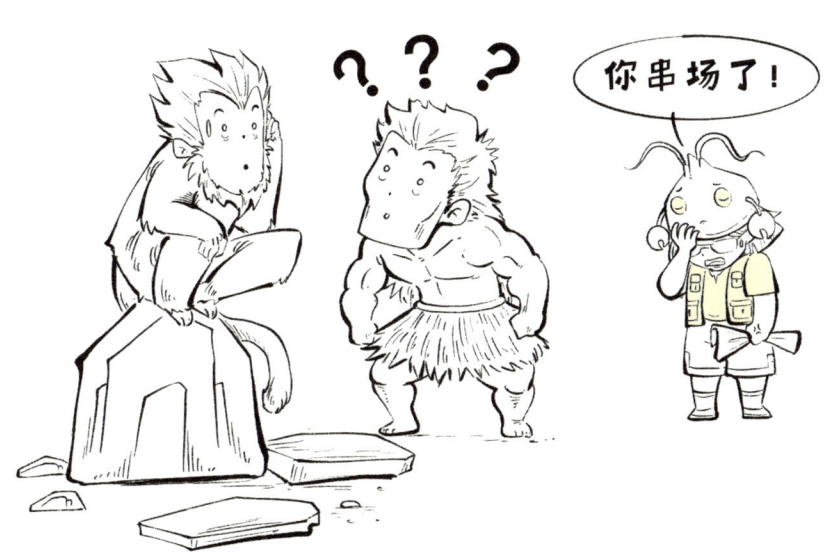

当时，人们还主要在为填饱肚子而忙碌。

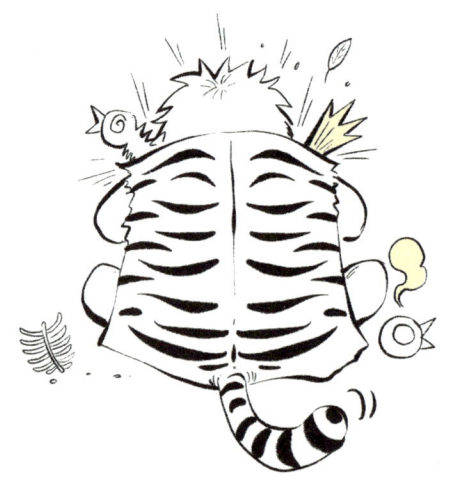

从"茹毛饮血"

到"飞土逐肉"，经常就会——

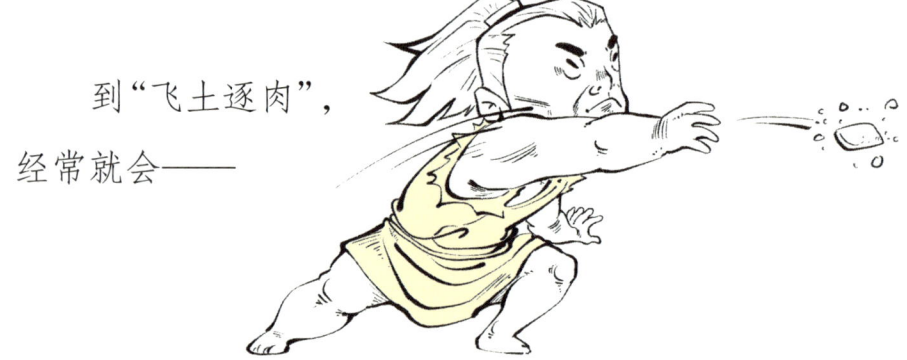

第一册　原始社会—商周以前：偶然 + 必然 = 中医的起源

哎哟，肚子痛！

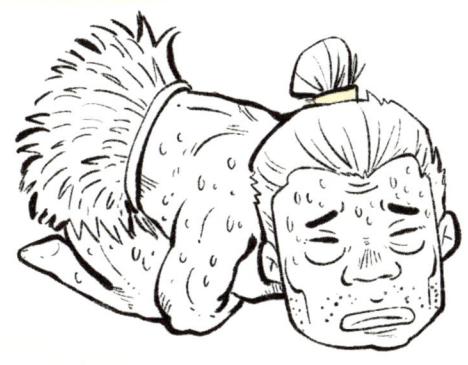

糟糕！胳膊痛！

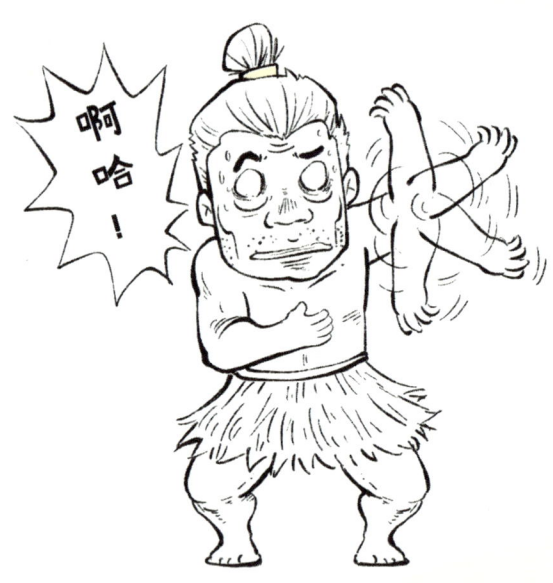

第一册　原始社会—商周以前：偶然 + 必然 = 中医的起源

呼呼！好烫啊！

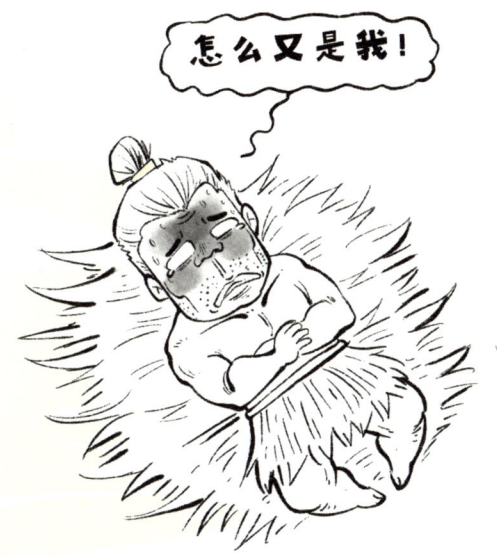

在当时，祖先们饭都吃不饱，更不用想有什么药品和医生了，甚至他们都还没给这些疾病取个名字，只知道自己不对劲、不舒服，甚至很痛苦，而且不赶紧解决问题的话很可能会因此而死掉！

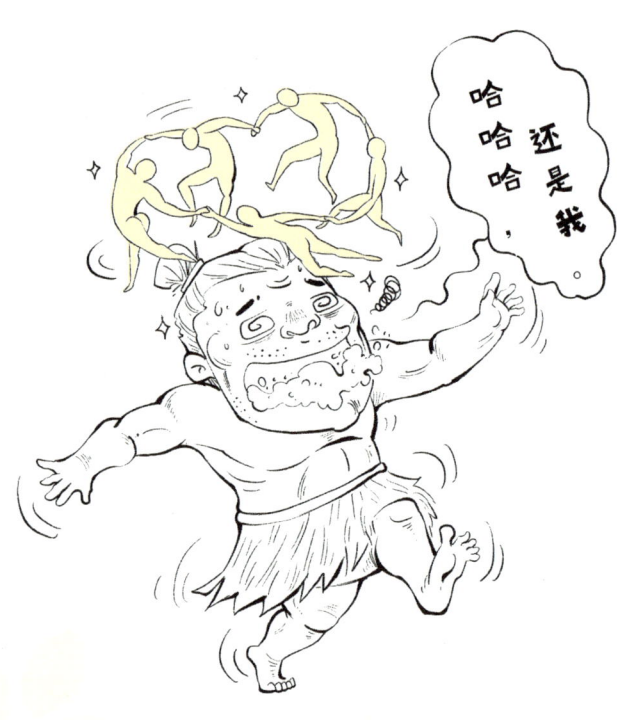

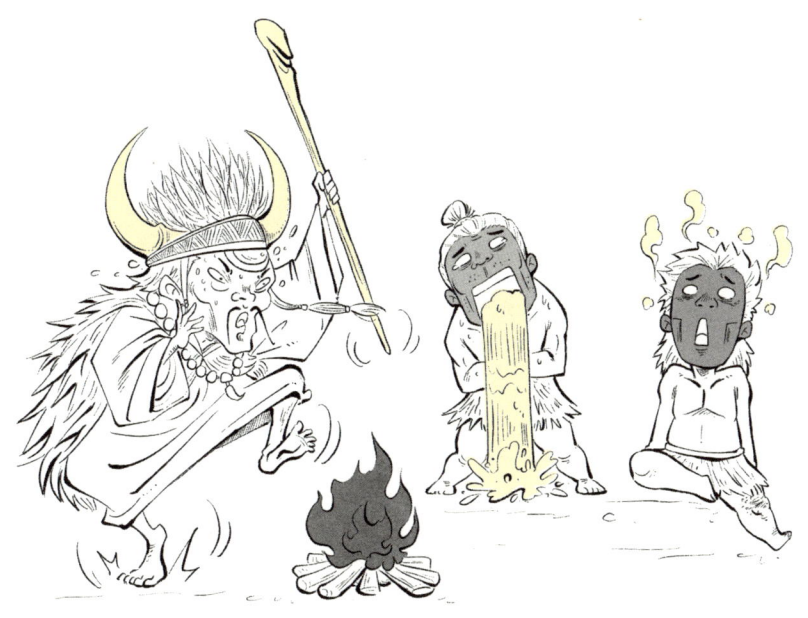

　　一般来说,他们会请来巫师向神灵祷告,请求神灵主持正义帮助自己。因为他们认为身体不舒服是由于鬼怪在使坏,而巫师能连接天地和鬼神,只要得到神灵眷顾或者驱逐鬼怪,精神和身体就能恢复健康。

　　这个吧……有时候碰巧有点用,但更多时候不起作用,甚至会让症状越来越严重……

终于，有人想起：
"哎！我上次吃了这个很快就好了！你试试！"

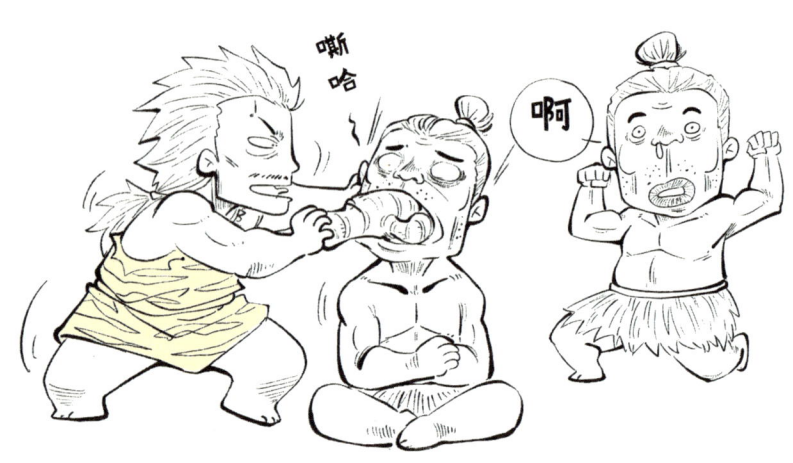

"隔壁部落二狗子说他看到白狼受伤后就是这样护理伤口的!"

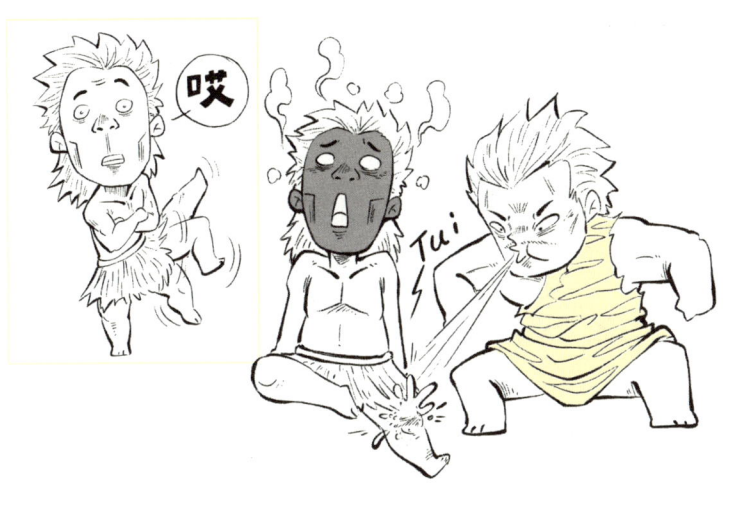

哎呀,没想到病人不需要神灵赐福,就这样好起来了!

慢慢地，人们意识到疾病害人的方式各种各样，鬼神能起的作用却非常有限，反倒是观察、收集得来的那些经验更有效。

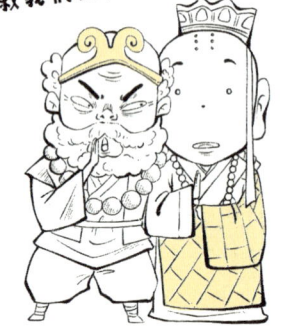

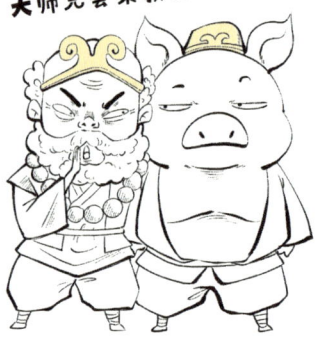

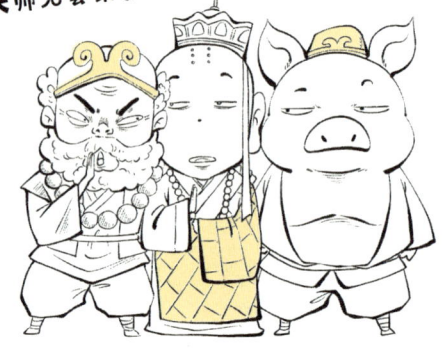

第一册　原始社会—商周以前：偶然 + 必然 = 中医的起源

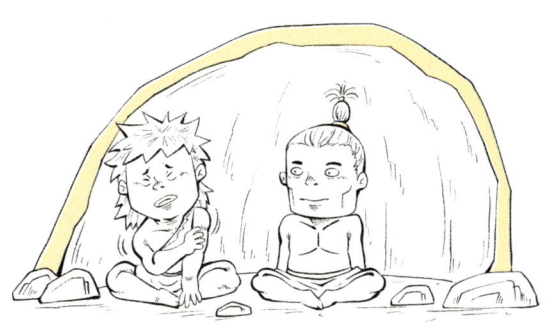

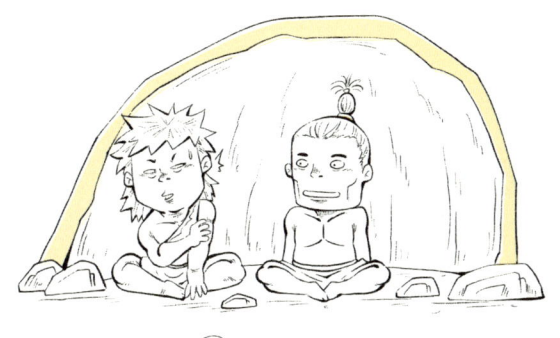

比如说那时候人们都住在阴冷潮湿的山洞里，很多人都会受关节疼痛的折磨。

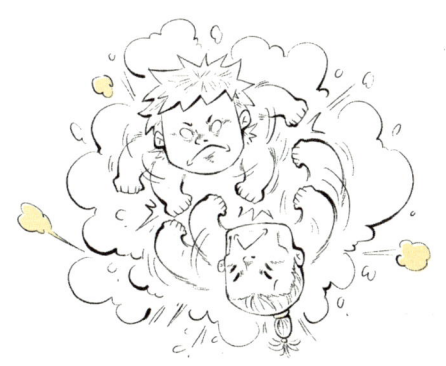

疼得厉害的时候，人们就会请巫师带领大家一起跳祭神的"舞蹈"，希望神灵能大发善心，为大家解除痛苦。可是神灵从来没有来过的迹象，反倒是大家跟着巫师的节律扭一扭、动一动，的确能让关节得到充分的舒展，疼痛也确实有所减轻。

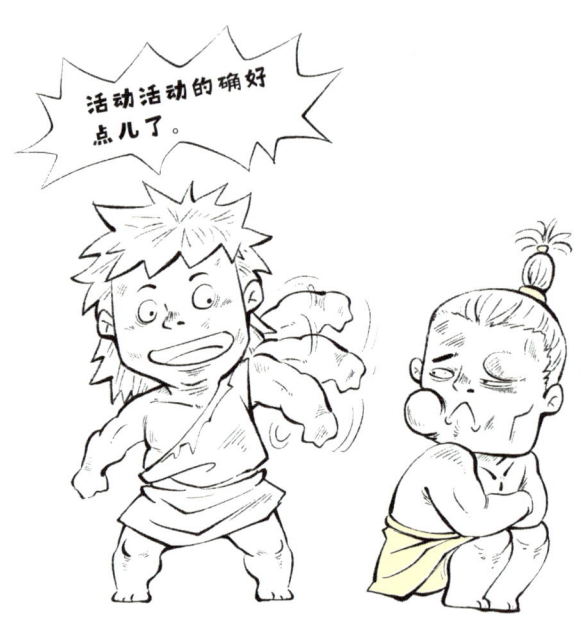

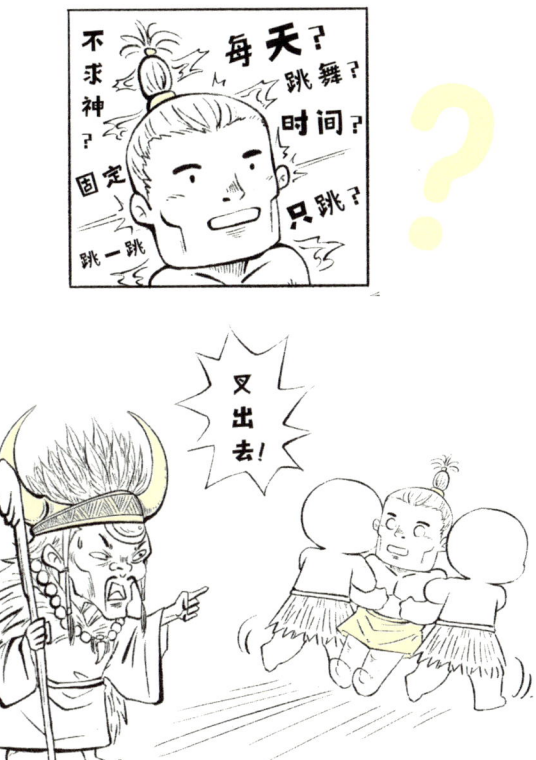

难道关节疼痛和活动关节之间会有某种关系？是痛的时候就跳一跳"舞"，还是每天都要跳？

固定时间跳，还是想跳就跳？

跳的时候只跳不求神可以吗？

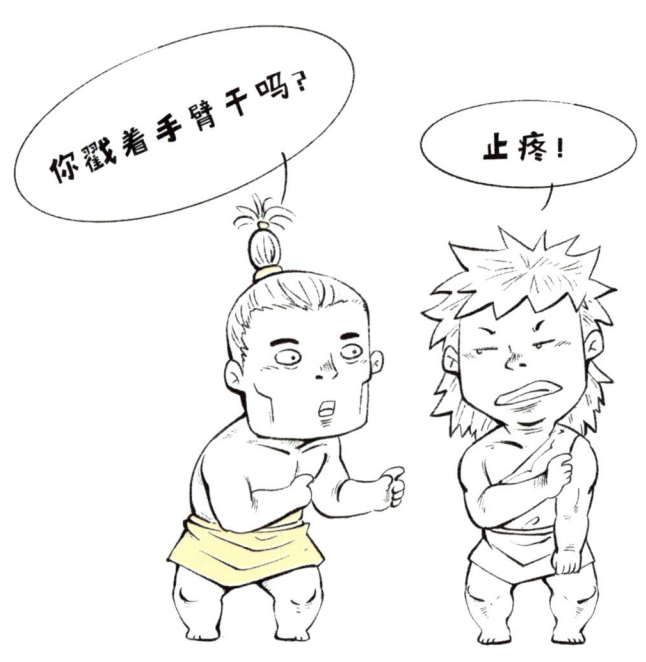

可跳"舞"也不是一直管用，有时候用手指戳着才会舒服些！

那神灵肯定不会来帮忙戳啦。家人朋友们一直帮忙戳得多累啊。

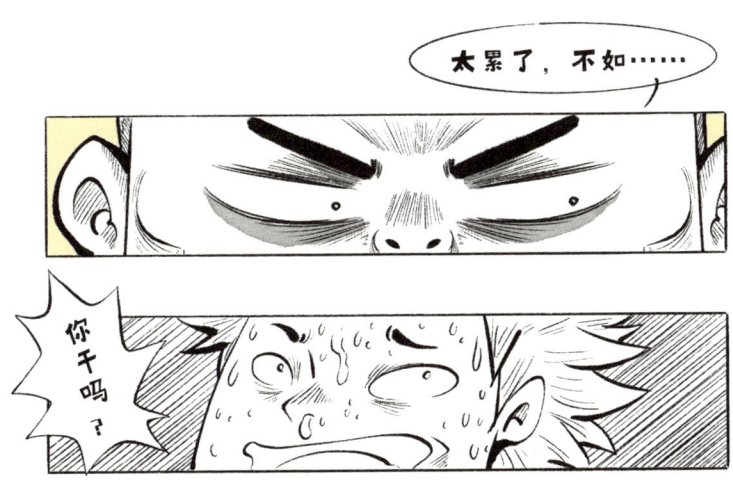

不如用石头戳一戳?

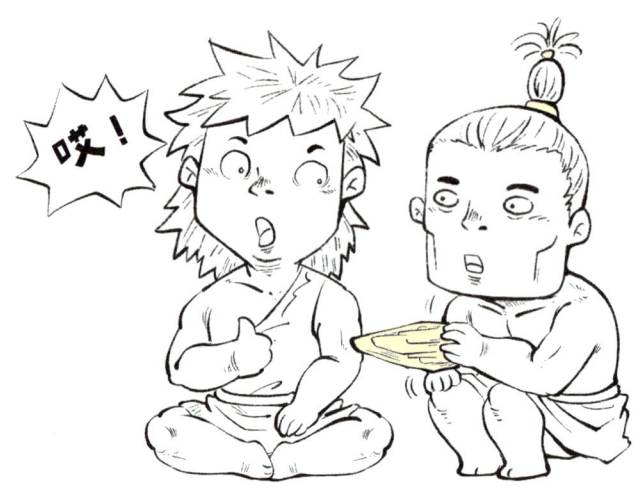

哎!好像真有点作用呢!

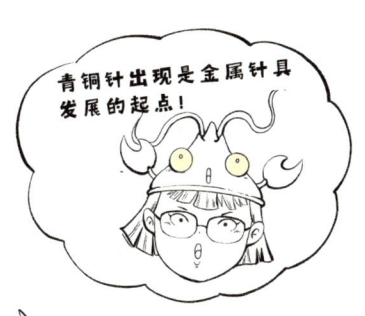

把石头再磨尖一点效果会不会好点呢？把石头针换成骨头针呢？

陶针怎么样？

青铜针呢？

嘿！没想到五更天赶夜路——越走越亮啊！

原本疼痛的地方被针刺了以后居然就不痛了！

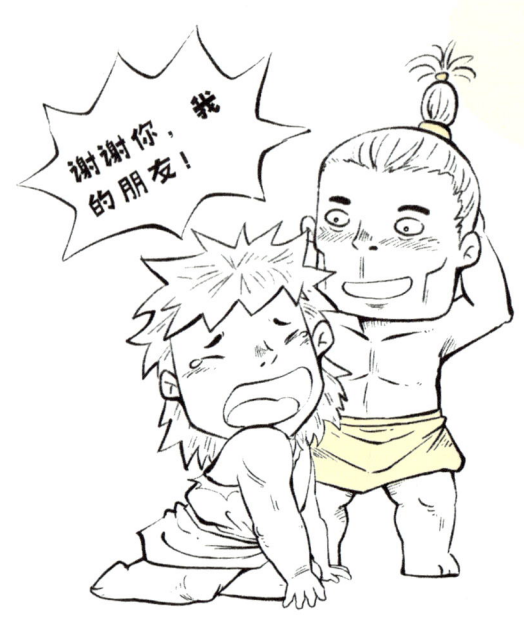

好像暖和一点也会好转!

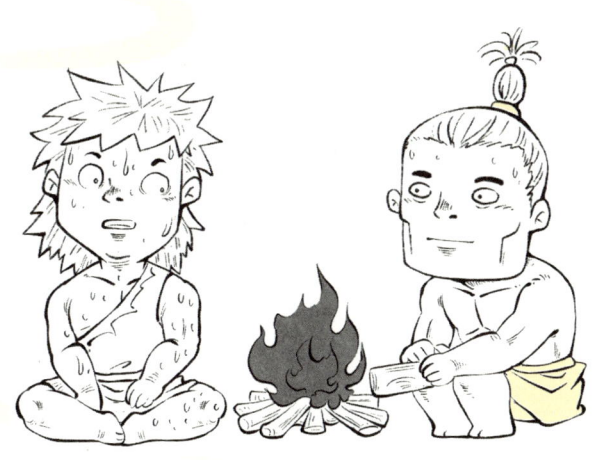

可是也不能一直维持一个姿势吧?而且一直对着火烤太热了!

那不如直接在痛的地方点火?

不不不!当然不行!

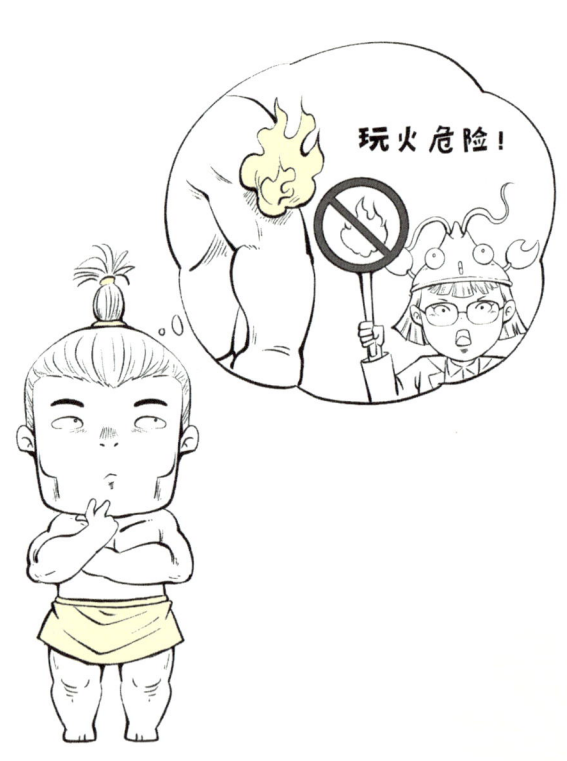

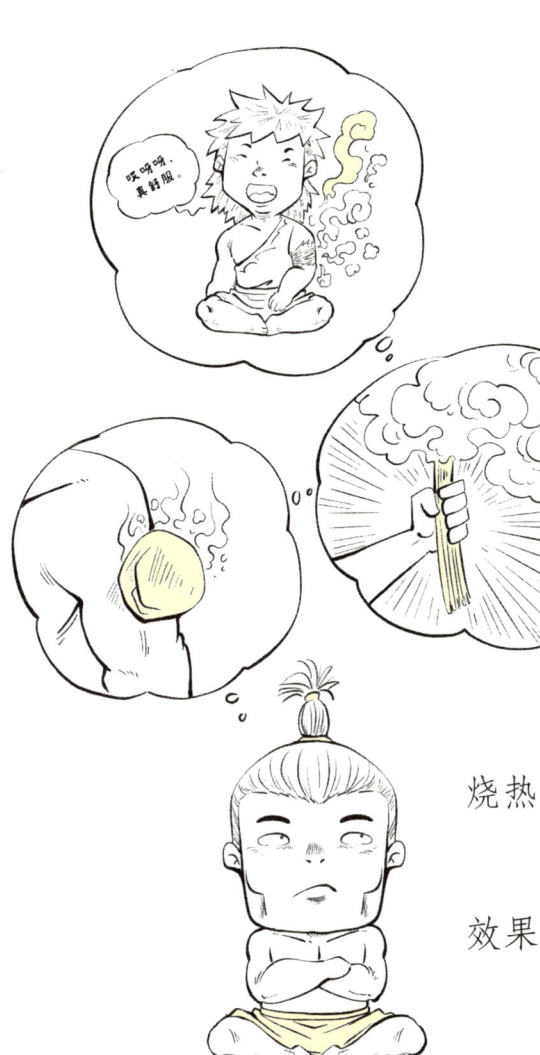

也许……可以把石头烧热敷在疼痛的地方？

用艾草！燃烧艾草的效果最好！

呀呀呀……真舒服啊！

后来，人们就把这种专门为了健康设计的活动身体的方式叫作导引，把这种针刺和火烫的技术分别叫作针和灸。这些直到现在都还是大家广泛运用的中医治疗方法呢。

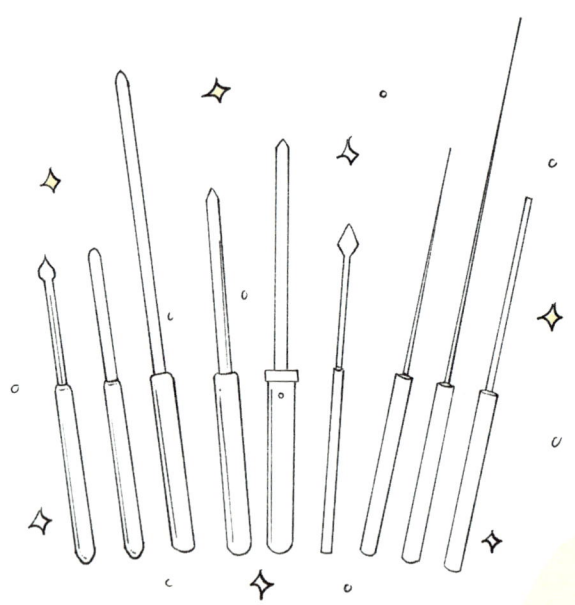

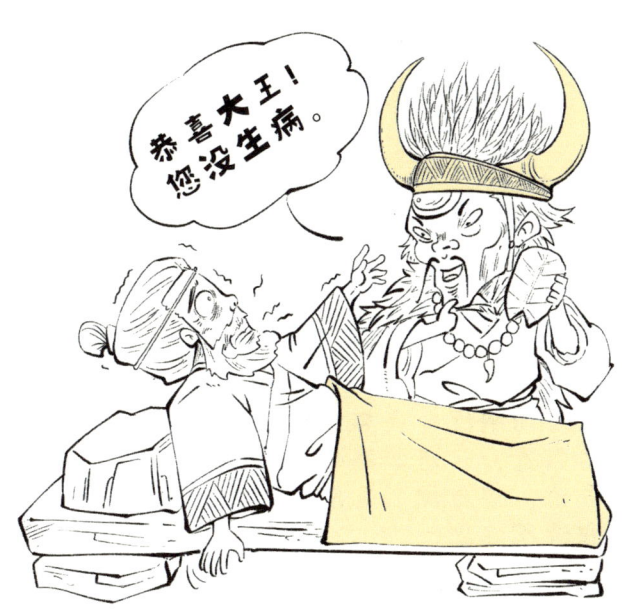

但是在好长好长的时间里,人们还是最相信神灵。巫师的地位很高,被疾病折磨的时候,人们首先想到的还是求助巫师。

据统计，殷墟出土的约15万片甲骨上明确提及疾病的就有323片。

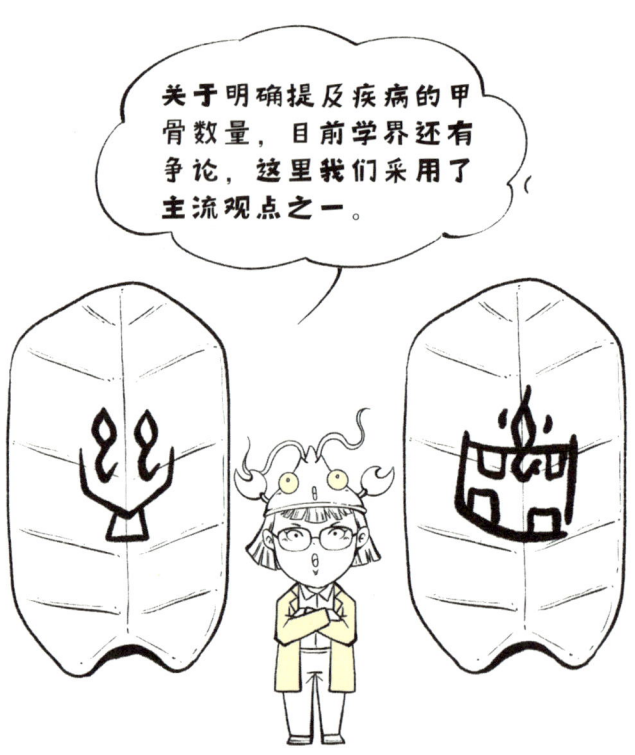

但是用龟板占卜可不是一般人家随随便便就能干的事情，只有贵族才能得到巫师的"精心帮助"。

全靠硬扛……

普通人生病的时候可就惨了，一般只能靠毅力忍耐坚持下去。有时候难受得不行了，可能就会试一试听来的办法或者去找有经验的人帮忙。

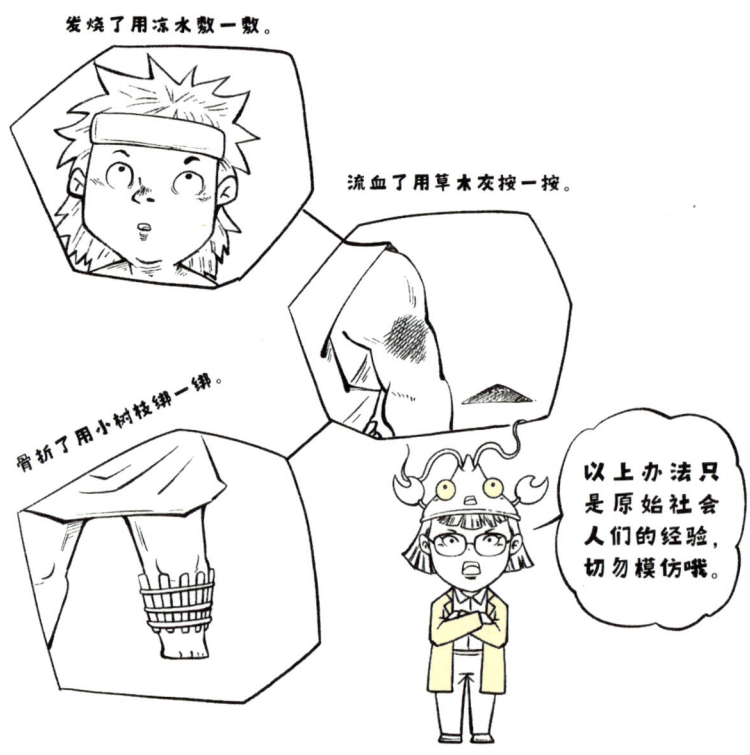

没想到，这些办法好像真的能起到一些效果！

这样一来，再有人生病，大家除了找巫师祈神驱鬼，还会去找应对疾病最有经验的人。

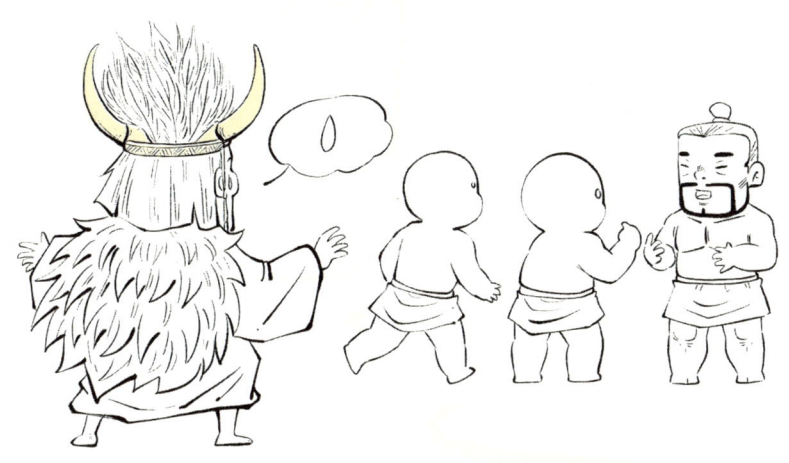

可是疾病还是太厉害了,它让人有时候发热,有时候发冷,有时候拉肚子,有时候呼吸急促……就算部落里经验最丰富的人也不能应对所有的情况。

> 这形容的是成语"得寸进尺"吧?我说对了吗?

哎!要是知道再多一点就好了!

要是知道更多一点就好了!

要是全部都知道就好了!

不过光思考不行动可没什么用，不学习光想创新更不可能。于是一些人很快就想到其他部落肯定也会有经验丰富的人，可以去跟他们请教、学习、交流一下呀！

好巧不巧，神农部落的首领神农知道好多治病的方法！

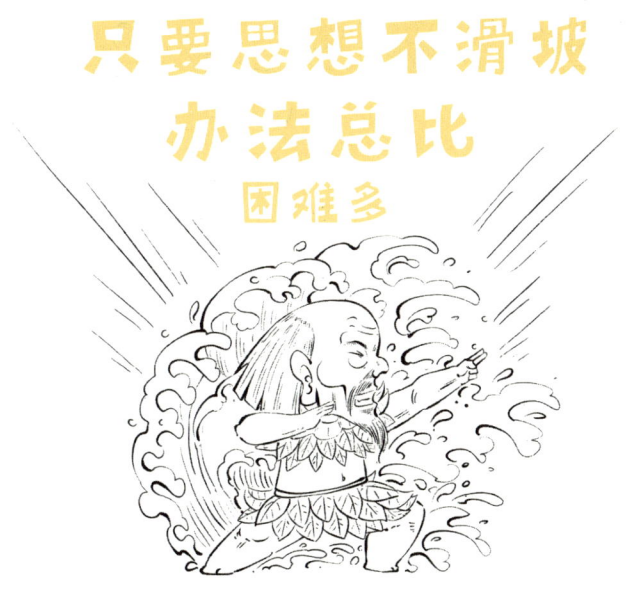

相传神农是个非常好的部落首领。他一直希望能让自己的人民过上幸福的生活。当他教会部落人民栽种五谷填饱肚子之后，发现人们还是会被各种疾病折磨，就又开始绞尽脑汁想新的对策了。

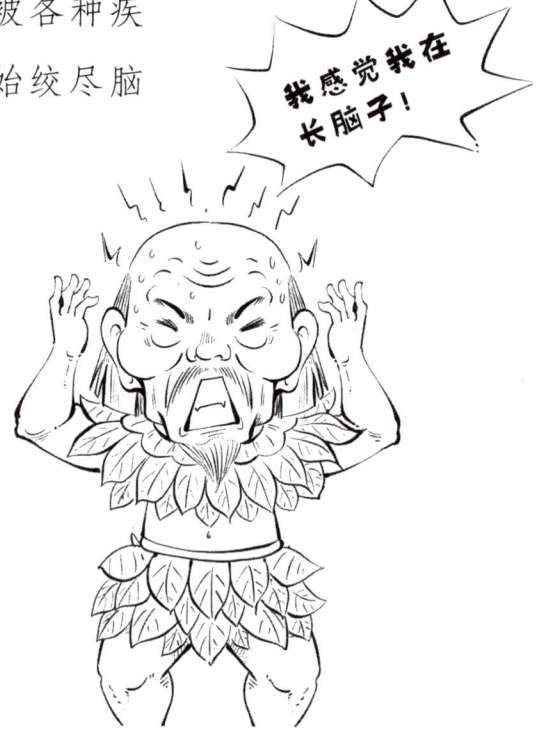

根据神农的分析和思考，他认为要打败那些疾病，就必须要用点什么趁手的工具，就好比说打仗要用弓箭、长矛和石头做武器。那打败疾病就得用点……

用点什么呢？

啊！对了！部落里之前不是有人吃下去一些东西就能缓解症状吗？

那可能就是打败疾病的"武器"！

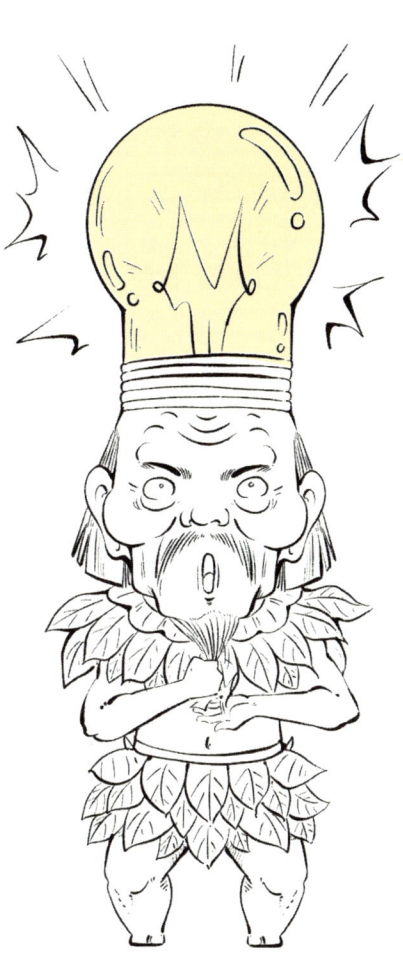

可是有些食物也有毒……

没关系！那就挨着试试看吧！吃花草树木！吃矿物、动物！总之一切吃下去后能帮助人们缓解症状的东西都应该被找到。

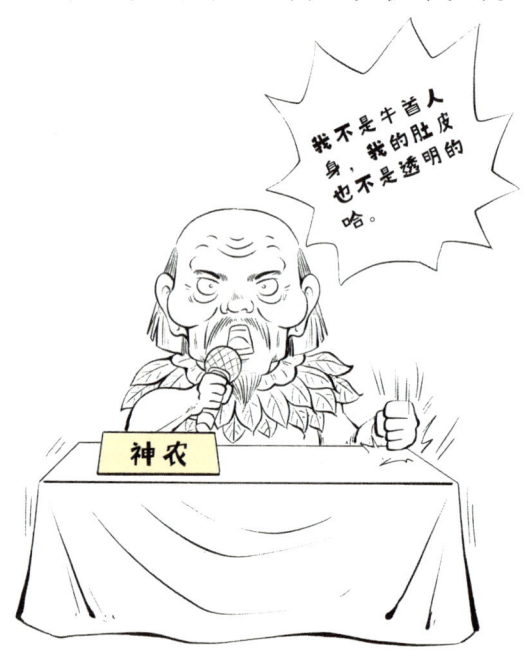

神农没有传说中的透明肚皮，没法观察到吃下去的东西会在体内产生什么变化，因此他只能一样一样地试吃，再把自己的感受一一记录下来告诉大家。

——这种石头叫云母,尝起来有一点甜甜的,吃了它可以让人眼睛更明亮,长期服用也许可以让身体变得轻盈。

——那种植物叫车前子,它吃下去之后嘴里会有甜味。它能止痛,还能帮助人通利小便。

——那边的虫子叫蜚蠊,能嚼出来点咸味,可以治疗咽喉肿痛。

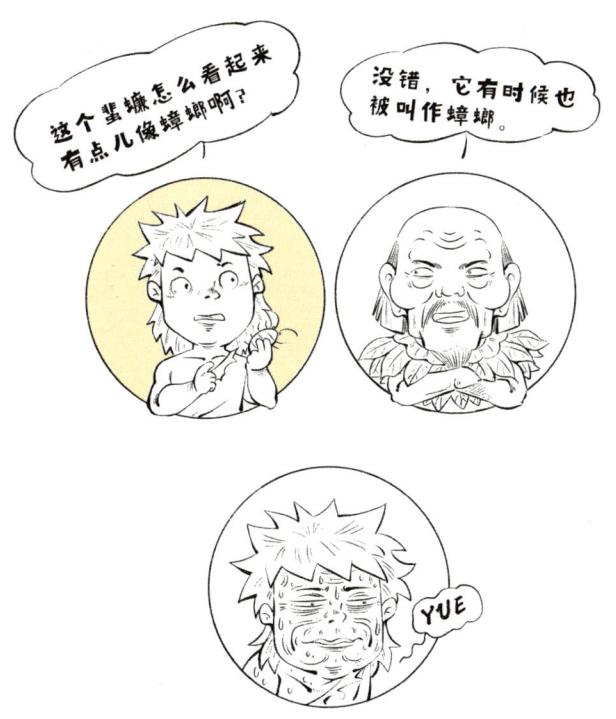

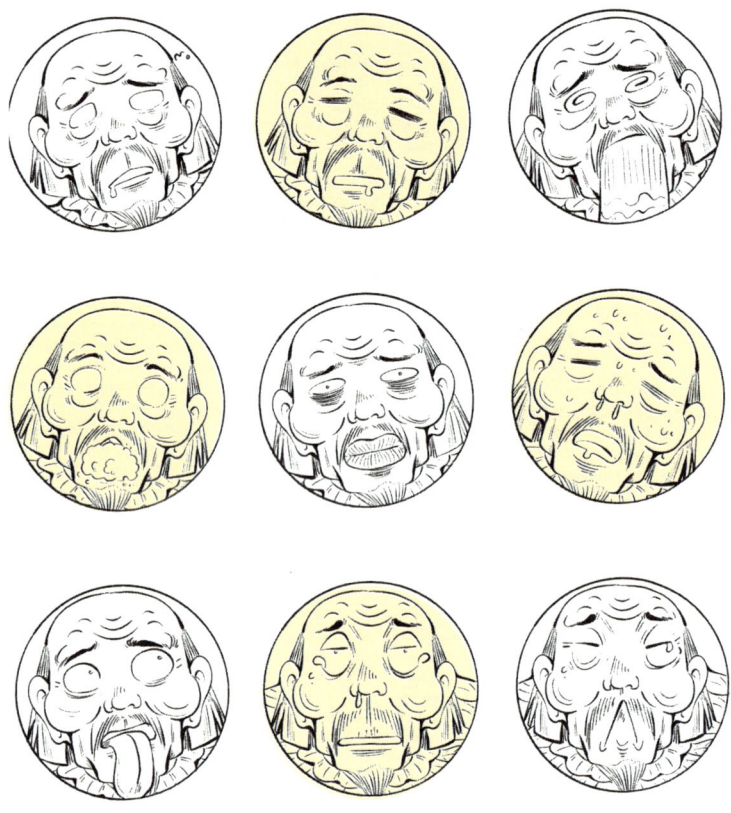

神农尝过了各种各样的东西，好吃的就不说了，倒霉的时候据说一天竟会中毒七十多次呢。

有人劝神农，算了吧，再这么尝下去你会死掉的呀！

可是神农不愿意停下来，他想为大家找到更多对付疾病的"武器"。于是他不辞辛劳，经常累得连唾液都分泌不出来了。

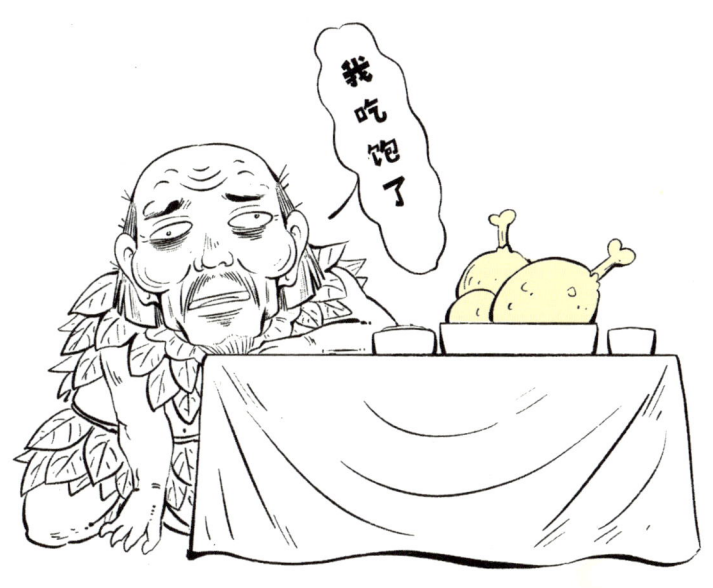

有一天,神农去另外一个山头采摘植物。他发现了一种从没见过的小花。它长着明黄色的娇艳花瓣,柔嫩的绿萼正托着它在山风中轻轻摇摆。

不过神农可没什么心思欣赏,这一天的工作才刚刚开头。要是一天能尝十种东西,十天就是一百种,一百天就是一千种。神农在心里默念着,然后小心翼翼地摘下了那朵花。

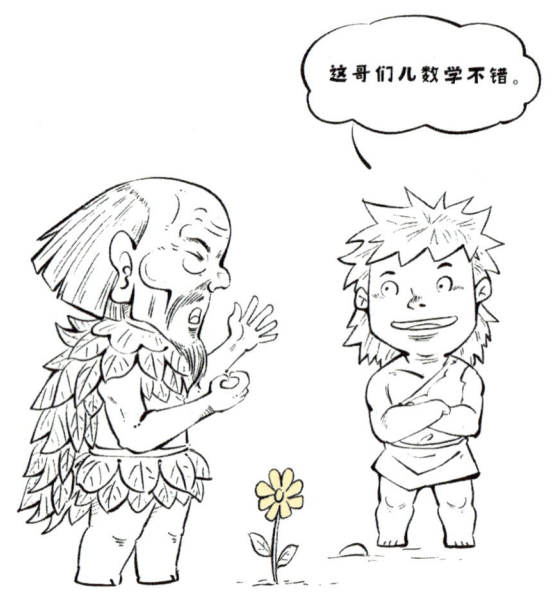

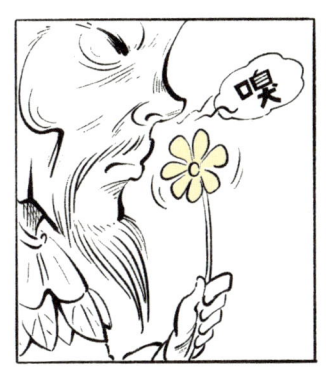 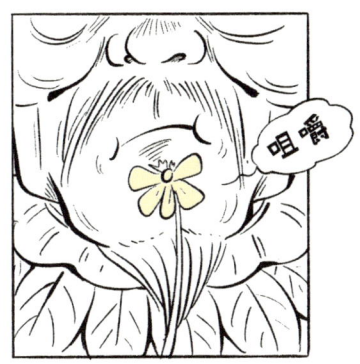

神农是个小心谨慎的人,他先仔细端详着小黄花,又闻了闻,在确定它不会引起发痒、发麻、刺痛等感觉之后,才郑重地把花瓣放进嘴里,慢慢咀嚼起来。

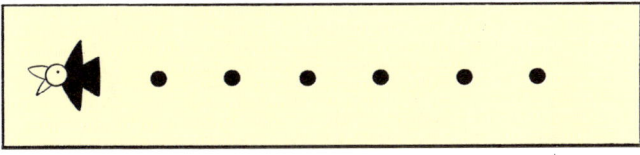

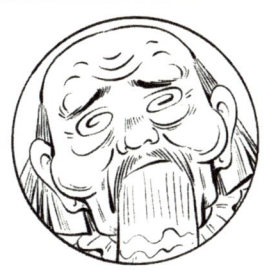

果然,神农又中毒了。

"黄色小花……"神农被人抬回部落的时候可能已经到了晚上。在山上摘果子的大壮发现了他。

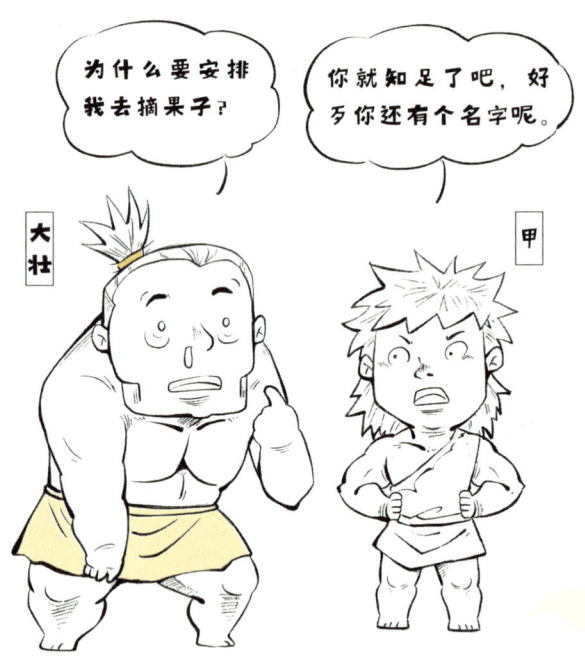

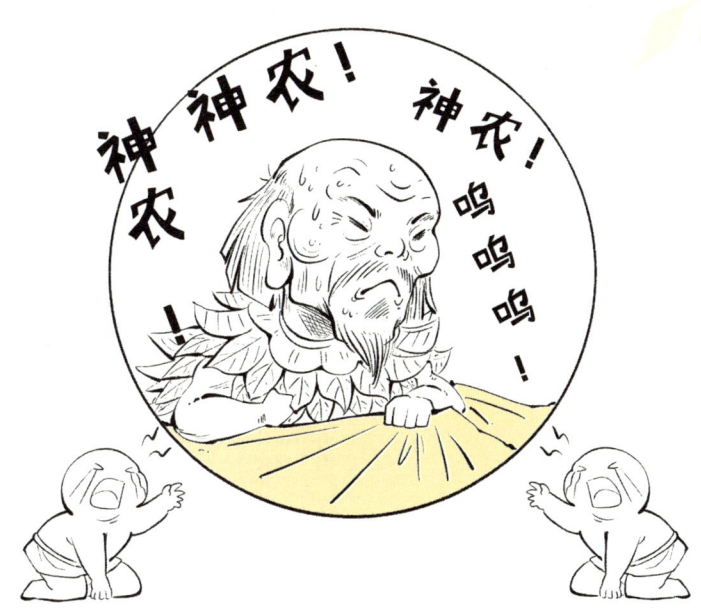

部落里哭声一片，哭得神农不得不慢慢睁开了眼睛。

"腹痛……肠断，毒性猛烈。"神农手里还攥着黄色小花，然后用尽最后的力气叫道："不——能——吃——"

神农努力说完，然后永远地闭上了眼睛。

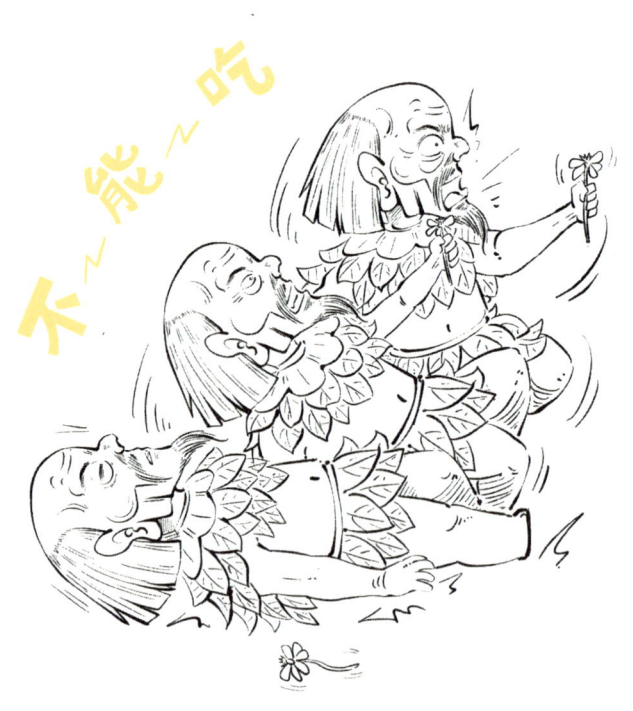

虽然神农离开了，但大家都记得和神农一起忙碌的每一个日子。除了神农尝百草留给大家的宝贵经验，神农的勇敢、善良、博爱、正直也都印在了所有人的心上。

大家都不相信神农就这么离开了。他们说神农并没有死，是天帝让他升天当药王神了。而且天帝还送给神农一根红色的鞭子。这鞭子只要一碰到草木，就会变成不同的颜色，以此提醒神农这些草木是无毒还是有毒。

神农尝百草的"百"在这里是形容数量很多的意思。虽然这是一个神话故事，但是从古至今，一定有很多像神农这样心怀大爱的人存在，中医才会蓬勃壮大、薪火相传，成为中华文明绵延不绝的重要组成部分。后来汉代有本《神农本草经》署名神农，大概就是作者为了向伟大的神农致敬吧。

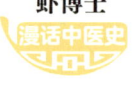

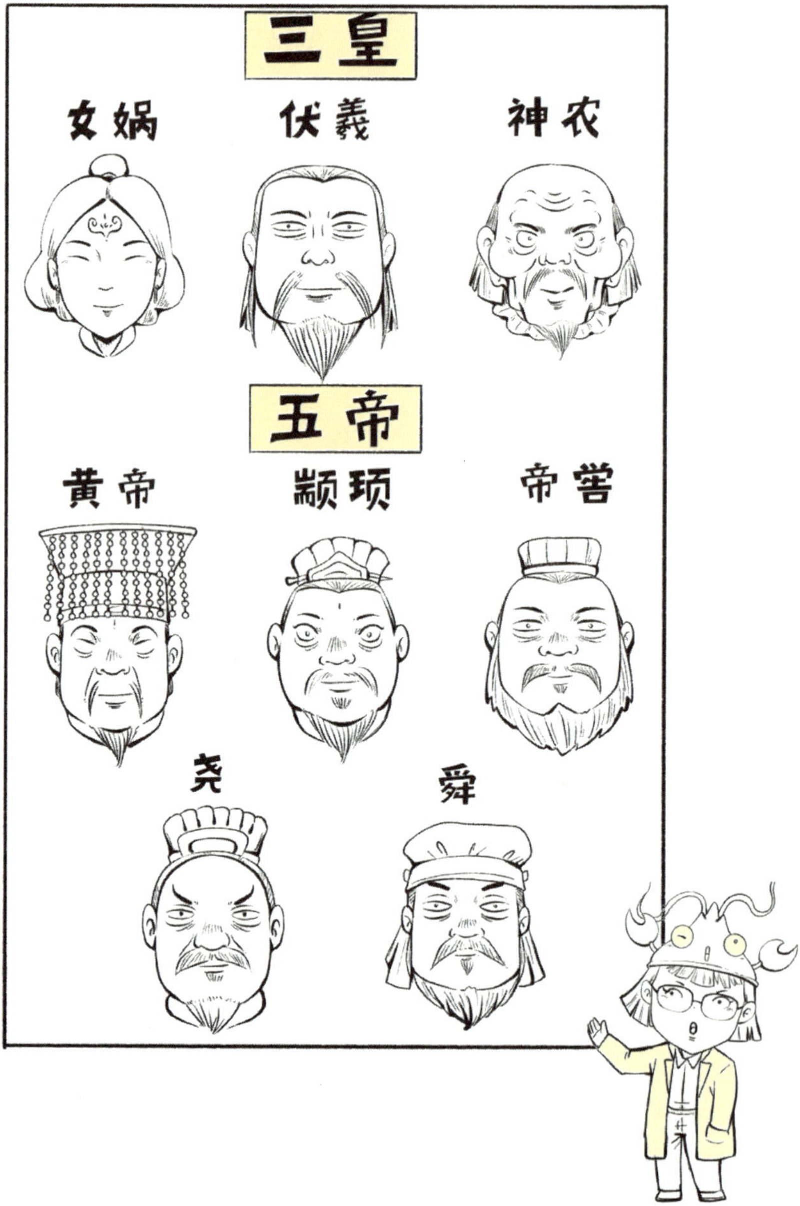

经过部落间的交流和相互学习，有心收集经验的人就懂得越来越多，应对疾病的时候越来越有办法，去找巫师的人就慢慢变少了。虽然这些"有心人"这时候还没有被称作"大夫"，甚至治疗病人只是他们的"业余爱好"，但我们为了称呼方便，就先说他们是医者吧。

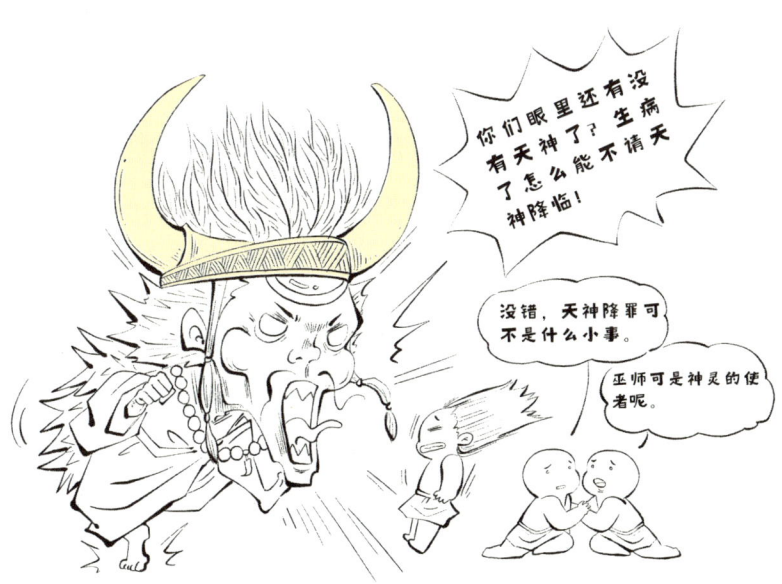

大家毕竟也不是傻子，如果说真有天神，人们诚心祈祷，但绝大部分时候又得不到保佑，那为什么还要继续呢？

这下巫师肯定就不高兴了，人们不相信他们，他们的权力就会一点点消失。

巫师越想越生气，他们认为是医者引导人们走上了不敬神的邪路。

医者也不喜欢巫师，他们认为疾病不是祈神驱鬼就能治好的，祈神驱鬼只会耽误病情。

医者和巫师之间的战斗眼看着一触即发！

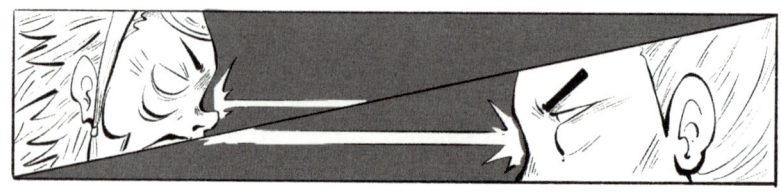

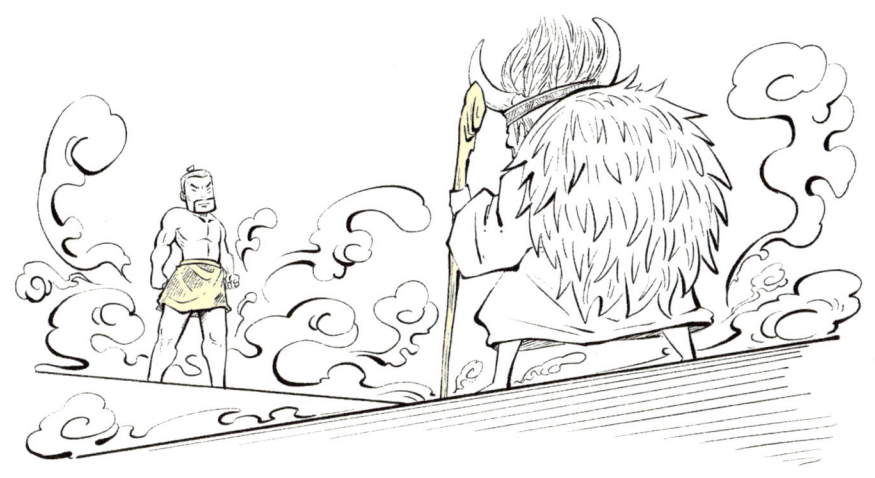

于是在某个深秋的早晨,巫师和医者站在了旷野之中,开始决斗。

可以说，这场战斗打得是天地变色、日月无光。

只见巫师穿上了华丽的长袍，举起了镶满贵重宝石的权杖。他以左腿杵地，权杖横掠而出，杖尖直点医者面门。"呲呲呲"几声，就已经递出了七八下杀着。

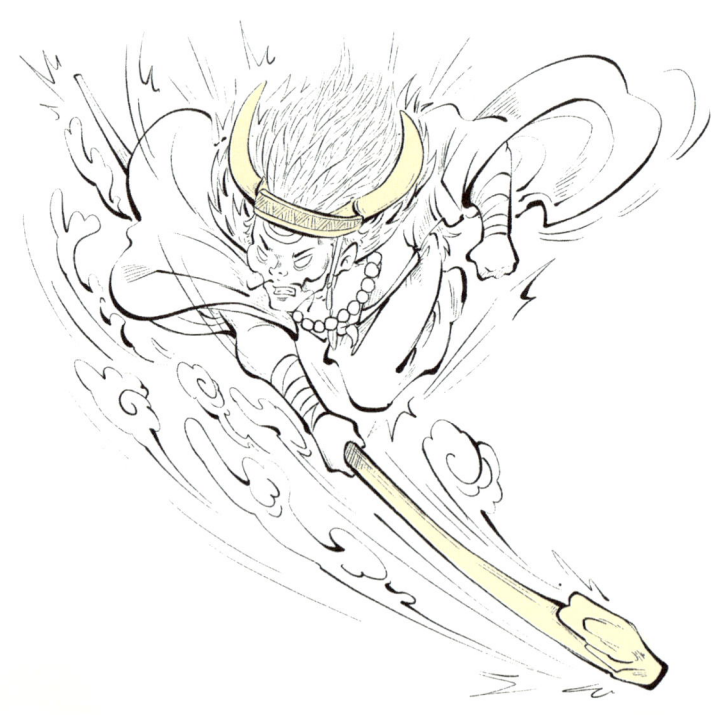

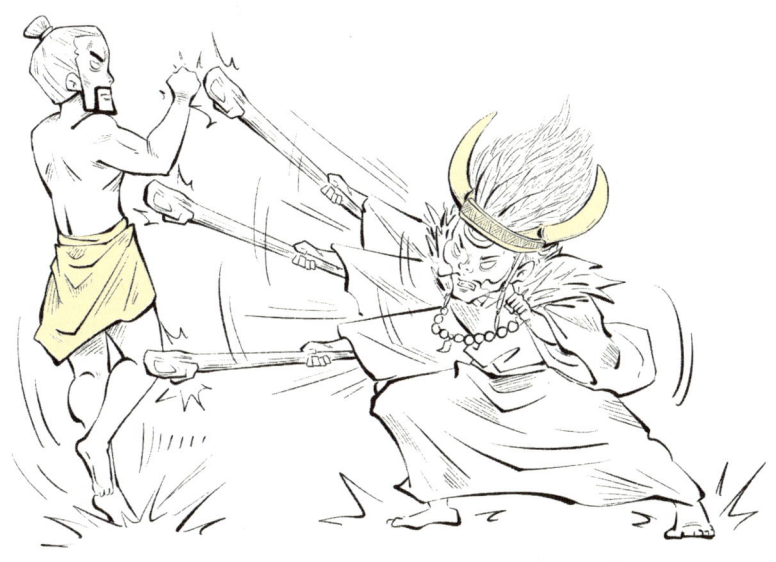

　　医者当即斜跨半步，身子微微一侧，以0.01毫米的距离避过了巫师的权杖。医者的脚步看起来有些踉跄，但实际上每一招都巧妙至极。随后，巫师一杖快过一杖，闪闪发光的权杖就在医者面前背后来回穿梭。

巫师知道自己不是医者的对手。巫师祈神驱鬼更多只是安慰人心，但对于应对疾病真的没有太大用处，而且巫师虽然也有一些应对疾病的经验，但祭祀才是他们最主要的工作。再看医者，他们一直在学习，在实践，在总结反思实践的效果，应对疾病越来越得心应手了。

想到这里，巫师更觉得医者使出来的拳法威力无比。几招之后，只听"铮"的一声，巫师的权杖脱手，飞行数十米之后插入荒草中。紧接着"啵啵"两声，巫师的胸口也为拳风所伤。巫师知道再留下来就只能完全认输了，于是他大叫三声，赶紧飞奔而逃。

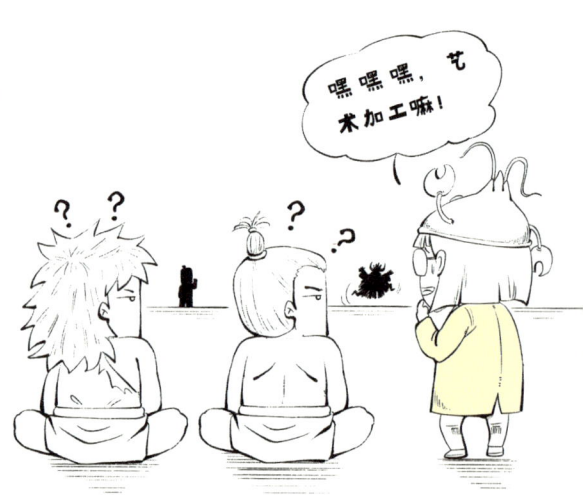

医者虽然在很多时候都能打败巫师，但这不代表医者就赢得了全面胜利。不过在这个过程中，大家慢慢明白了，医学才是真正能够有效对抗疾病的方法，它是一门值得投入全部精力和希望的保卫生命的科学。

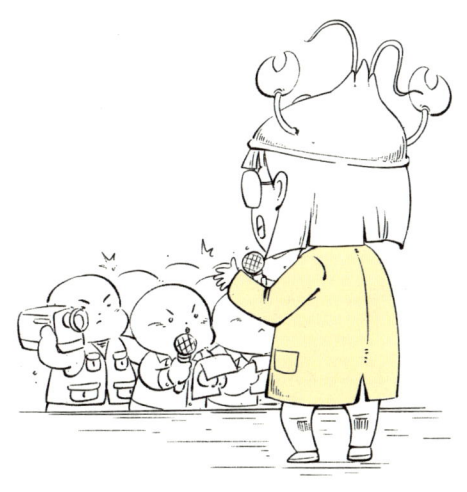

现在我们来总结一下。

中医的诞生可以说是一系列偶然知识的集合。它源于人们在长期生活中收集积累的各种应对疾病的方法；与此同时，它又是一个必然的发展趋势和方向，它的出现基于人们对生命的珍重和爱护，有了它，人们在追求理想、创建美好未来的路上才有保障。

你读读，是不是还挺押韵的？

这一段用公式来表示的话，就是：偶然＋必然＝中医的起源。

好了，关于中医的起源，我们就讲到这里了。

那么中医到底是怎么发展到现在的呢？

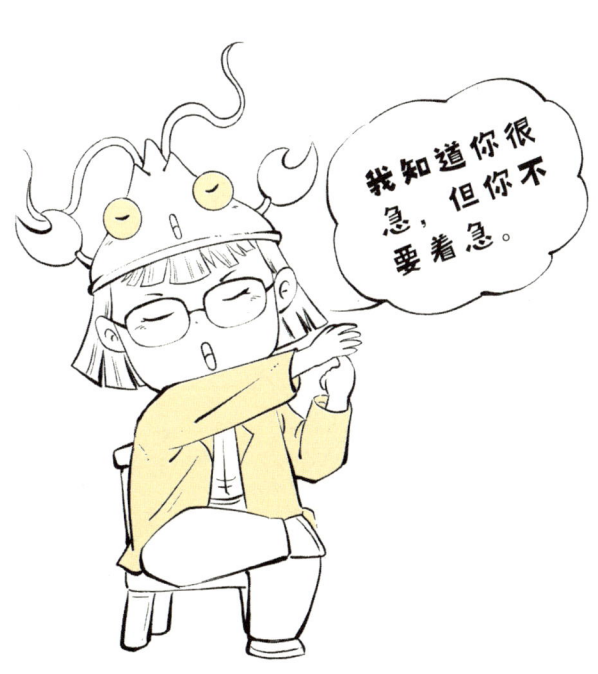

啪(惊堂木响)——

欲知后事如何
且看下回分解

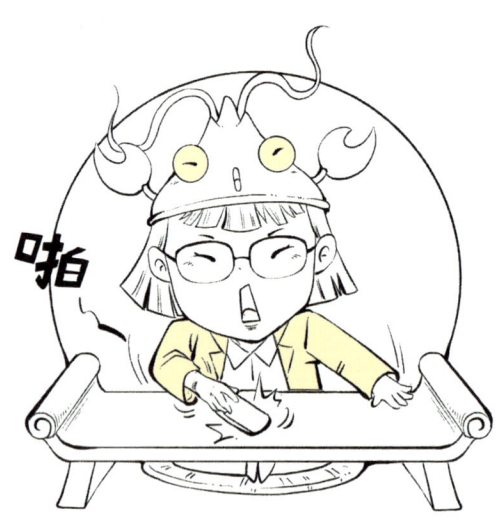

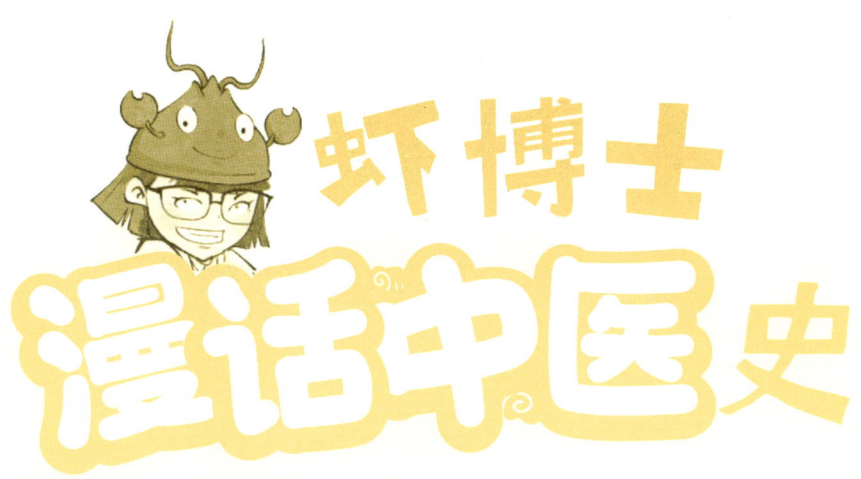

商周朝：中医"分功大法"

胡晓霞/著　田　野/绘

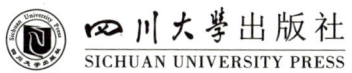
四川大学出版社
SICHUAN UNIVERSITY PRESS

第二册

商周朝：
中医"分功大法"

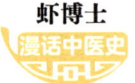

嘿！朋友！来一套商周医学界的"分功大法"吧！

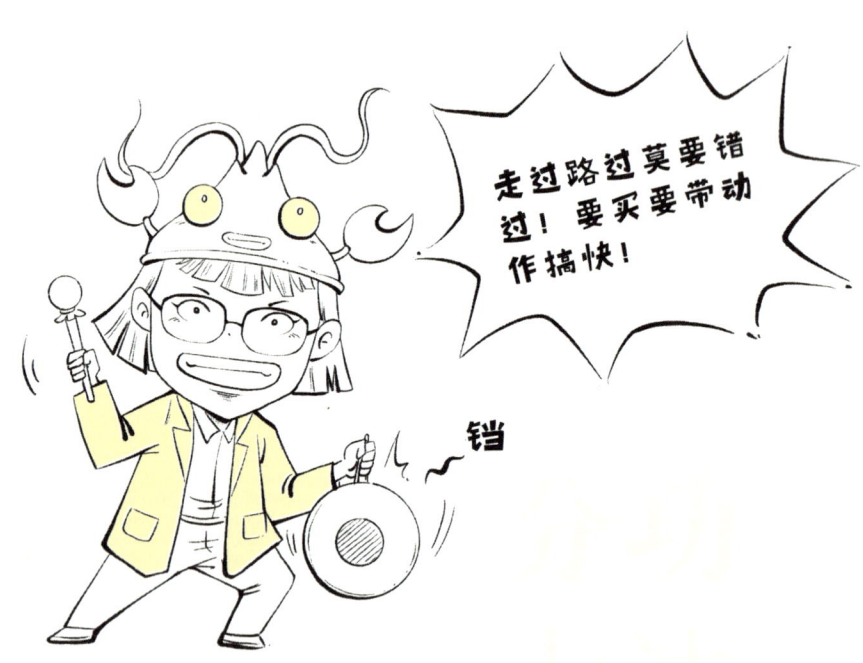

万一你穿越回商周，在医学界率先提出"分功大法"的话，你现在妥妥就是华佗、扁鹊般的传奇人物！

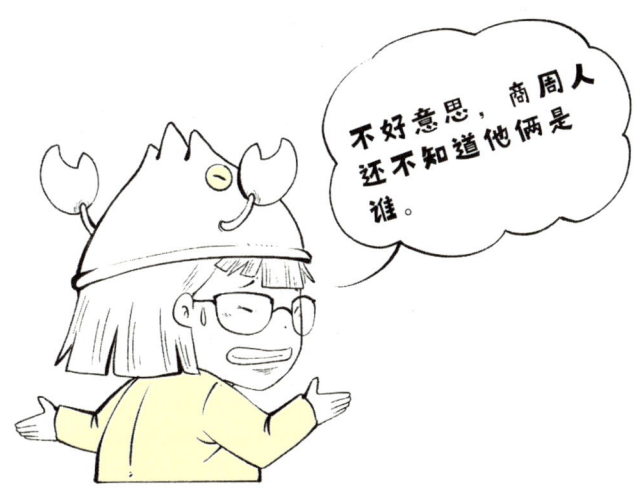

不好意思，商周人还不知道他俩是谁。

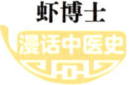

那什么是"分功大法"?

怎么开练?

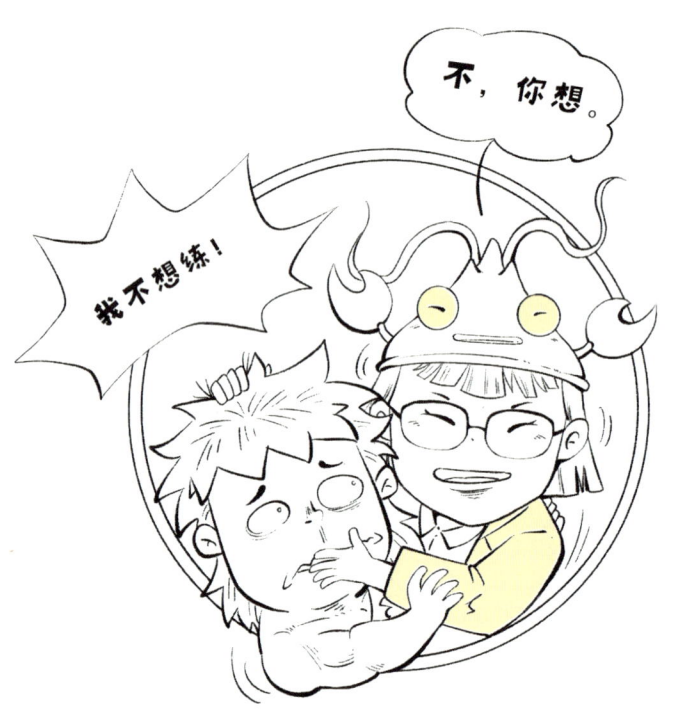

咱不开会员卡,

直接上教程!

第一招：医巫分离

咳咳……想必大家知道一句话——
"经济基础决定上层建筑。"

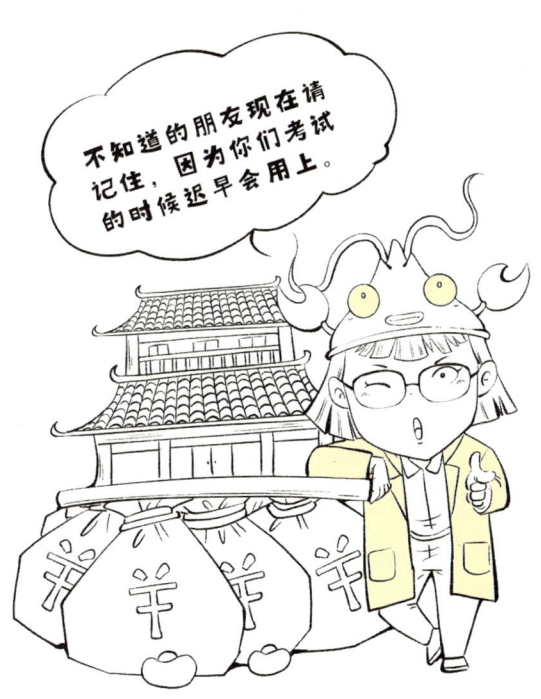

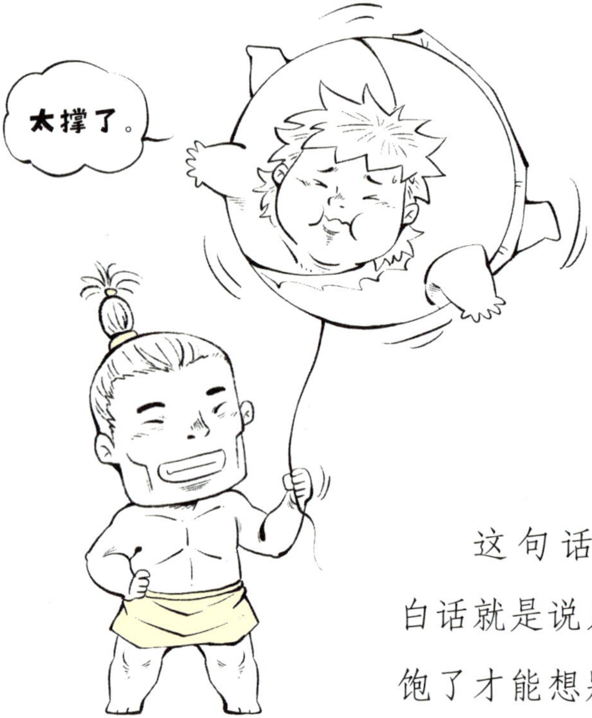

这句话翻译成大白话就是说只有肚子吃饱了才能想别的事情，有了多余的钱才能买零食。中医的发展当然也不例外。

在原始社会，人们是大自然最纯粹的搬运工。大家靠天吃饭，树上有什么吃什么，打猎打到什么吃什么，甚至用火也要看什么时候打雷。这一时期人们的活动范围比较小，人口增长十分缓慢，每天最重要的事情就是吃饱和穿暖，至于生病什么的，只要还能动，就坚持坚持吧。

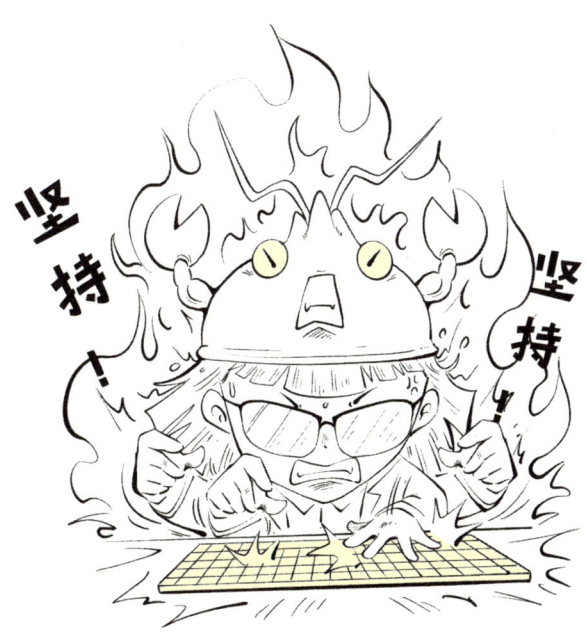

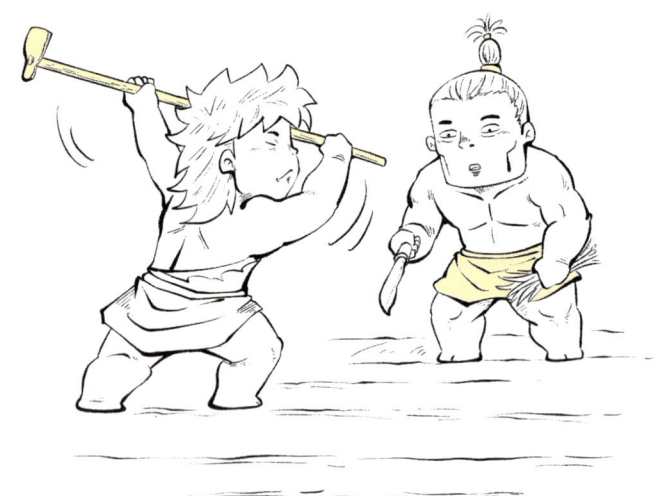

天长日久,有一撮人很偶然地学会了种植。

有一撮人慢慢地学会了放牧。

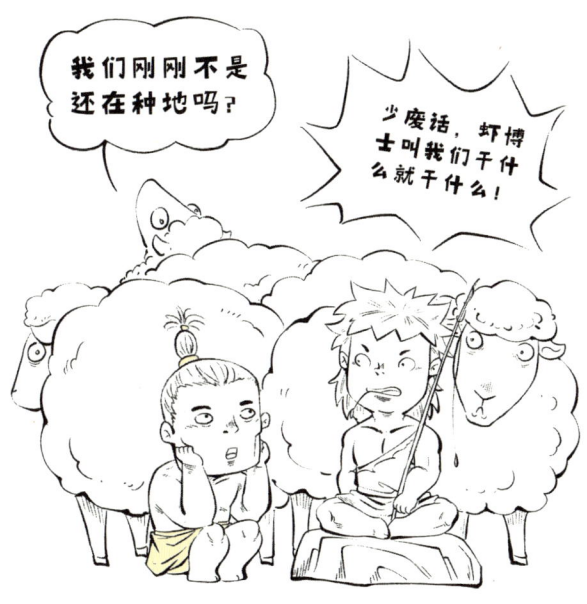

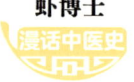

当大家生活水平慢慢提升,不那么为吃穿发愁的时候,就有精力做点别的事情了。比如烧个陶器、磨个骨头项链、思考思考人从哪里来到哪里去……

尤其是会更加关注身体健康。

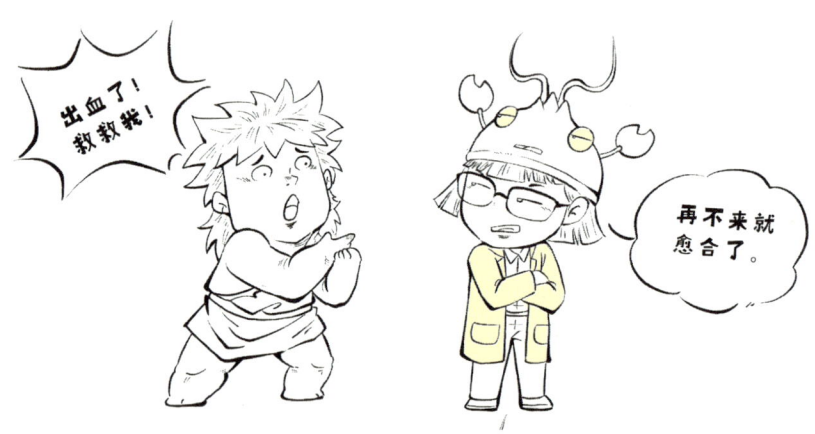

第二册　商周朝：中医"分功大法"

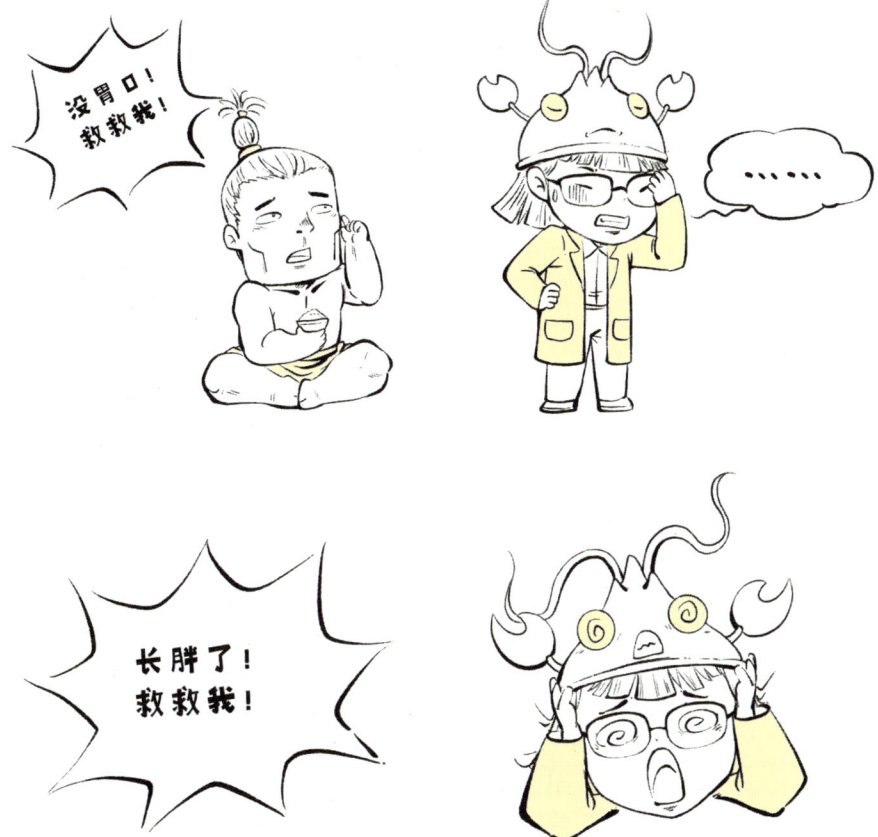

与此同时,人和人之间、部落和部落之间的关系也要比以前更近了,也更麻烦了。

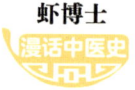
土豆和番茄都是明朝才传入中国的,夏商周朝还没有嗷。

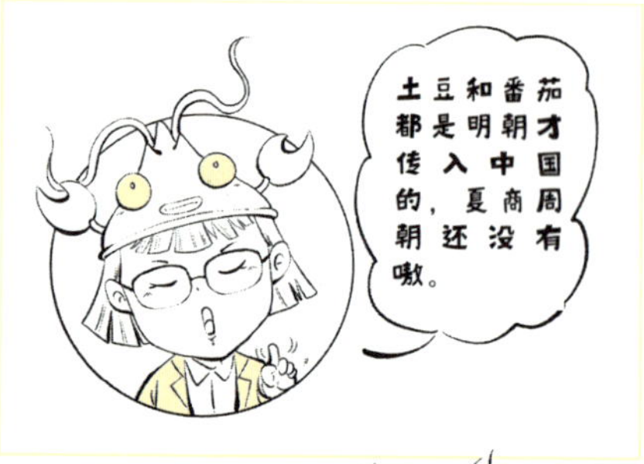

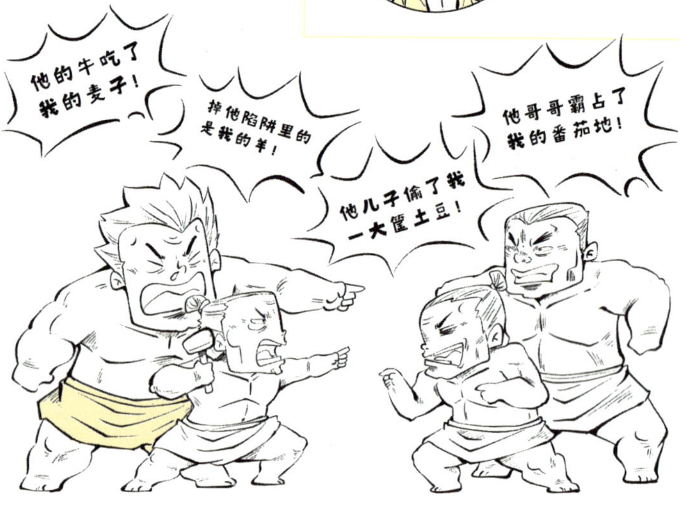

他的牛吃了我的麦子!

掉他陷阱里的是我的羊!

他儿子偷了我一大筐土豆!

他哥哥霸占了我的番茄地!

第二册　商周朝：中医"分功大法"

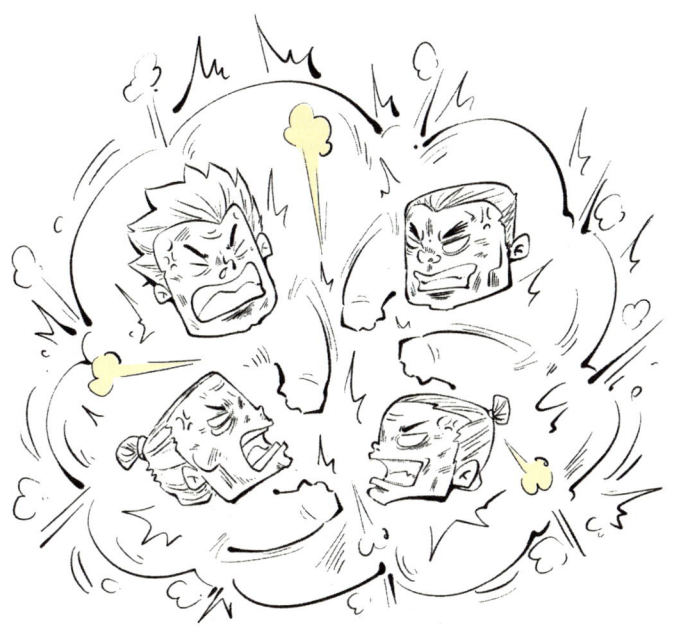

部落和族群之间时不时会有矛盾产生，大大小小的争斗十分普遍。这样一来，每次发生冲突的时候，就会有大量受伤的战士需要及时医治。

这么多病人怎么办?

还祈神驱鬼吗?

倒也不是不行,只是有没有效果不好说,而且祭祀仪式一场接一场地办,花费太大也太费时。

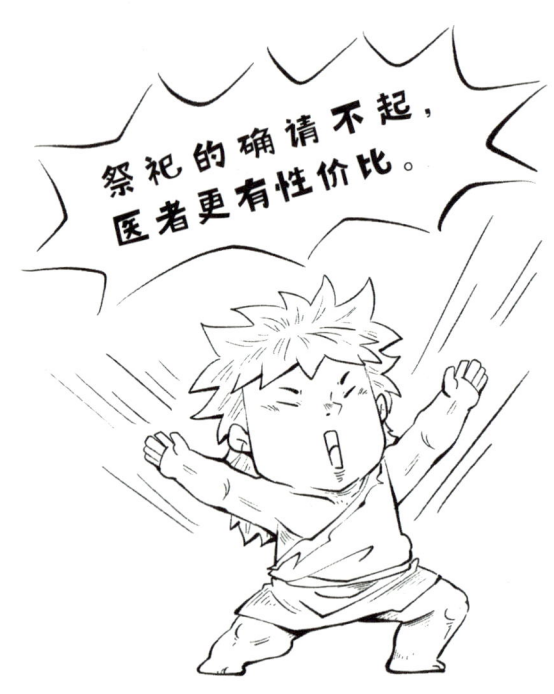

第二册　商周朝：中医"分功大法"

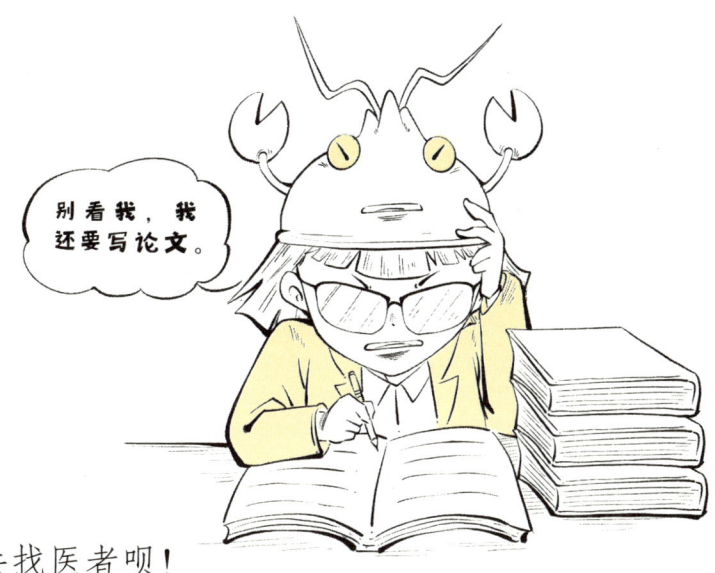

那就去找医者呗！

可医者也不是什么都会，他们只是比一般人应对疾病的经验多一些。而且他们擅长的东西不一样，有的只治疗头痛，有的只治疗骨折，有的只治疗牛和马。另外，还记得他们只是"兼职"人员吗？除了治疗病人，他们还有很多活儿要干呢。

这时候村里有个聪明人就站出来了。他觉得大家都这么需要医者的话，干脆自己就专门当个医者好了。

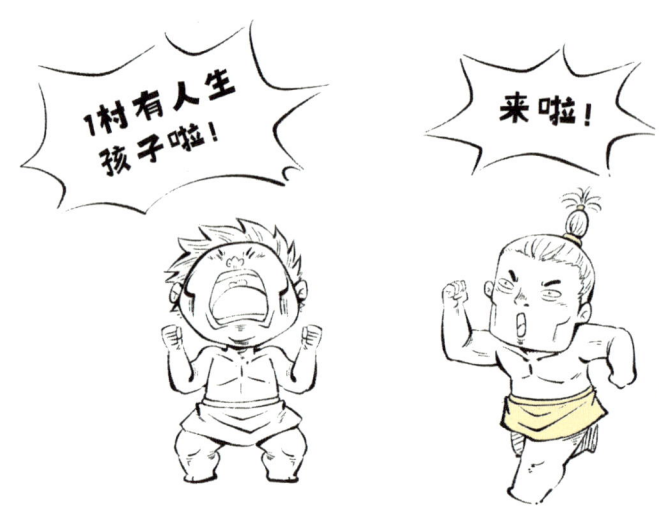

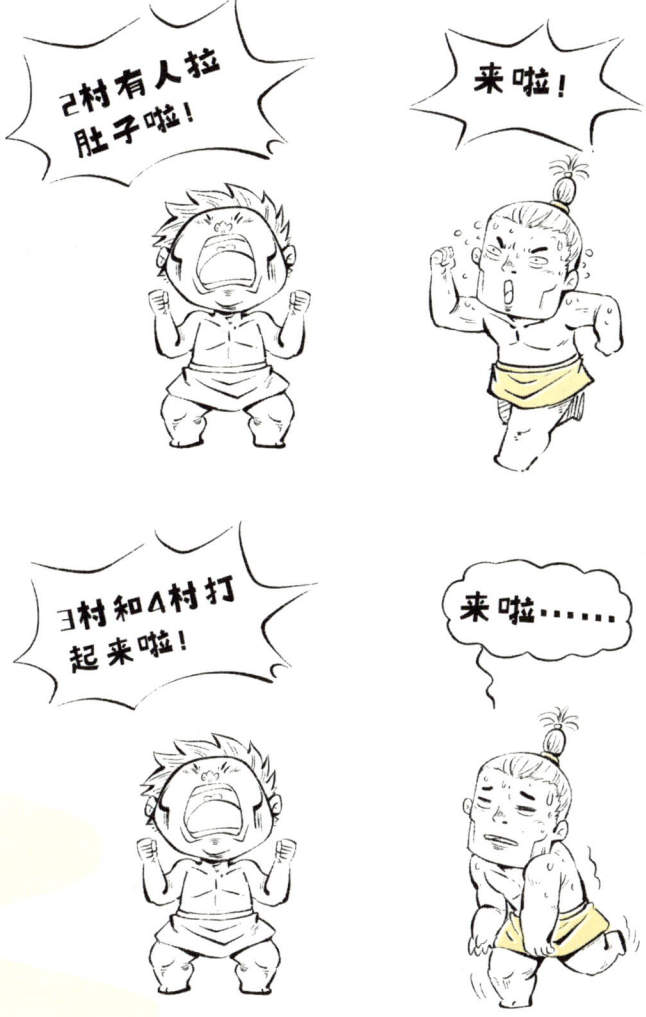

还别说，有个专门的医者真是方便了不少。人们有需要就直接去医者家找他。于是，十里八村有人生病了都会来找医者。医者就慢慢变成了一个固定的职业，靠给人看病赚"钱"。

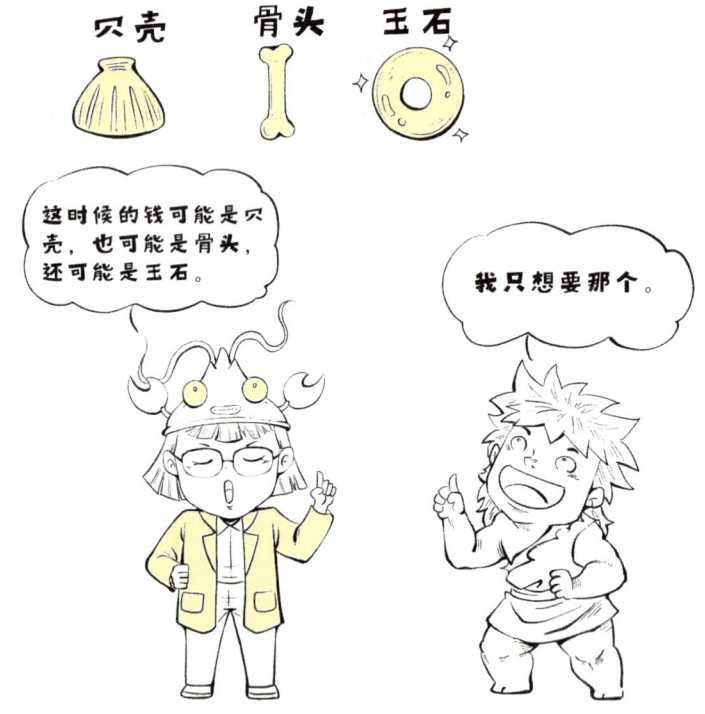

同时，也需要承担医者的责任——懂更多的知识，学习更多的方法，去治愈更多的病人。

第二册　商周朝：中医"分功大法"

到了商朝，王族为了保障成员的身体健康，专门在宫廷内设置了管理医事的"疾小臣"。别看它的地位很低很低，但王族专门设置医者官职就意味着医术和巫术分离，中医马上就要走上独立发展的道路啦！

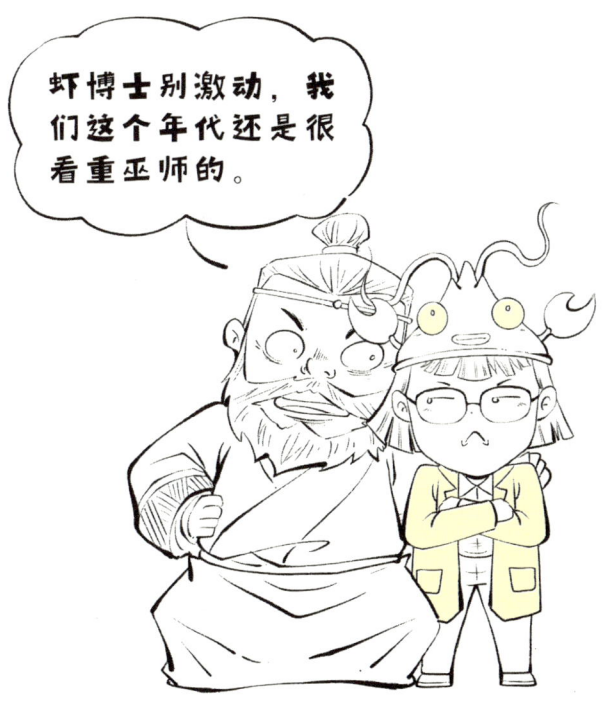

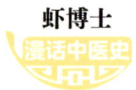

好了,"分功大法"第一招之医术和巫术分道扬镳到此就讲完了。

有道是花开两朵,各表一枝。"分功大法"还有哪两招咱们暂且不提,现在先说说这"汤液"之事。

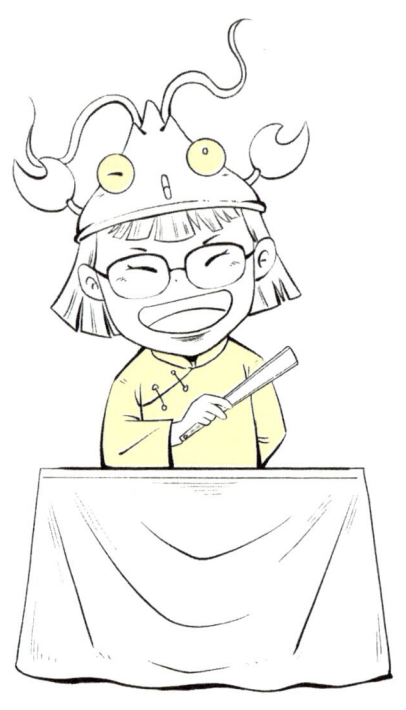

第二册　商周朝：中医"分功大法"

小插曲：不会熬汤液的厨子不是好宰相

所谓"汤液"，就是把药物放在一起熬煮。这说起来好像很简单，但汤液的发明可是中医史上一个伟大进步。

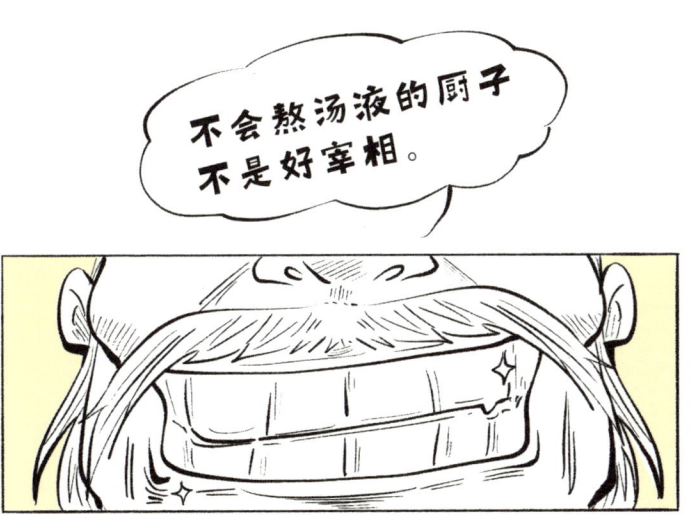

相传发明汤液的是商朝初代国君汤的辅政大臣伊尹。

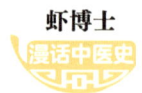

伊尹原本是有莘国的厨工奴隶,但他非常有才能,很快引起了其他国家的注意。据说当时商国的国君汤就想了很多办法,终于通过迎娶有莘国公主的方式,让伊尹作为陪嫁奴隶来到了商国。

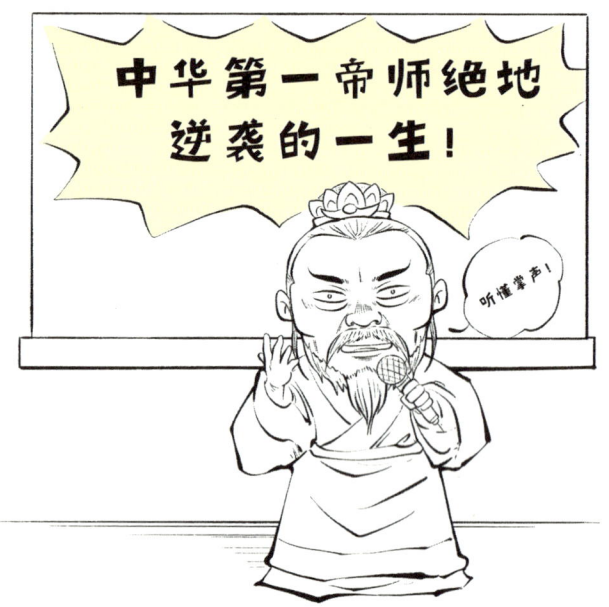

相传伊尹在向汤解释治理国家的方法时曾这样说：

治国其实和熬煮汤液是一个道理。用来熬煮汤液的药物有很多，它们有酸、苦、甘、辛、咸五种主要味道，各自具备的效用并不相同。要想用它们治病的话就必须好好搭配调和，在熬煮的过程中尽量做到五味和谐，这样才能抵消毒性，发挥最大功效。这就跟治理国家是一个道理，只有把合适的人放在合适的位置，引导人民团结一心为国家效力，国家才能越来越好。

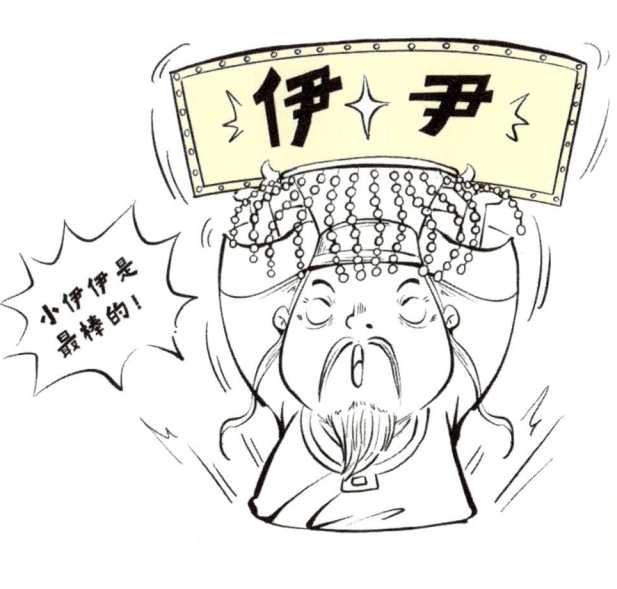

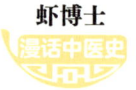

伊尹可不是随便拿熬煮汤液来比喻治理国家。在此之前，他就一直在思考熬煮汤液的事情。

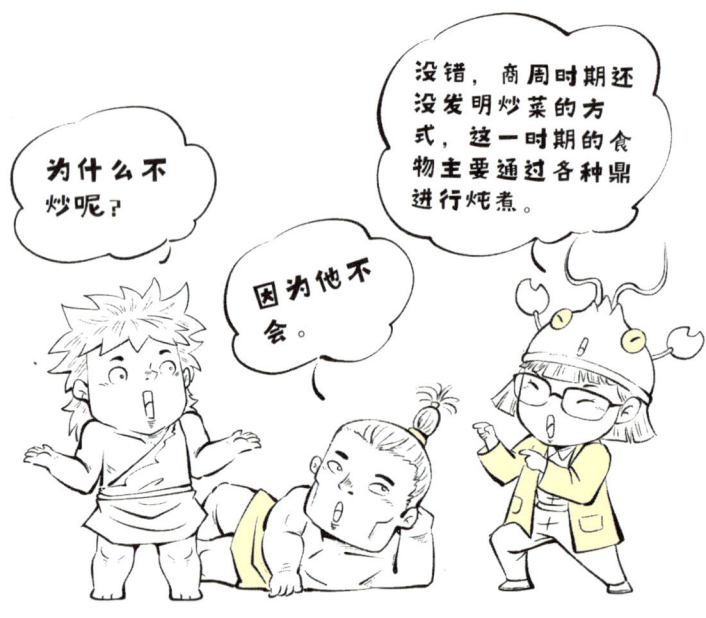

经过不断尝试，伊尹发觉喝下煎煮多种药物的汤液对治疗疾病效果更好，于是写下了《汤液经法》，在书中详细讲述了熬煮汤液的各种事项，指导大家怎么用汤液治病。当然关于这本书到底是不是他写的、是什么时候写的，专家还有不同的看法，但历史记载伊尹用熬煮汤液类比治国的故事，至少证明在商代，汤液就已经被发明并广泛使用。

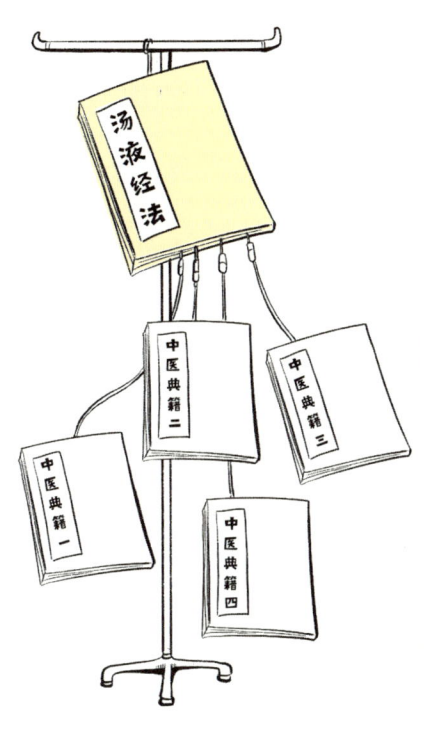

可为什么说它是中医发展史上一个重要事件呢?

这汤液说白了不就是把杂七杂八的药放在一锅煮吗?

这跟大锅炖有什么区别?

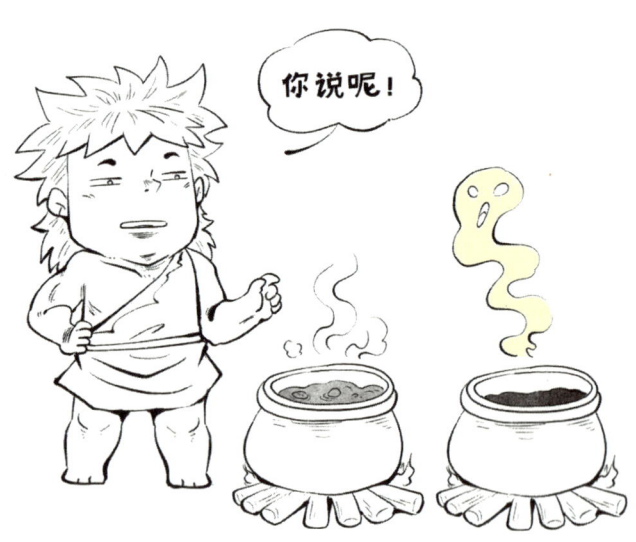

因为在汤液发明以前,被当作药物的植物、动物、矿物等都是人直接嚼碎后吞下的。可以想象,这种服药方法会有很多缺点。

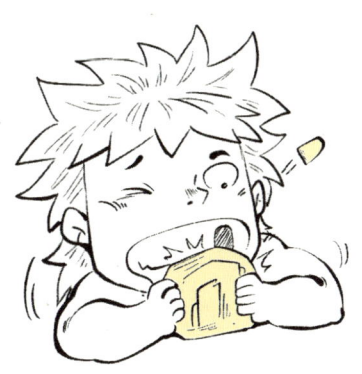

比如嚼不动啦。

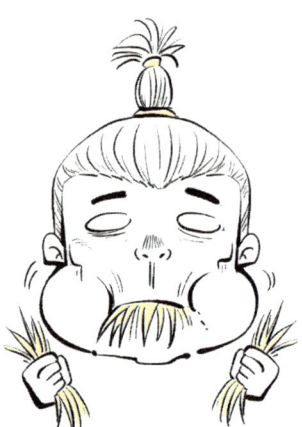

一次吃不了太多啦。

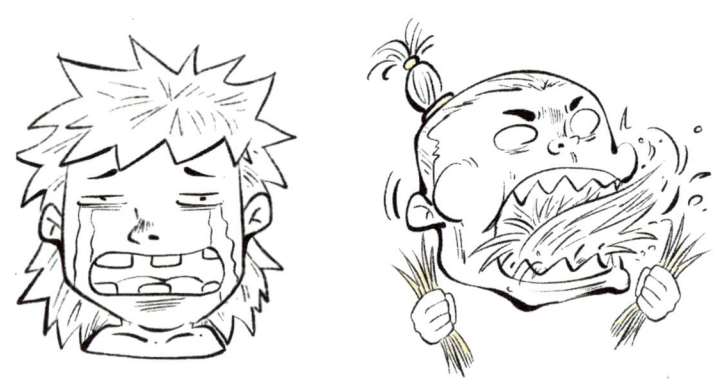

又或者简单咀嚼不能使药效完全发挥啦。

而用煎煮食物的方法烹调药物就一次性解决了这些问题，尤其是煎煮汤液需要使用多种药物配合，这个做法正是中药方剂学的起源。

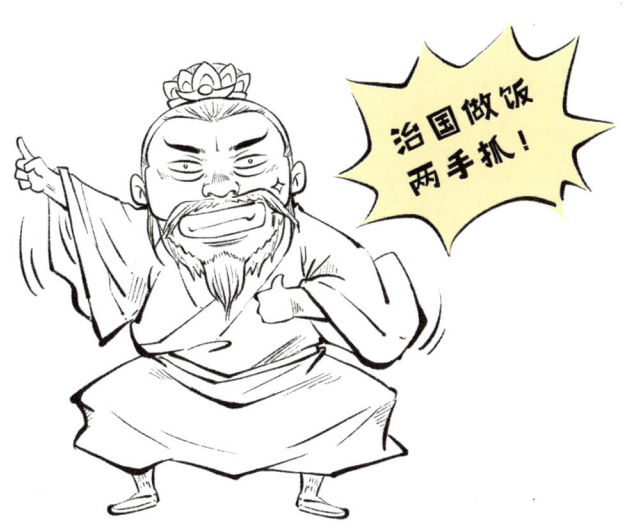

也因此,汤液被认为是"药食同源"的有力证明。

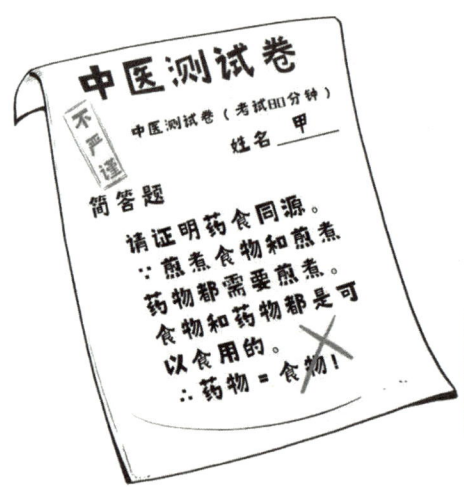

利用不同食物来治疗疾病,营养均衡就能保障身体健康,成了中医学中的一个重要理念。

我们口耳相传的姜汤驱寒、酸梅汤生津、红枣补血气都是药食同源理念的产物。其中很多经验都已经被证实有效,不过也有一些说法还需要进一步实验和鉴别。

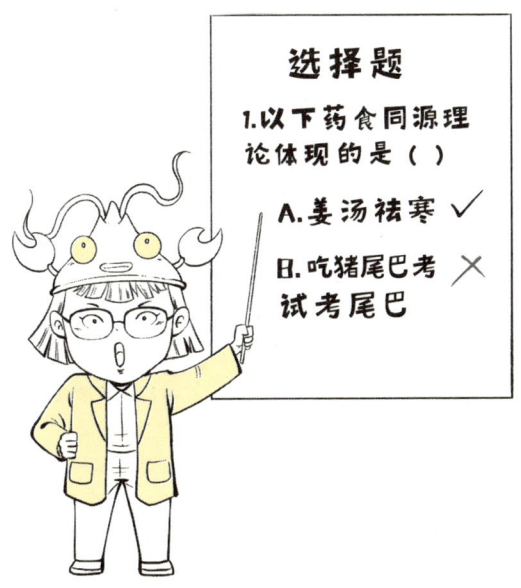

OK,"花开两朵"的这一朵表完了,接下来我们继续来说"分功大法"的第二招。

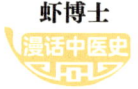

第二招：医疗分科

自从医巫分离，有了"专职"医者以后，大家的生命健康情况的确得到了极大的改善。可是看病难、看病远的问题还是客观存在的。

比如说，肚子痛得找北村最北边的张医者。

头痛得找南村最南边的李医者。

脚痛得找东村最东边的刘医者。

手痛得找西村最西边的王医者。

人们感觉非常不方便。

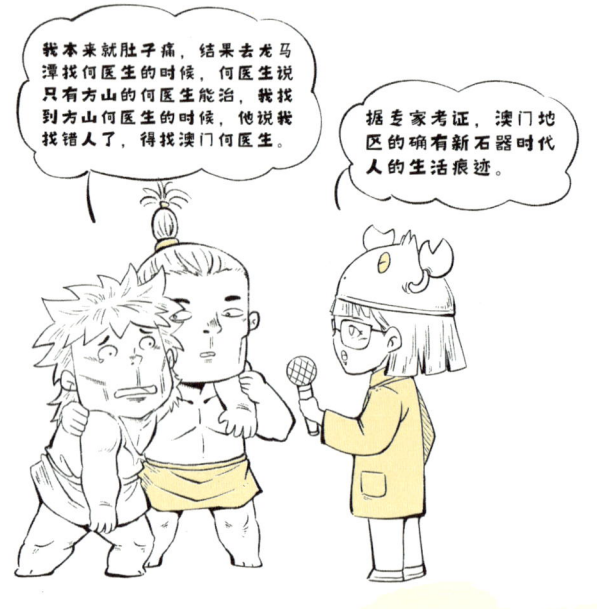

怎么办呢？

别急。麻袋里装钉子——总有人会出头的。

这不，到了周朝，就有人提出了建议：干脆结合大家的需要和医者擅长的技术把中医分成食医、疾医、疡医和兽医四科吧！

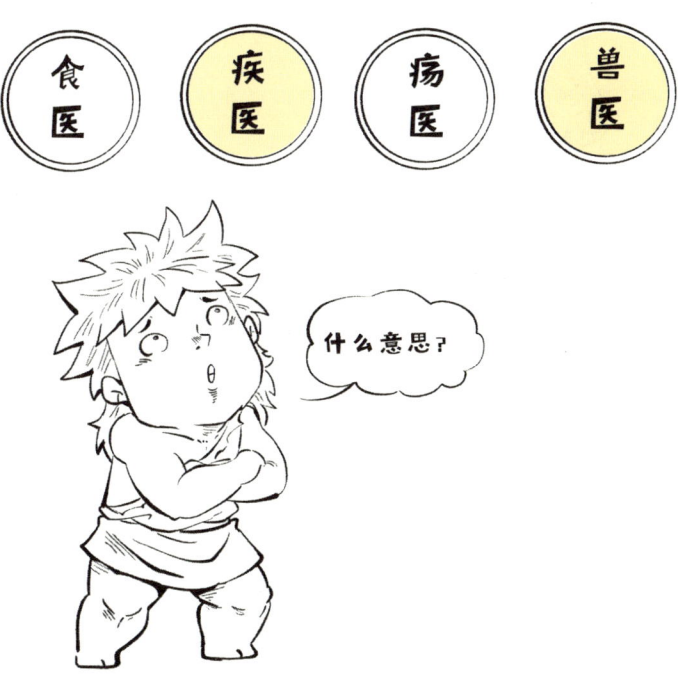

食医负责营养搭配。

只有王族才有食医,一般人家可不兴这个哦!

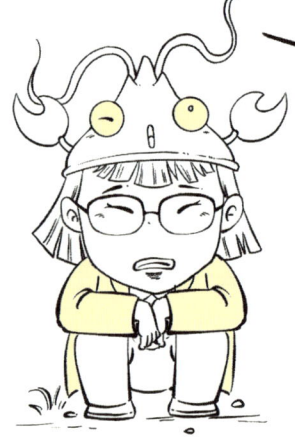

疾医负责治疗内部疾病。

疡医负责治疗外伤。

兽医负责治疗牛马等动物的疾病。

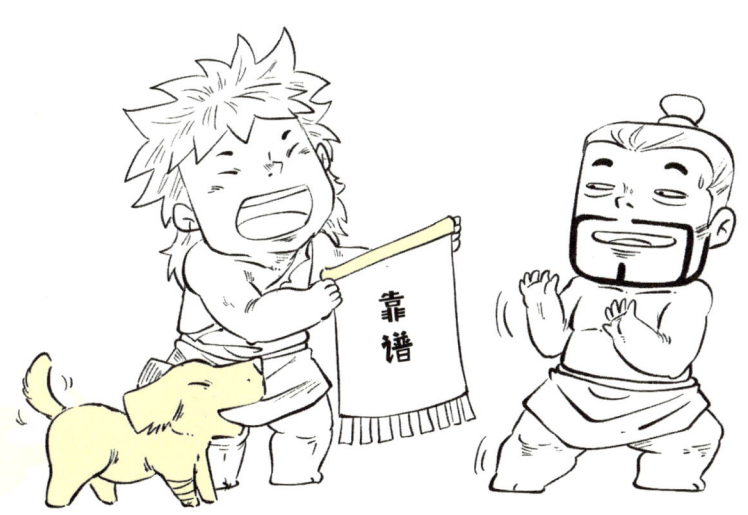

可不要小看这四科分立。这样一来，不仅可以让医者根据各自专业深入学习和思考，知识的教授和传递更加方便，病人也能根据症状打听到可以去找谁，这就大大提高了医疗效率。

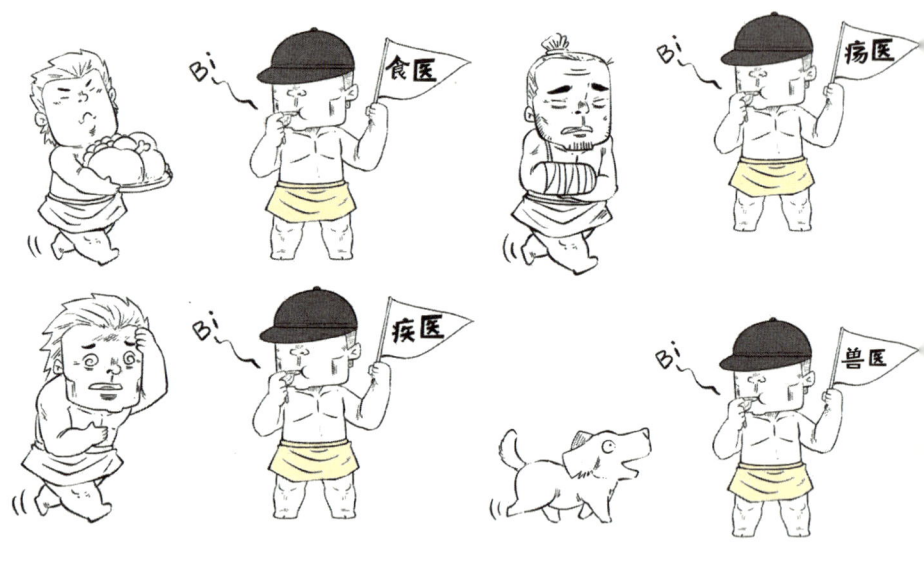

下面咱们趁热打铁来说第三招！

第三招：医事管理考察分级

让我们翻开《周礼·天官冢宰》篇，读一读这一段：

医师掌医之政令，聚毒药以共医事。凡邦之有疾病者、疕疡者，造焉，则使医分而治之。岁终则稽其医事，以制其食。十全为上，十失一次之，十失二次之，十失三次之，十失四为下。

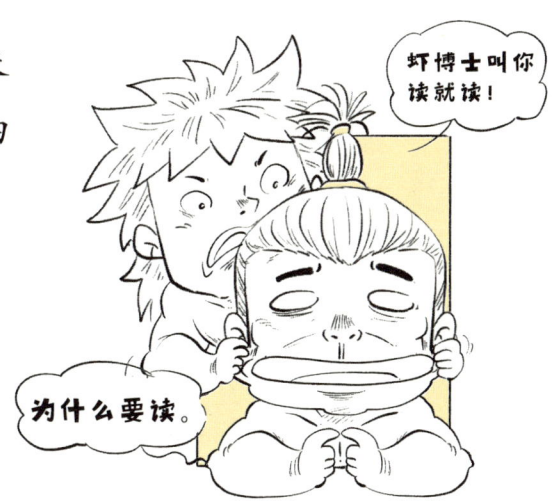

这是什么意思呢?

就是说周朝设置了医师这个职位,统管所有关于医疗的事务,要保证各种药物准备充分。一旦有人生病,医师就得负责把病人分类,分配给合适

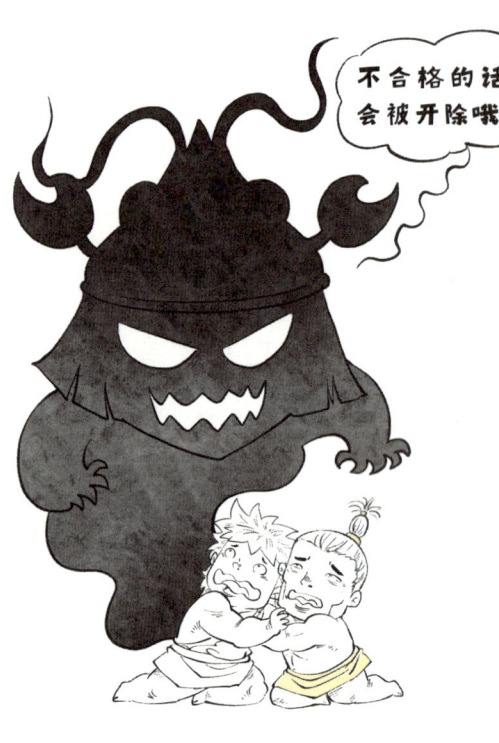

的医者进行治疗。到了年底,医师要考查医者的治疗成绩,按照打分高低确定医者第二年的工资。这打分是有标准的,比如十个病人,全治好了就是一等,有一个没治好就是二等,有两个没治好是三等,有三个没治好是四等,有四个没治好就是不合格。

第二册　商周朝：中医"分功大法"

《周礼》规定，在医师这个职位下有"士、府、史、徒"等职位，具体来说，"士"负责医疗，"府"掌管药物、器具和会计业务，"史"掌管文书和医案，"徒"负责看护病人、跑腿等具体事务。

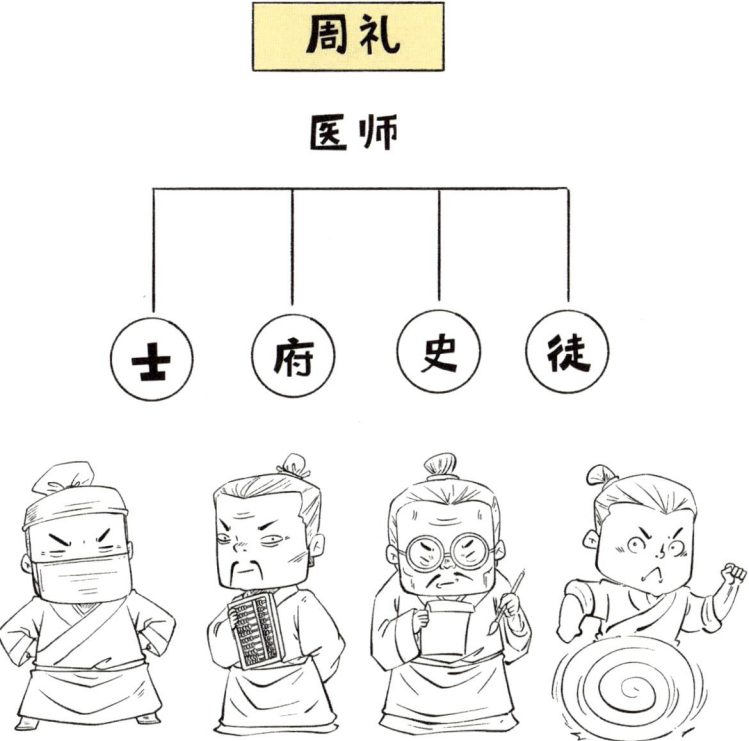

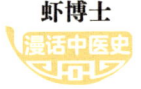

另外《周礼》还提到,医者必须要书写医案记录病人的情况,每年年终报告里要向医师提交"病历"和"死亡情况"。

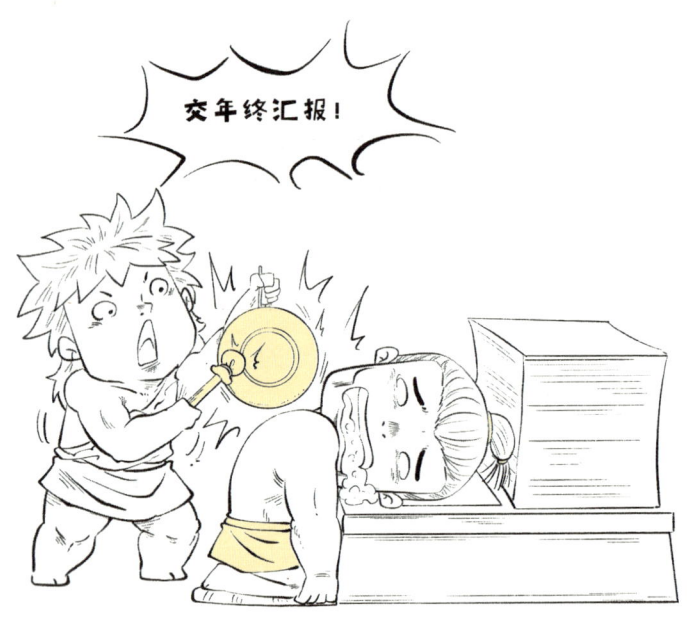

注意,这个举措即便放眼全球医学史,绝对也是头一份哦。

朋友们，为什么我们要讲这么多《周礼》上关于医疗的事情呢？

因为这些被《周礼》记录下来、形成文字的规定就是最早的医事管理分级制度（简称医事制度），它们对于中医的发展起码有从0到1再到2的作用。

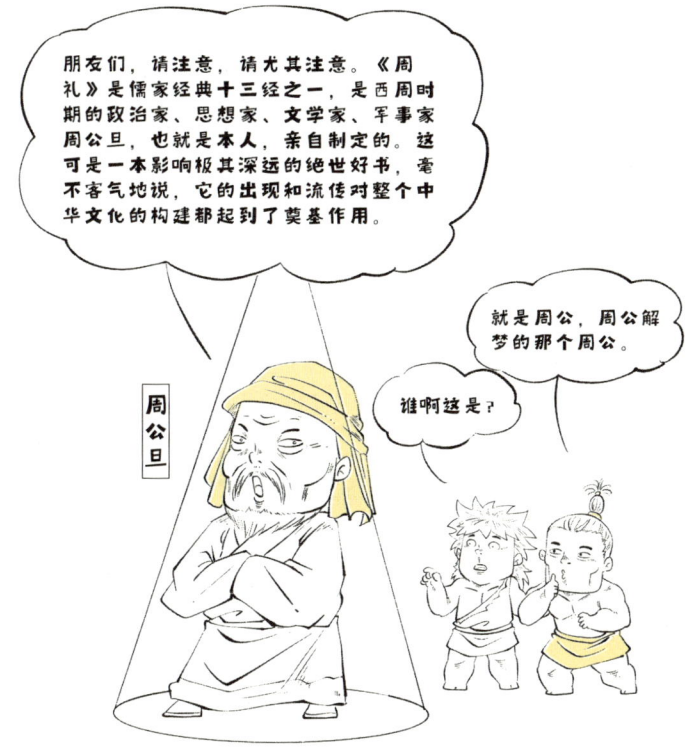

这0到1是指《周礼》明确以文字形式记录医事制度，说明当时的医疗活动发展十分蓬勃，需要有专门的制度进行规范。

这1到2是说《周礼》所记录的医事制度是后世医事管理的起源，后来对医事制度的各种完善和修订都是在这个基础上进行的。

医事制度的建立对中医的发展来说就有点像吹火筒。风吹得大小合适、方向合适、作用点合适，火就会越来越旺。

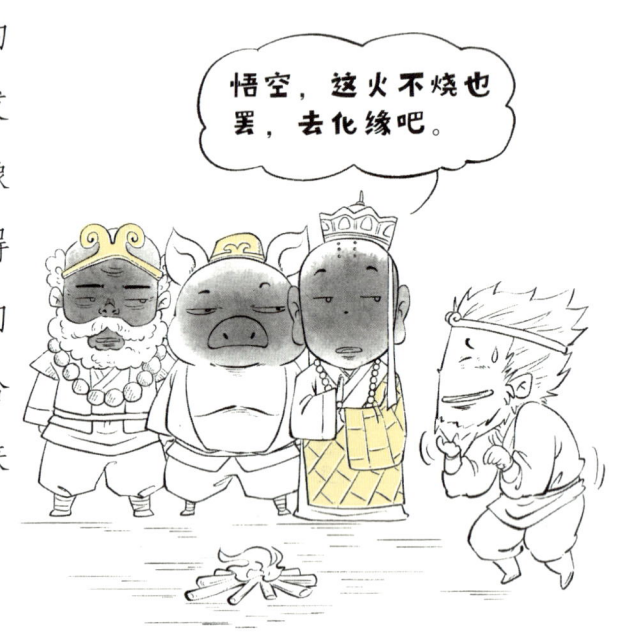

朋友们,"分功大法"我们就先介绍到这里啦!不会的朋友赶紧再来回顾练习一遍。

"分功大法"第一招——医巫分离。

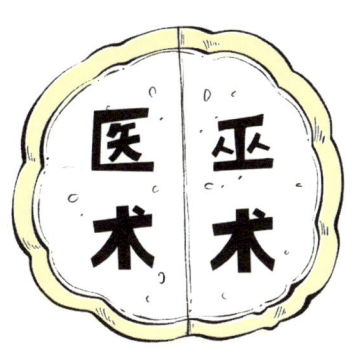

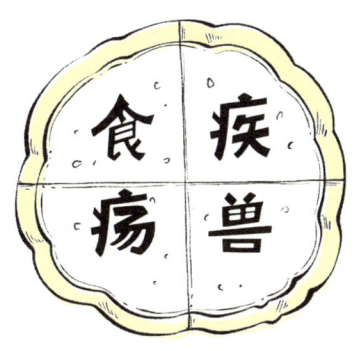

"分功大法"第二招——医学分科。

"分功大法"第三招——医事制度。

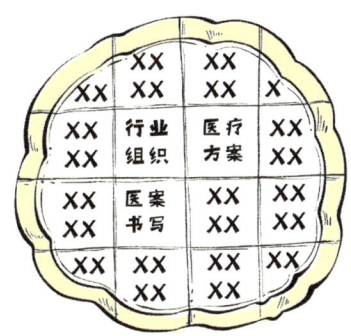

总而言之,商周医学界的"分功大法"虽然看上去只是简简单单的一些分类小步骤,但对于整个中医学科乃至中华文明来说可是扎扎实实的一大步。

> 这题我熟!对于个人来说,这只是一小步。但对人类来说,这却是一大步。

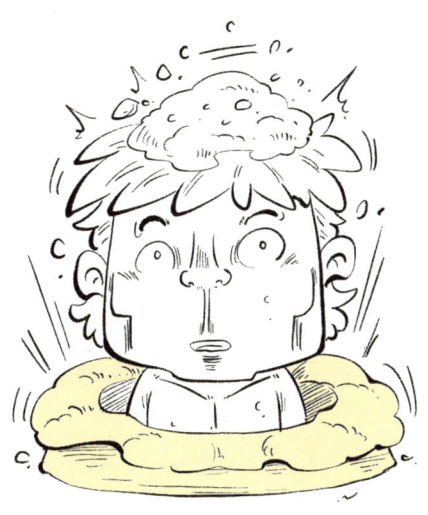

不过虽然"分功大法"很有用,但咱们把镜头拉远一点,就可以看到中医这才刚刚从地里冒了个头呢。

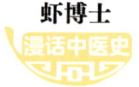

举个例子吧。这一时期的医学进展就好比说你想要开个火锅店。

疾小臣官职的设置、医疗分科和医事制度相当于你租好了一个火锅店门面。这当然是开火锅店的第一步啦。

那接下来是不是就只需要考虑毛肚烫几秒好吃？土豆先煮还是后煮？吃香油碟、原汤碟还是干碟？

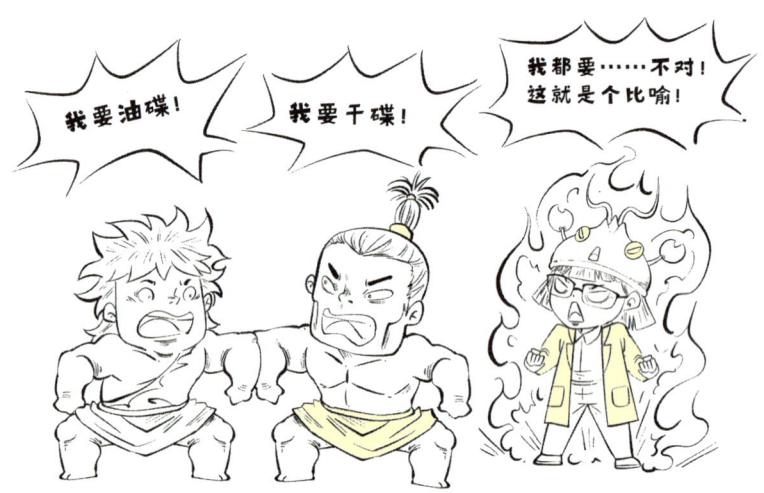

是可以想一想。

但只能想一想。

毕竟谁知道你的火锅店连火锅底料都还没有呢!

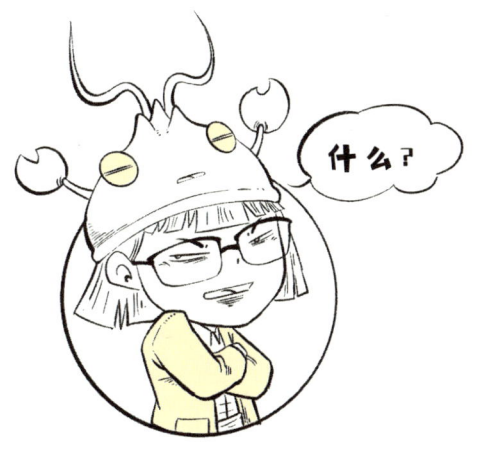

虽然你大概知道火锅底料应该是什么味道——

是麻辣的、三鲜的、菌汤的，等等。

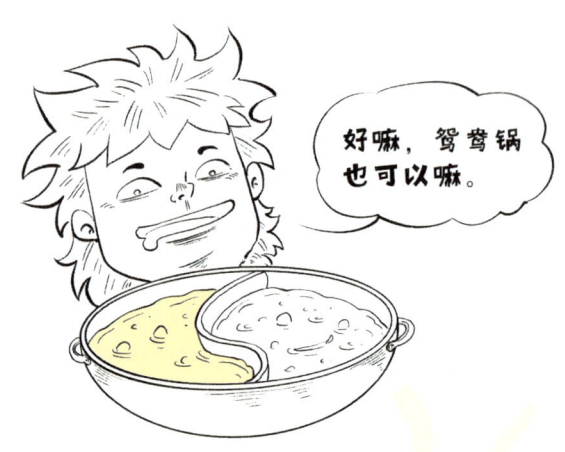

虽然你也许知道火锅底料会由哪些原料构成——

牛油、郫县豆瓣、干辣椒、花椒、生姜、大蒜、大葱、洋葱，等等。

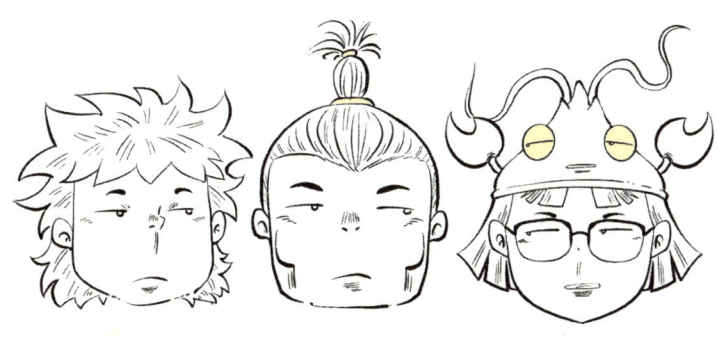

但怎么炒？每样放多少？

商周时期的医学发展状况就是这样。

大家都知道医术比巫术好，也逐渐有许多专业医者出现，知道可以用植物药、动物药和一些方法技术去应对疾病。可是植物药和动物药的药量是多少？方法和技术的具体步骤是什么？大家反正就……各有一套办法吧。

> 关键是要适量！

> 适量是多少？

> 你别管适量是多少，反正就是合适的量。

既然也能将就治好，就干脆躺平算了。

不，不，不，我们勤劳、勇敢、善良的祖先的字典里可没有"躺平"这两个字。

> 没错，那时候的确没有这俩字。

因此，又经历了一段不断尝试、思考和总结的日子……

终于，在春秋战国时期，中医的"底料"有着落啦！

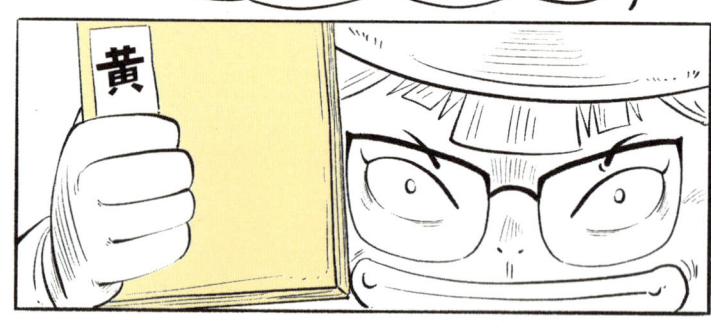

嘿嘿——

欲知后事如何
且看下回分解

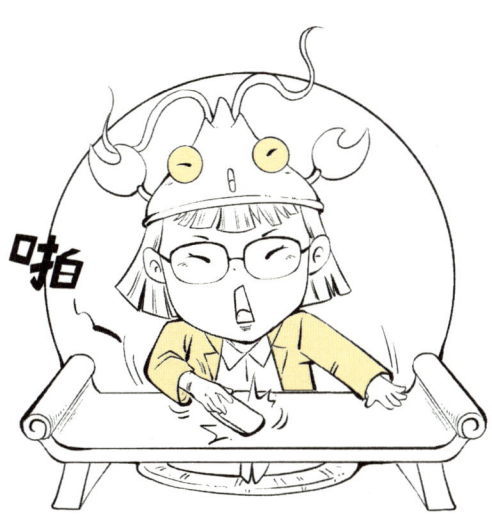

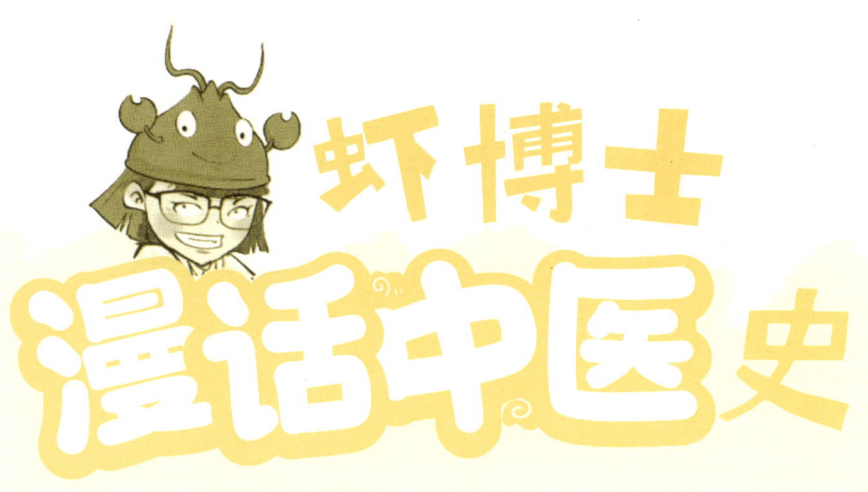

春秋战国：中医学理论基础之
《黄帝内经》

胡晓霞 / 著　田 野 / 绘

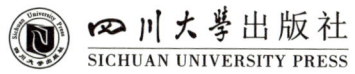
四川大学出版社

第三册

春秋战国：中医学理论基础之《黄帝内经》

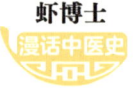

上回说到商周医学界虽然靠"分功大法"租到了"火锅店门面",但实际上最重要的"火锅底料"——中医学的底层逻辑还没有着落。

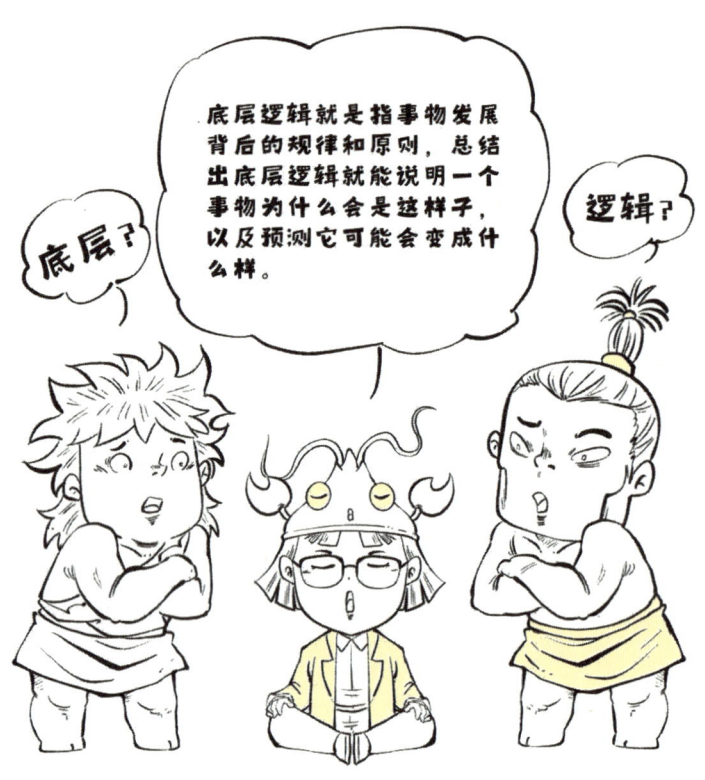

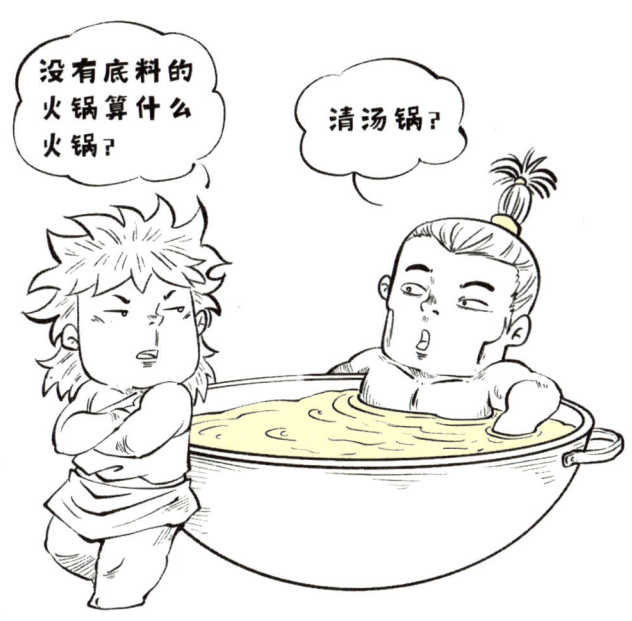

这可是一个非常严重的问题。

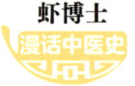

当然，在找出中医学的底层逻辑之前，人们也能凭借经验来解决很多问题。但偶尔医得好不等于一直医得好。

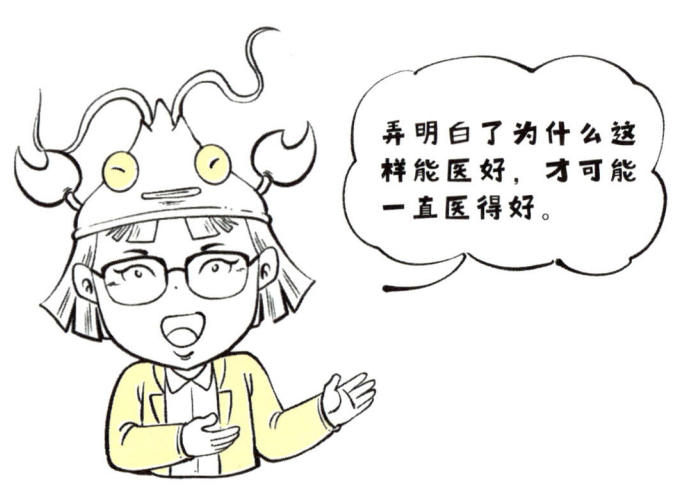

因此在春秋战国时期的医学界，记录经验依然很重要。医者一直在思考怎么才能从杂乱的经验中摸寻到普遍规律，从复杂的现象中总结出指导理论，毕竟一旦总结出中医学的底层逻辑，就可以用它来提高效率，去解决更多复杂的问题。就好像你学会了"三七二十一"的乘法口诀，就不用再扳着手指头数"7+7+7"等于几了。

还记得我们前面说过专职医者吗？到春秋战国时，以医者作为职业的人更多了。此时，文化界主打一个百家争鸣，儒家、道家、法家、墨家等学派林立，医学界里也是人才辈出。在思考、归纳、总结中医学的底层逻辑时，无数医者前赴后继地投入了毕生心力，其中最厉害的成果当属《黄帝内经》。

可黄帝不是位列三皇，中华民族的人文初祖之一吗？

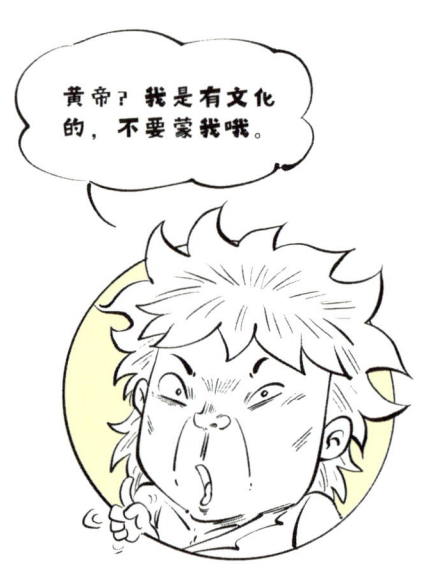

没错,黄帝的确是生活在上古时代。

司马迁在"五帝本纪"中讲的第一个就是黄帝,说他姓公孙,名轩辕,在打败炎帝和蚩尤以后统一天下,最后在首阳山铸鼎,乘龙飞升当神仙了。

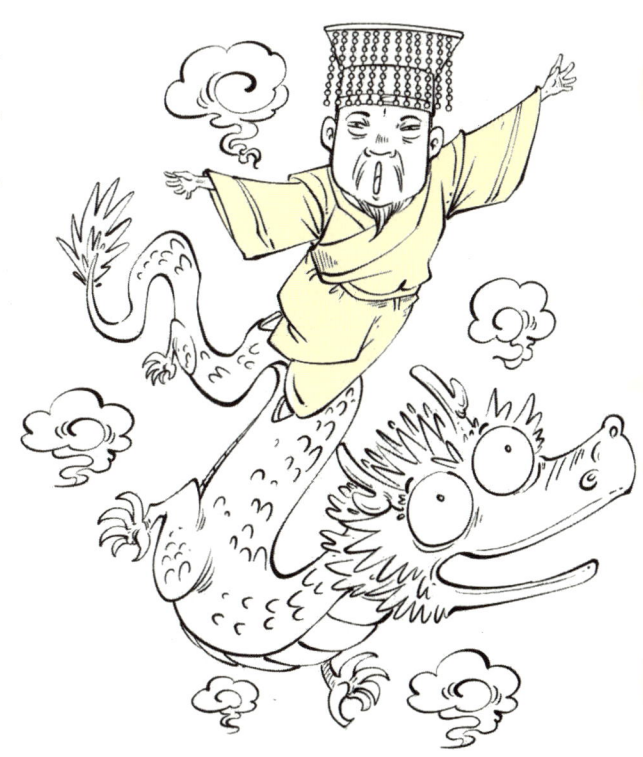

那既然都飞升了,这个书名中的"黄帝"又是谁呢?

事实上,这个"黄帝"是指《黄帝内经》的作者"黄帝"。

啥意思?

嗨!既然加了引号,那这个"黄帝"肯定就不是那个"黄帝"啦!

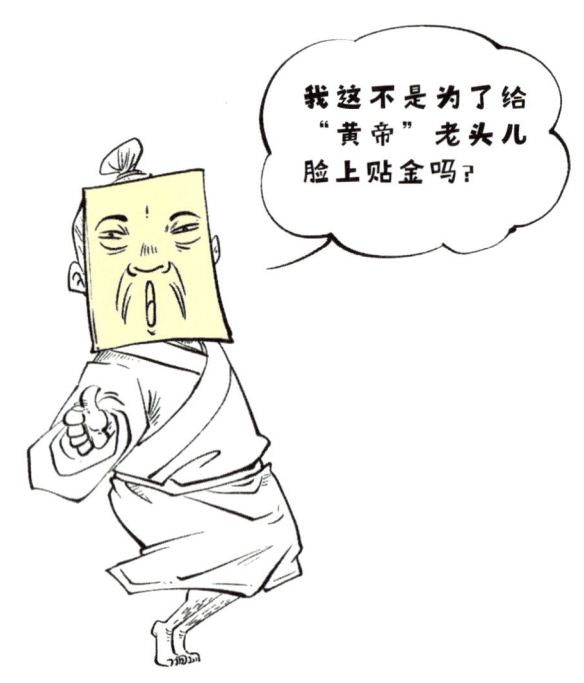

虽然对于《黄帝内经》到底是不是在春秋战国期间写成的，到现在学界还是争论不休，但大家都否定了《黄帝内经》成书于上古时代的说法。

在这里我们选用多数学者的观点，认为《黄帝内经》成书于战国，并非某一个人在某一段时间内的著作，而是经过许多朝代许多医者修订补充后的医学经验总结之大成。

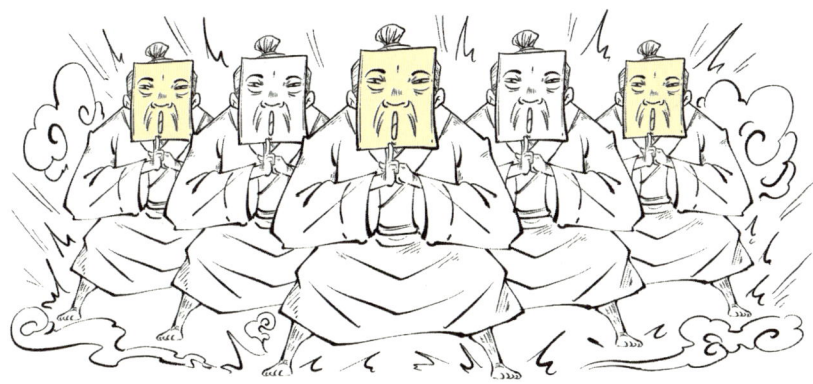

那《黄帝内经》到底牛在哪里？

也没什么厉害的——

不过就是发明了什么"整体观念""阴阳五行"之类的，再简简单单总结说明了中医是什么，想要干什么以及打算怎么干。

开玩笑的好不好!

《黄帝内经》的"整体观念"和"阴阳五行"对于中医的发展来说就是——

撑船的篙!

杨过的雕!

底料里的朝天椒!

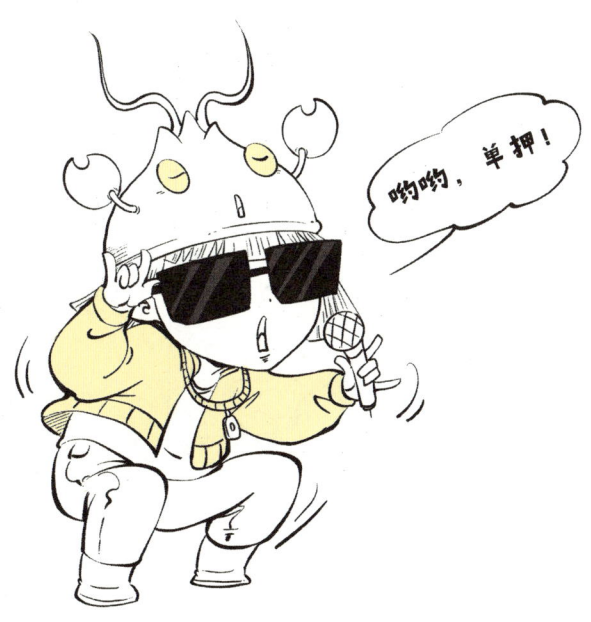

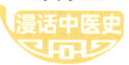

接下来就让我们一起走近《黄帝内经》，近距离"尝"一下子！

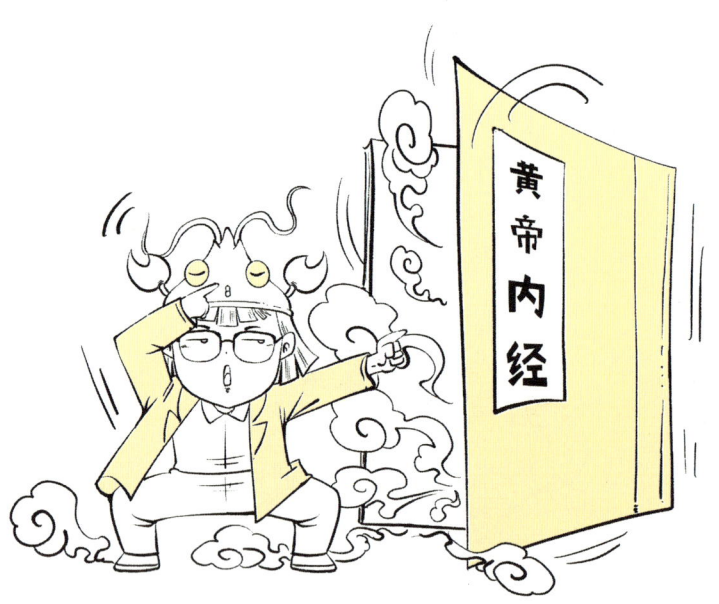

"一把朝天椒"：整体观念

话说这整体观念原本是在那混沌初分、天开地辟之时，结在昆仑山上一根仙藤上的一个葫芦……

咳咳，不好意思，抄错了。

整体观念实际上是指一种关于整体的观念。

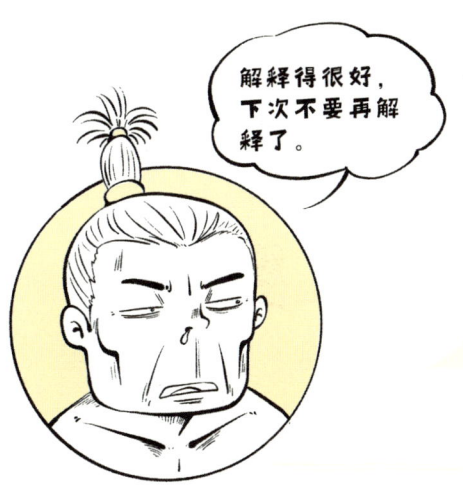

具体来说就是要求医者在治病的时候要看到人和其他事物之间的关系；要明白人的身体是一个整体；人和天地，和自然，和环境也是一个整体。

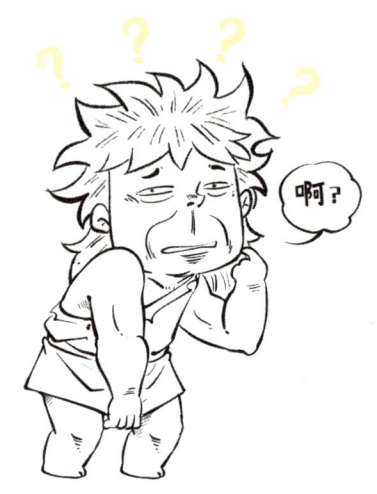

所以说，大家在头痛的时候不要只想着医治头，还要看头和身体其他部分之间的关系，是什么原因引起了头痛。

脚痛的时候不要只想着医治脚，还要看看脚和身体其他部分之间的关系，是什么原因引起了脚痛。

然后,《黄帝内经》还告诉了大家一个秘密——

要想不得病,就需要"养生"+"治未病"。这两个名词是不是觉得很耳熟?

"养生"用大白话来说就是指保养生命,呵护好自己的身体。

"治未病"是在养生的基础上提出来的,是指可以采取预防手段,防止疾病的发生。

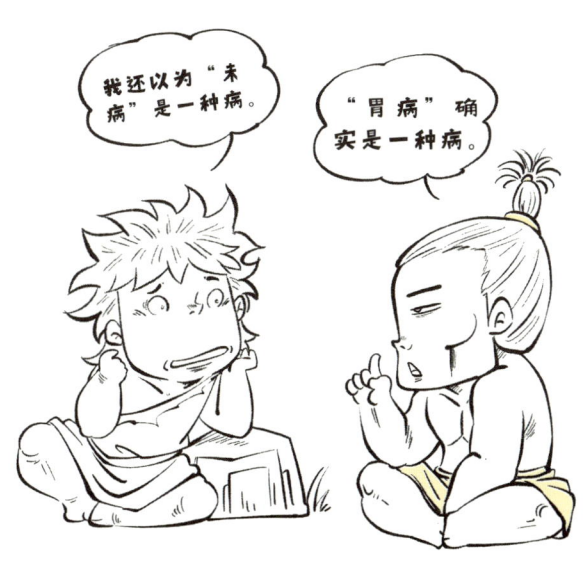

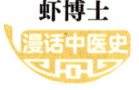

具体怎么做呢?

首先我们要知道"养生"和"治未病"都是根据"整体观念"提出来的。

"整体观念"是说人的身体虽然是由不同部分组成,但它是一个会互相影响的有机整体;人虽然是自然界中一个特殊的物种,但人和周围的事物都具有密切联系。

再进一步来说，人的生命规律跟天地自然变化、日月运行方式是有对应关系的。比如春夏秋冬季节变化会影响人的胃口，昼夜交替变化会影响人的睡眠。这些都是我们能够感觉到的自然和身体之间的联系。

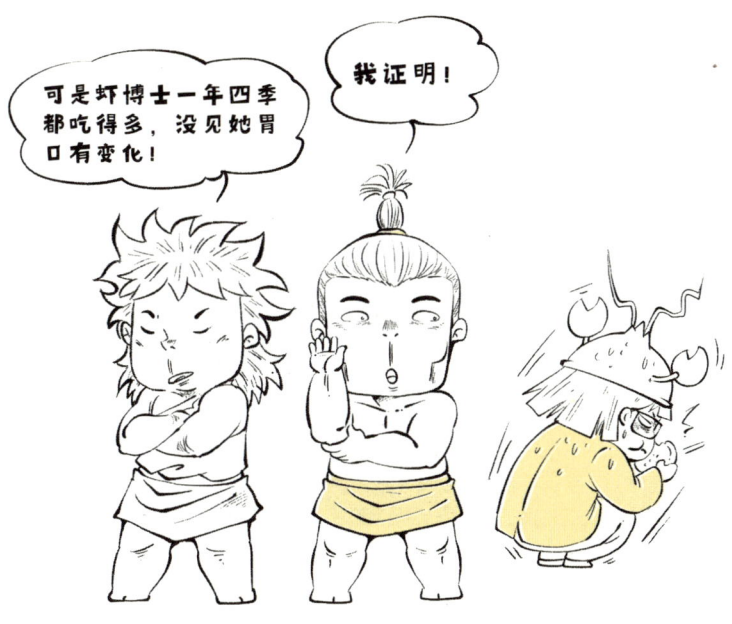

那这样的话，如果我们能够"养生"——让身体顺应自然，岂不是就可以让身体器官保持协调运转，这样就达到了预防疾病、保持身体健康的目的了！

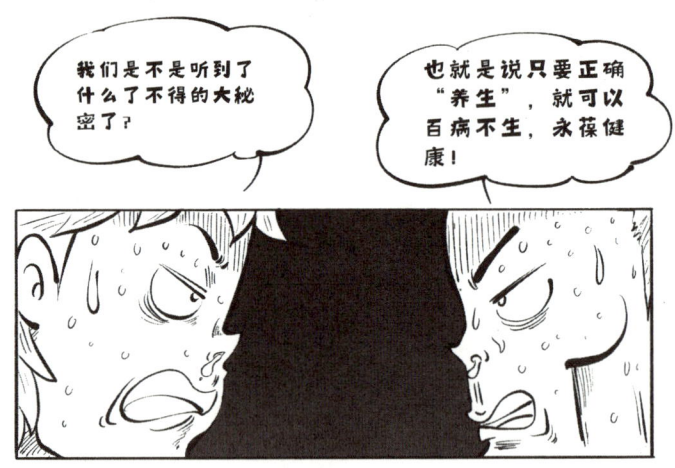

的确是。

不过,"养生"和"治未病"可没有说起来那么简单。

比如不仅要求早睡早起,饮食荤素搭配,锻炼合理适度,还要求学会控制情绪,努力做到"恬淡虚无""精神内守"……

这些讲起来就又要写好几本书啦。

总之，"养生"和"治未病"的概念对于今天的心理健康、康复医学和预防医学来说都有非常重要的价值。不过大家不要轻易相信有关"养生"的药品和产品。很多医院现在都开设了"治未病中心"，有需要的话还是要咨询专业医生哦。

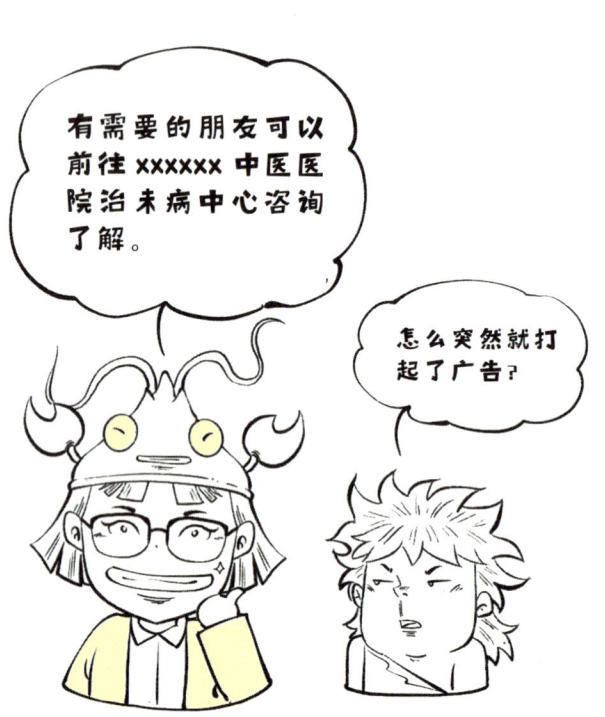

看，光是一个"整体观念"就很了不起了吧？

那"阴阳五行"又说的是什么呢？

跟我们听说的那种"阴阳"和"五行"有没有关系？

会不会很神秘、很可怕、很费脑细胞？

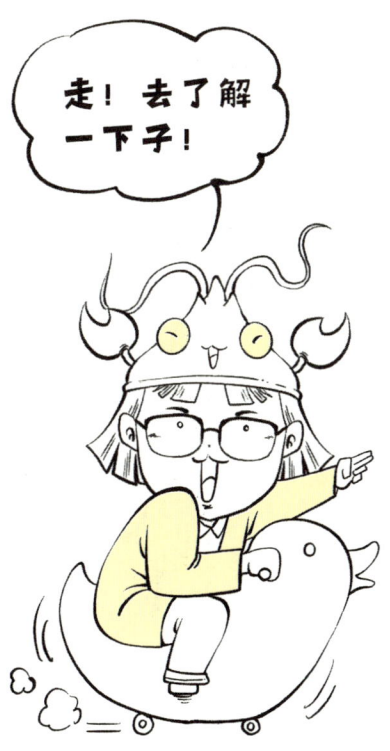

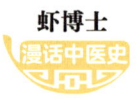

"再一把朝天椒":阴阳五行

首先要声明的是,阴阳五行并不是《黄帝内经》创造的观点,而是《黄帝内经》借用过来说明生命规律、五脏六腑关系等的一种学说体系。

在这之前,阴阳五行其实是一个哲学观念。

而在更早之前,也就是在成为高大上的哲学观念之前,"阴阳"和"五行"其实就是一些自然现象。

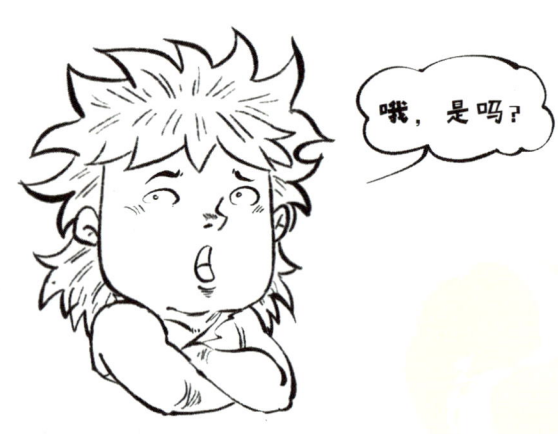

阴，阴凉的阴，就是光照不到的地方。

阳，太阳的阳，就是光照得到的地方。

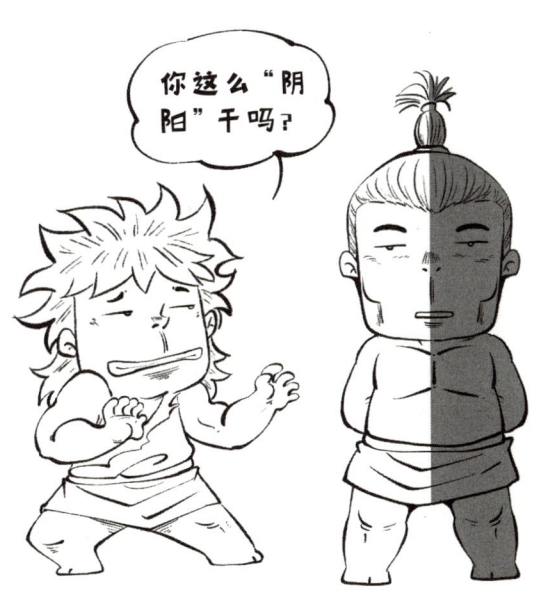

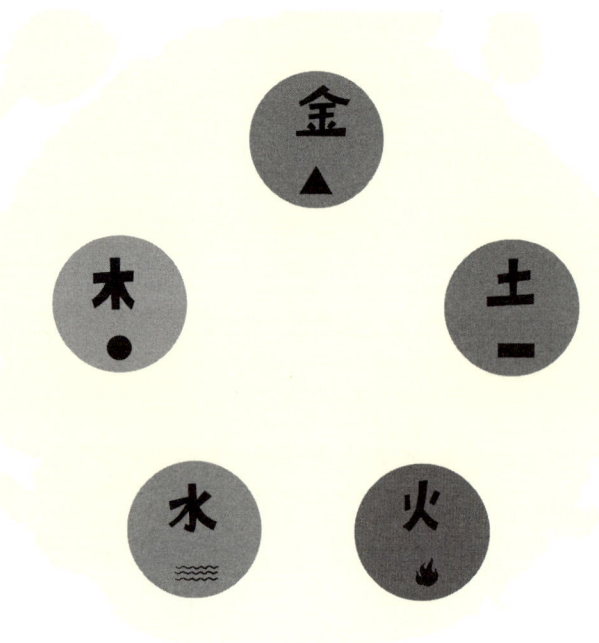

五行，就是指大家常见的五种自然元素：金、木、水、火、土。

慢慢地，人们观察到的"阴阳五行"现象越来越多，好像这天地间一切事物都可以用"阴阳"和"五行"来解释。于是就有一群聪明人出来把它们总结成了阴阳五行思想，不仅用它来解释和预测自然现象，还用来解释和预测社会现象，以及自然现象和社会现象之间的关系。

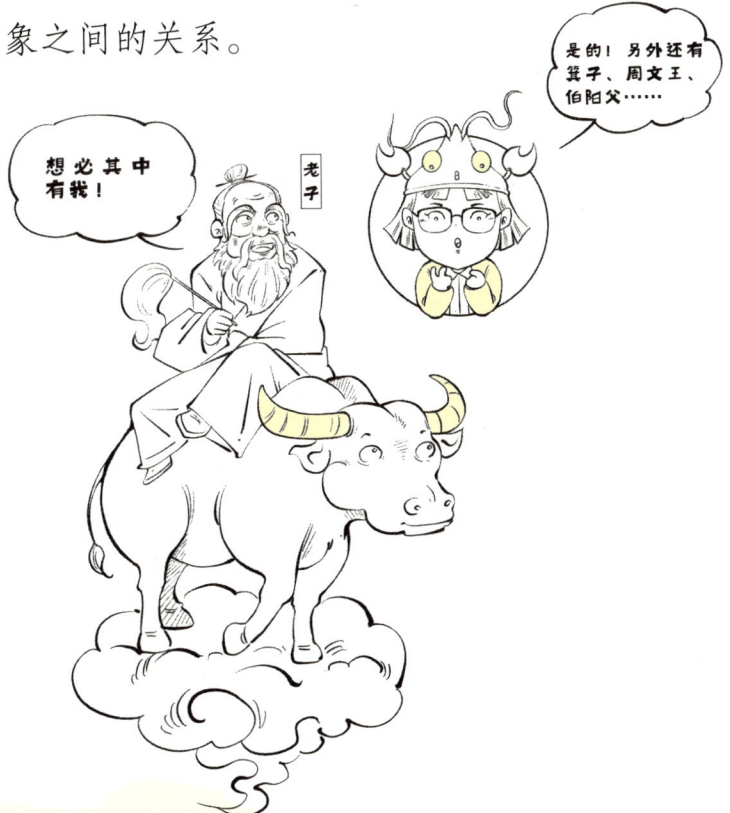

这下,"阴阳"可不仅仅指阴面阳面,它还带有象征意义,比如天地、男女、好坏、大小,等等。而且人们慢慢发现阴和阳还可以相互转化,你中有我,我中有你,就像你的皮肤,到夏天被晒黑了,捂一冬就又会变白。

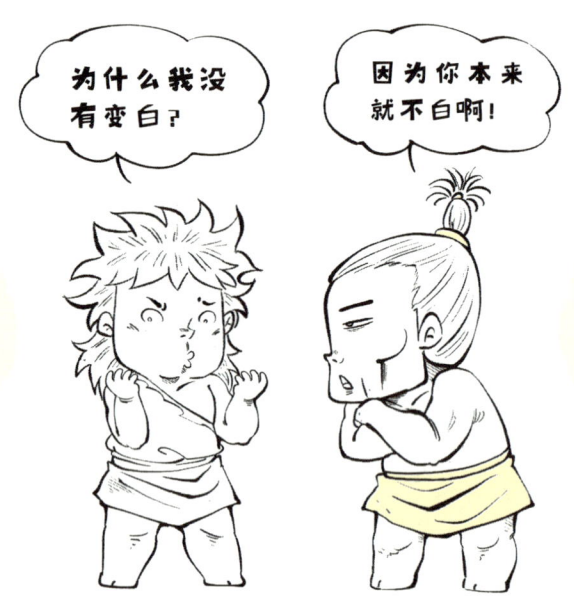

还不明白的朋友可以看看太极图。

而"五行"之间好像也有点特殊的关系，你们看——

土里会出产金属，金属经高温会熔化变成像水一样具有流动性的液态，水能托起木头，木头能生火，火燃尽了就会化为灰烬，归于尘土，滋养大地。这就是五行的相生关系。

同时，金属可以伐木，树木可以吸走土中的养分，土可以筑成堤坝阻止水流，水可以灭火，火可以熔化金属，这就是五行的相克关系。

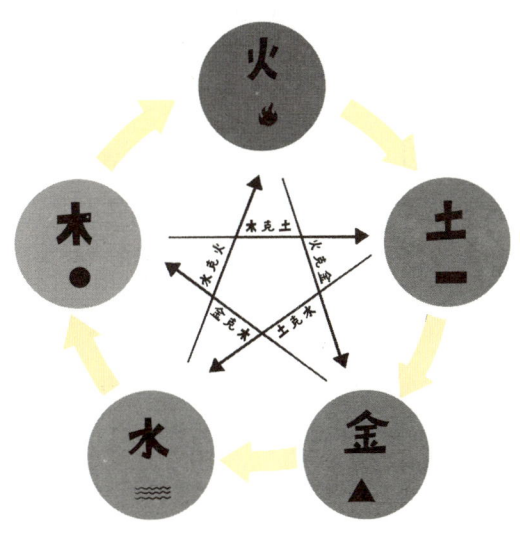

当然，到了后来，这"五行"也不局限于金属、木头、水、火和土了，还可以指向具有这五种物质特性的一些东西。

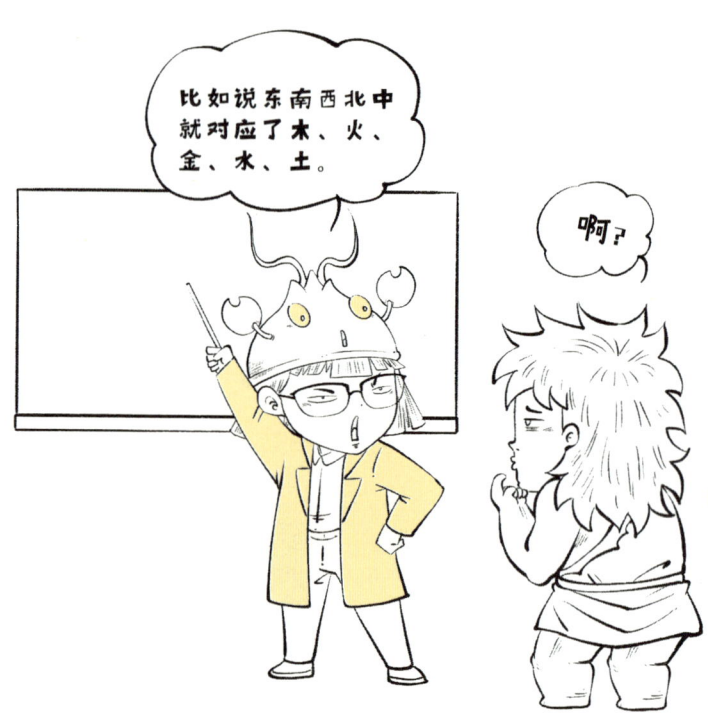

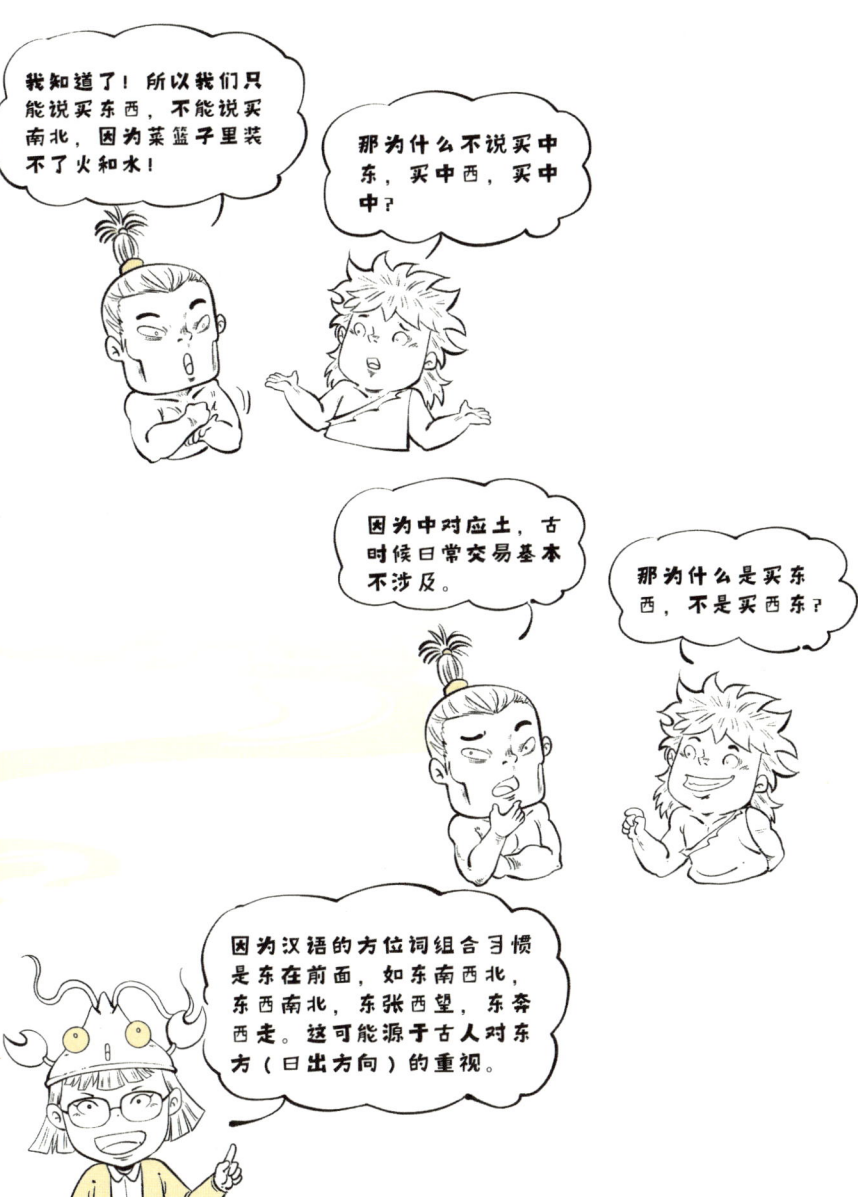

阴阳五行观念深刻地影响了中华民族的发展，后来也经常被用来解释或者预测社会发展。《黄帝内经》则把阴阳五行学说用在了中医学中，用"阴阳"和"五行"解释人体脏腑之间的关系，并试图以此来说明疾病发生的原理，比如说——

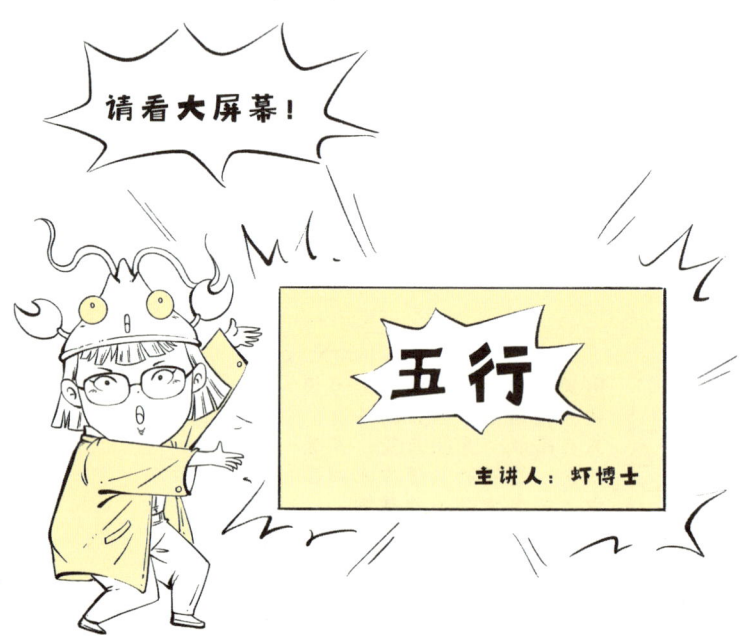

肝脏对应的是木，是因为木具有生长、发展的特性，跟肝脏疏导排泄的功能比较相符。

　　心脏对应的是火，是因为火有温热、跳动、上升等特性，跟心脏能搏动，能为全身提供能量等作用比较相似。

　　脾脏对应的是土，是因为土有容纳、承载、转化的特性，和脾脏转化食物中的营养、调节人体水液分布的作用相似。

　　肺脏对应的是金，是因为金具有清肃、收敛、沉降等特性，与肺通过呼吸宣发身体浊气、肃清异物的功能相对应。

肾脏对应的是水，是因为水具有滋养、寒凉等特性，与肾负责水液代谢的特点相吻合。

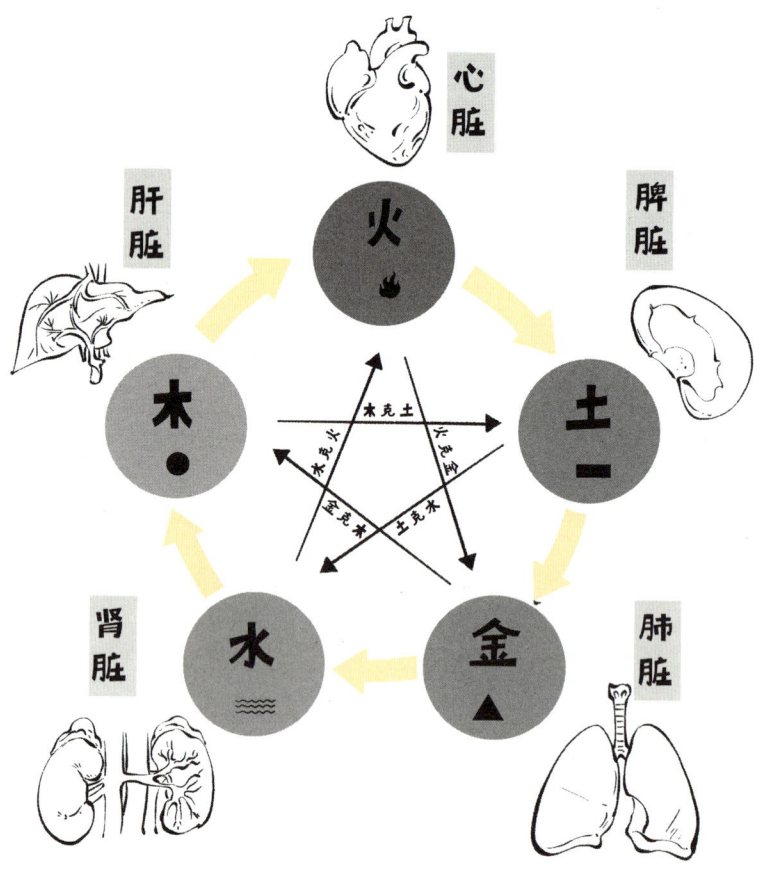

第三册　春秋战国：中医学理论基础之《黄帝内经》

好了,《黄帝内经》中的"整体观念"和"阴阳五行"思想到这里我们就简单进行了说明。

如果还有朋友觉得没听够,那虾博士这边建议您……

虽然"黄帝"是假,但《黄帝内经》可是货真价实的学霸心得。"黄帝"或者更准确来说是《黄帝内经》背后的医者,是开创中医学理论的英雄,他们用"整体观念"和"阴阳五行"学说为中医学理论奠定了坚实的基础。

而在"整体观念"和"阴阳五行"学说之上,《黄帝内经》还提出了——

"烧花鸭、烧雏鸡、烧子鹅、卤猪、卤鸭……"

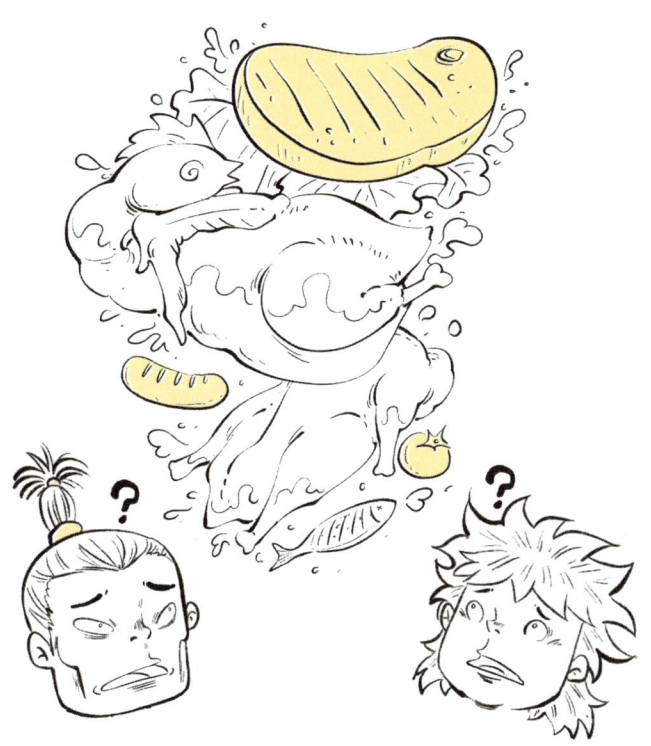

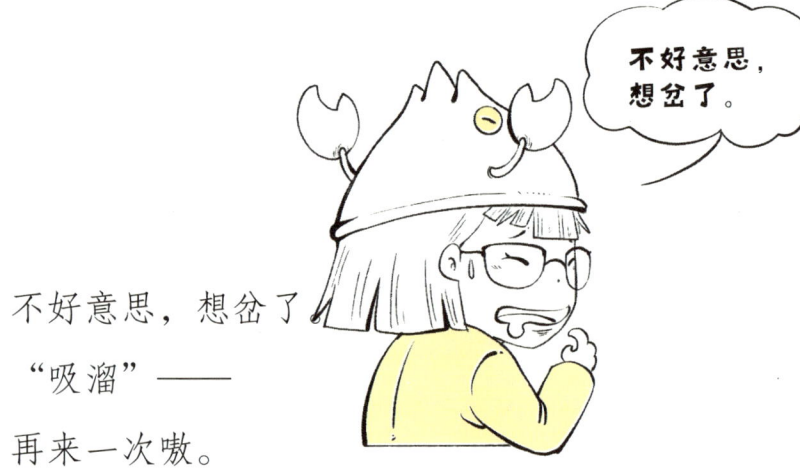

不好意思，想岔了

"吸溜"——

再来一次嗷。

《黄帝内经》还提出了——

"藏象""经络""气血精神""望闻问切"四诊法等概念。我们就挑选其中几个讲一下，为大家以后聊天提升一下档次。

其中,"藏象"藏的不是大象。它其实又称"脏象"。"脏"是指藏在人体内部的各种器官;"象"有两个层面的意思,一是说内脏生病后表现在身体上的现象,比如说肝脏受损导致的黄疸,会让人皮肤变黄;二是说内脏与自然环境的联系,比如秋季空气干燥需要养肺,夏季天气炎热要注意养心。

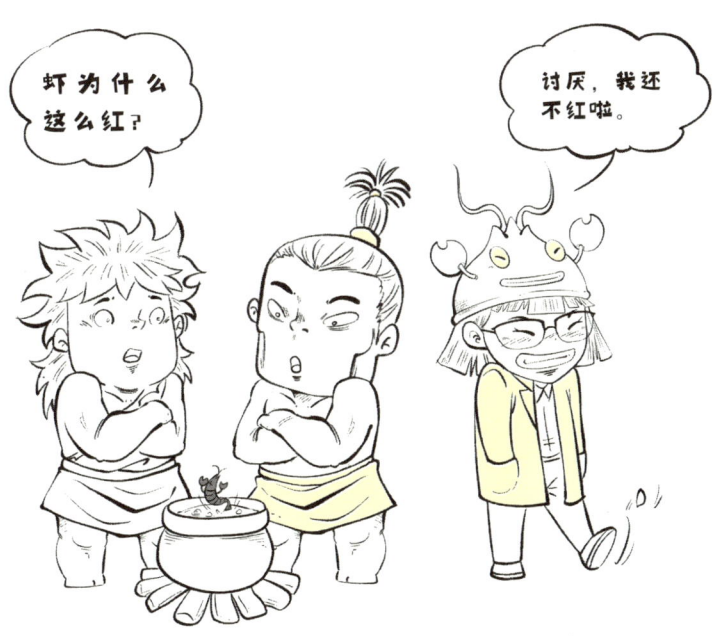

因此，可以说"象"的变化不仅会导致"脏"的变化，也能预测"脏"的变化。在还不能进行血液检查、X线检查、CT检查等的古代，理解并学习"藏象"就成为判断内脏是否病变的基础。

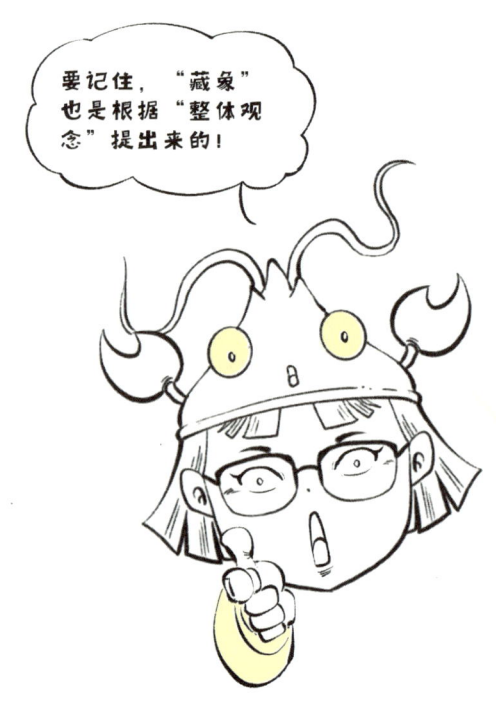

"经络"可不是指血管!

用非常专业的话来说,经络是运行全身气血、沟通皮肤内外、联络脏腑四肢的一个系统。

来,上"模特"。

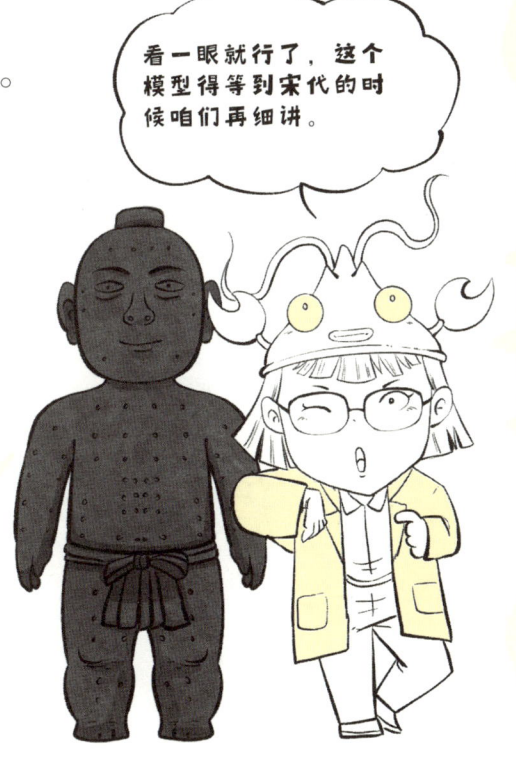

看一眼就行了,这个模型得等到宋代的时候咱们再细讲。

虽然到现在人体经络的生物学结构还没有被完全确定，也就是说人们还没有完全明白"经络"这个系统到底是什么，但它可是实实在在、勤勤恳恳、认认真真地在中医治疗中起着重要作用。比如说经络上有一些特定点位叫穴位，用针来刺激这些穴位的话就叫针灸。

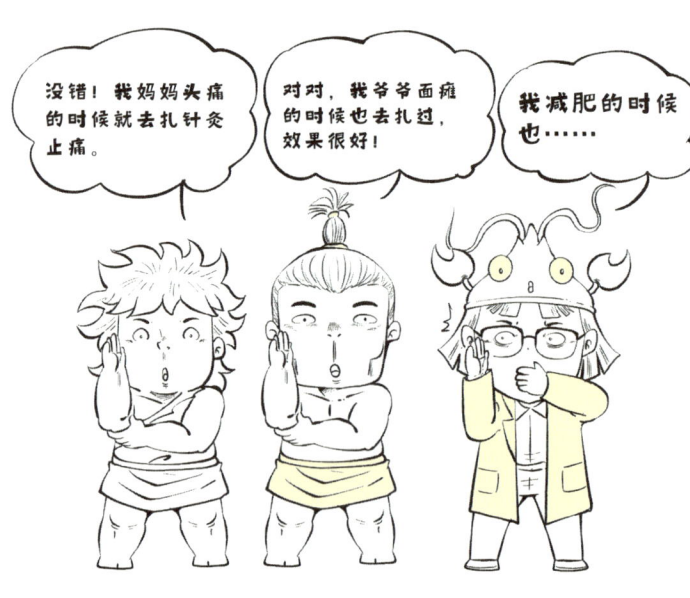

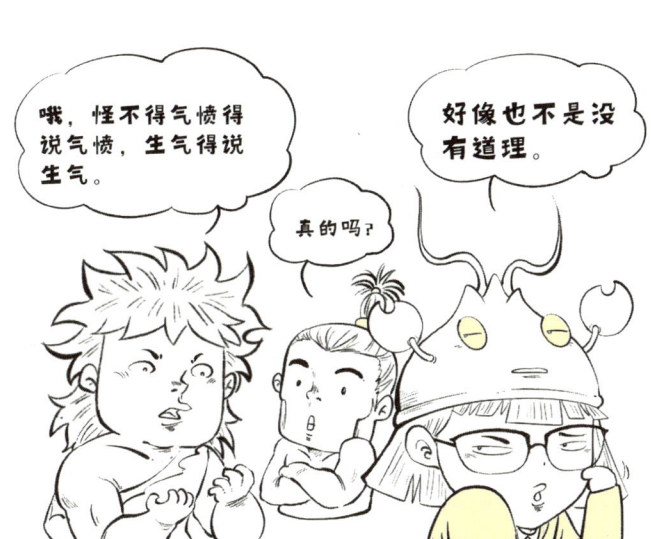

最后,"气血精神"大家都听过吧?

《黄帝内经》认为"气血精神"是生命的根本,但这里不是说"气血"和"精神",而是"气""血""精""神"四样东西。

"气"原本也是个哲学概念,但《黄帝内经》把它借用过来,认为人是由父母精气、水谷精气和自然界清气相合而成的,气就是生命之所以存在的某种东西。

"血"可以简单理解为血液，它主要是由脾胃消化水谷（饮食）以后形成的精微物质再提炼而成的，能营养五脏六腑、皮肉筋骨，对人体起着滋润的作用。

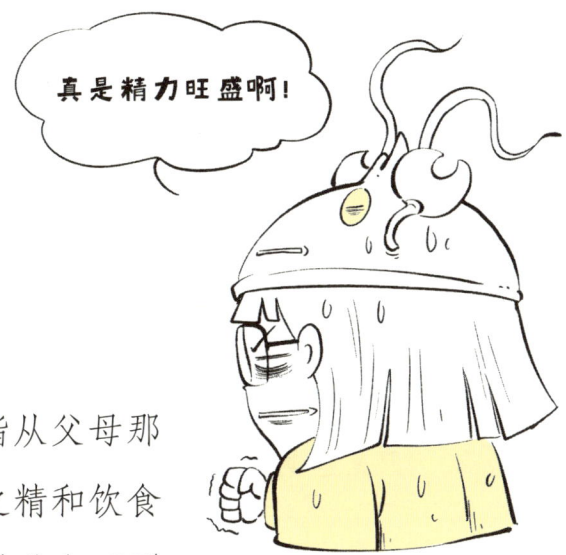

"精"是指从父母那里得来的先天之精和饮食所化的精微物质融合而形成的精华。"精"是生命的来源,是保证生命活动的物质。

"神"就是指人的情绪和精神状态。"神"可以直接反映人的生命力的强弱，可以提示人的身体机能的好坏。比如说林黛玉经常伤心难过，这和她的病就有互相影响的作用。

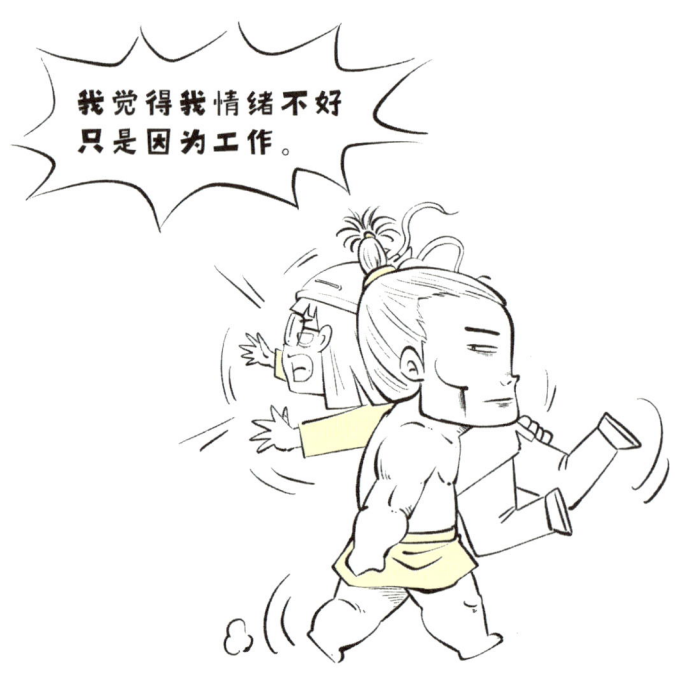

好了,《黄帝内经》再讲十本书也讲不完。我们在这里就先强行结束了。

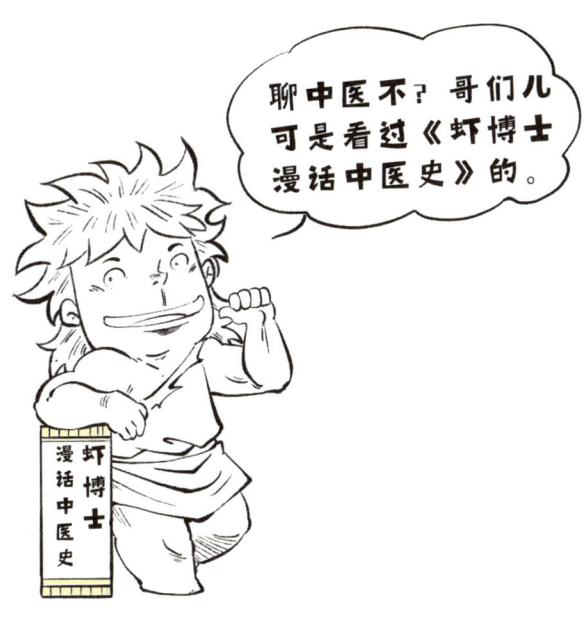

在这一回里,我们了解了《黄帝内经》最重要的两个观点是"整体观念"和"阴阳五行",还知道了从这两个观点上延伸出来的"藏象""经络""气血精神"等概念,相信大家以后在聊天的时候可以充分展示自己的博学。

现在，知道《黄帝内经》的重要性了吧？

它在医学界里几乎就跟真的黄帝一样重要！

它的出现为中医学的理论发展奠定了基础，指明了方向，勾画了蓝图。

它就好像那启明星、母亲河和川菜里的豆瓣酱。

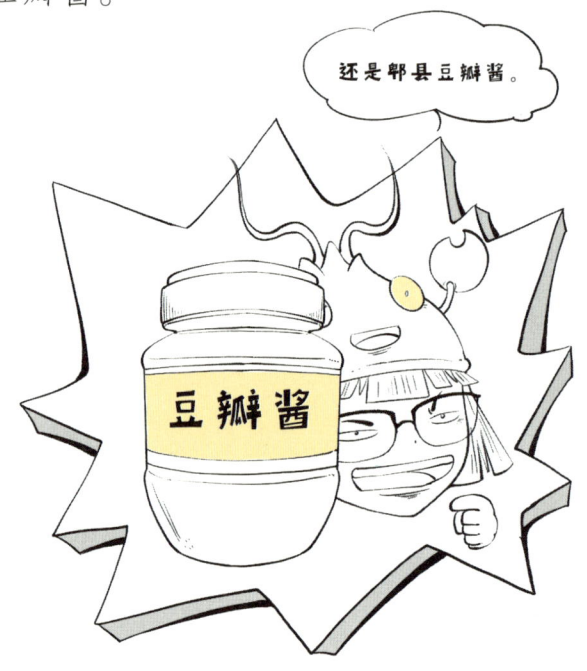

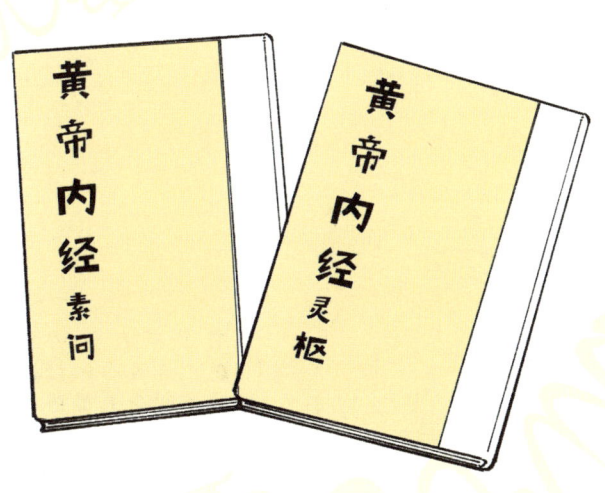

后来，在流传的过程中，《黄帝内经》慢慢分成了《素问》和《灵枢》两个部分，经过一代代医者的修订变得越来越全面和系统。

可以完全负责任地说，《黄帝内经》的这一把又一把的"朝天椒"为"炒好""炒香"中医学的理论"底料"做出了巨大贡献。

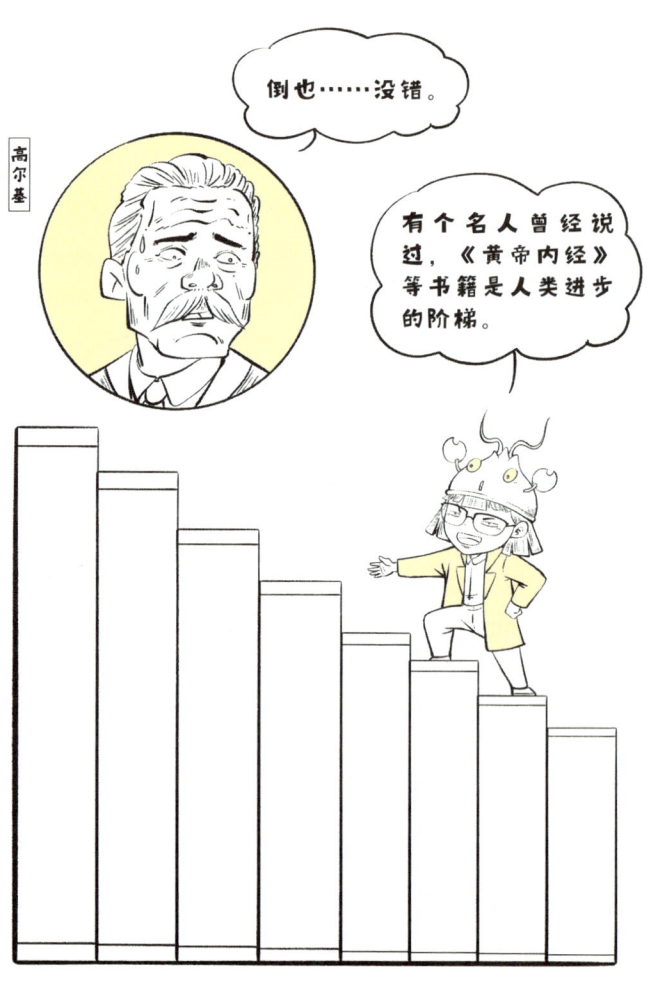

可是这中医学"底料"光有辣椒也不行啊，它没有花椒和香料的加持，就还不是真正的底料。

那就去找花椒和香料啊！

怎么找呢？

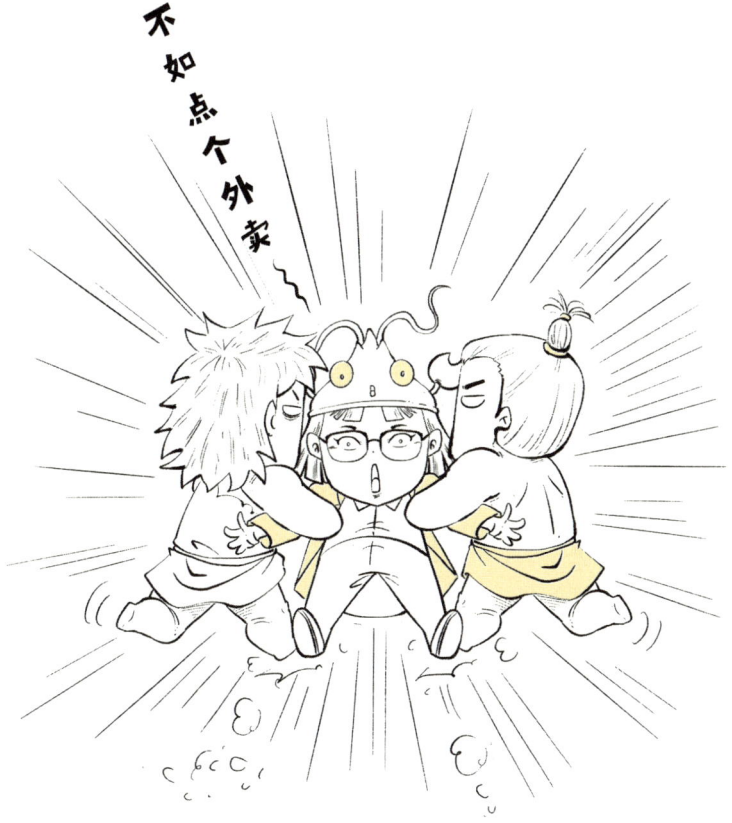

老规矩——

欲知后事如何
且看下回分解

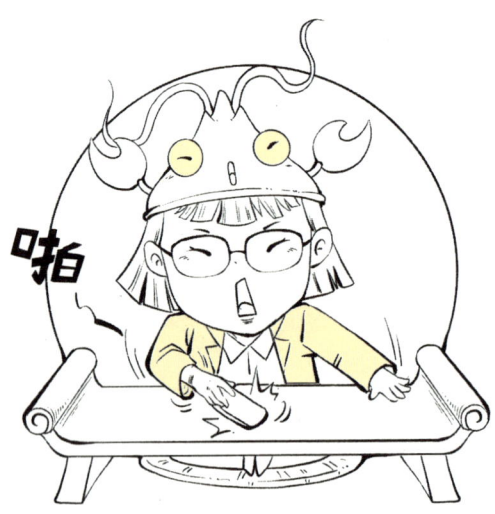

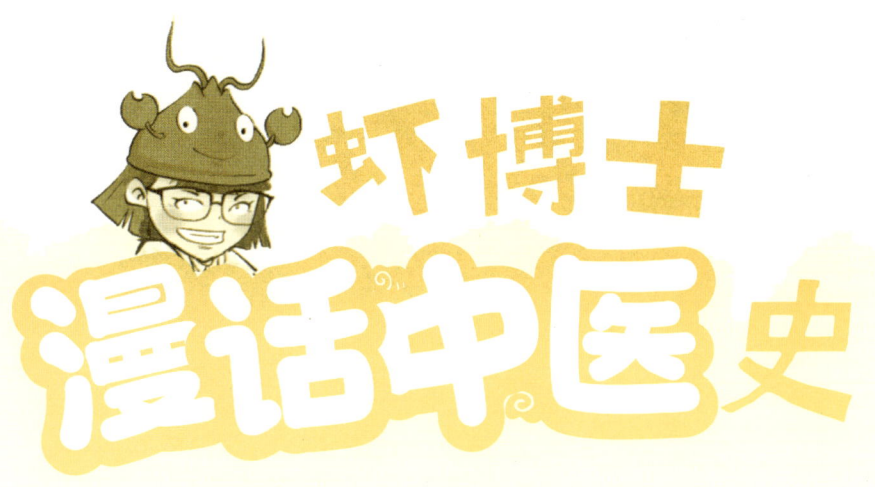

秦汉三国：医学界三军会师

胡晓霞 / 著　　田　野 / 绘

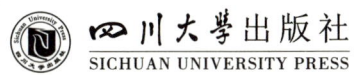

第四册

秦汉三国：医学界三军会师

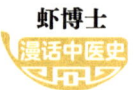

上回说到在中医学理论建设中,《黄帝内经》是其重要的底层逻辑,就是一把又一把的"朝天椒"。

可俗话说,一个好汉三个帮,一个篱笆三个桩,只有朝天椒炒不出好底料。

要炒出香喷喷的"中医底料",还得等。

等到什么时候?

秦汉三国医学界三军会师!

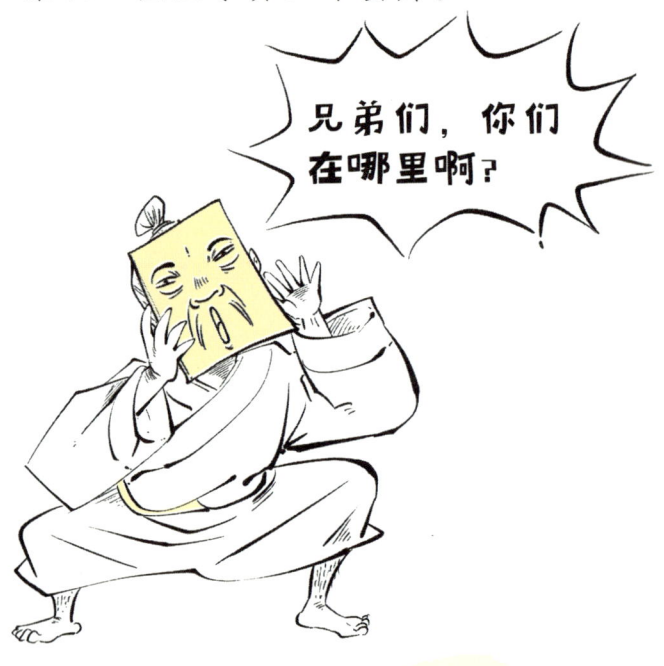

第四册　秦汉三国：医学界三军会师

话说经历春秋战国诸侯混战以后，秦王朝统一六国，可惜到秦二世时就被农民起义给推翻了。

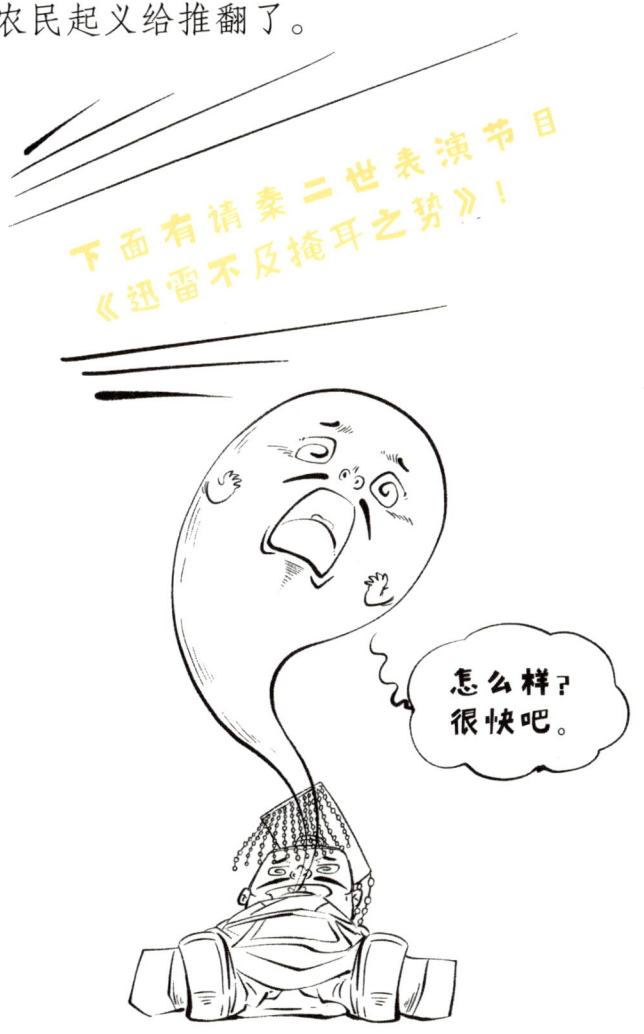

秦朝统治从始皇帝开始就十分残暴，焚烧书籍、坑杀读书人、滥杀百姓。始皇帝还下令把所有的兵器都运到咸阳，熔化后做成了十二个铜人，他想通过这些举措让天下百姓无力反抗。始皇帝死后，秦二世不仅承袭了这些政策，为人还更加残暴。因此秦王朝千秋万代的美梦很快就破灭了。

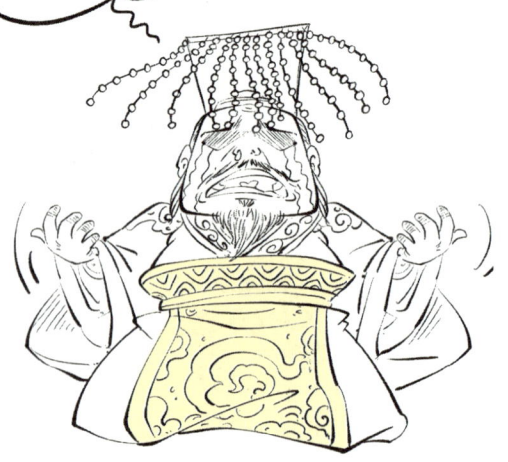

第四册 秦汉三国：医学界三军会师

春秋战国时期文化界百花齐放、百家争鸣的状态在秦王朝遭遇了酷烈的寒冬。不过这一时期关于医学和农业的书籍并没有被禁，中国传统医学的发展万幸没有中断。

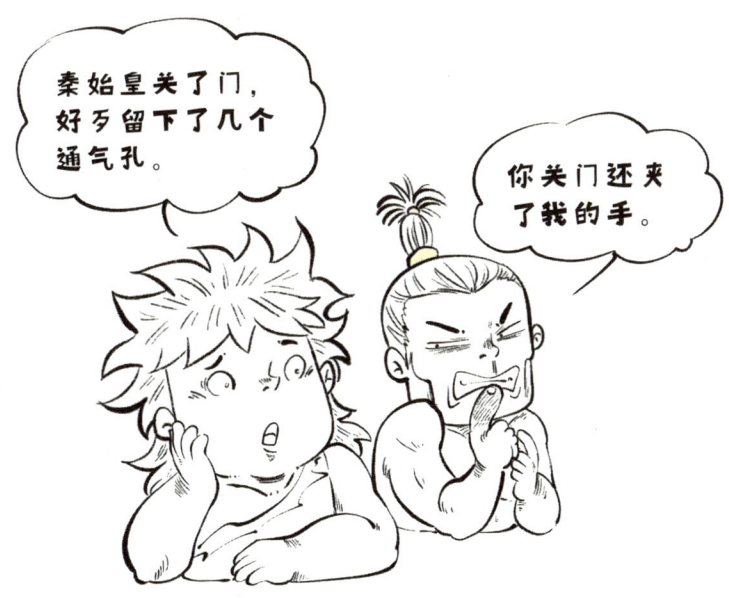

其后汉王朝统一天下，汉初为了恢复社会经济和稳定人民生活，主要采用"黄老之学"，施行"无为而治"的政策。"黄老之学"的"黄老"是指黄帝和老子的思想，他们的治国理念总结起来就是"无为而治"，也就是要顺应自然，不过多干预百姓生活。到了汉武帝时期，为了进一步巩固大一统国家政权，汉武帝采用了董仲舒的建议，开始"独尊儒术"，也就是说把儒家思想作为文化界唯一正确的思想来推行。这讲起来就比较复杂，总之"独尊儒术"这个做法既有好处也有坏处。

> 真是听君一席话，如听一席话。

第四册　秦汉三国：医学界三军会师

诶，不是讲秦汉三国时期的医学发展吗，为什么要先说一下这段历史呢？

因为当时的统治思想以及社会现状对中医的发展产生了巨大影响。把它们结合起来，才能更好地理解中医在这个阶段的发展情况。这是不是也很符合《黄帝内经》中"整体观念"的要求呀？

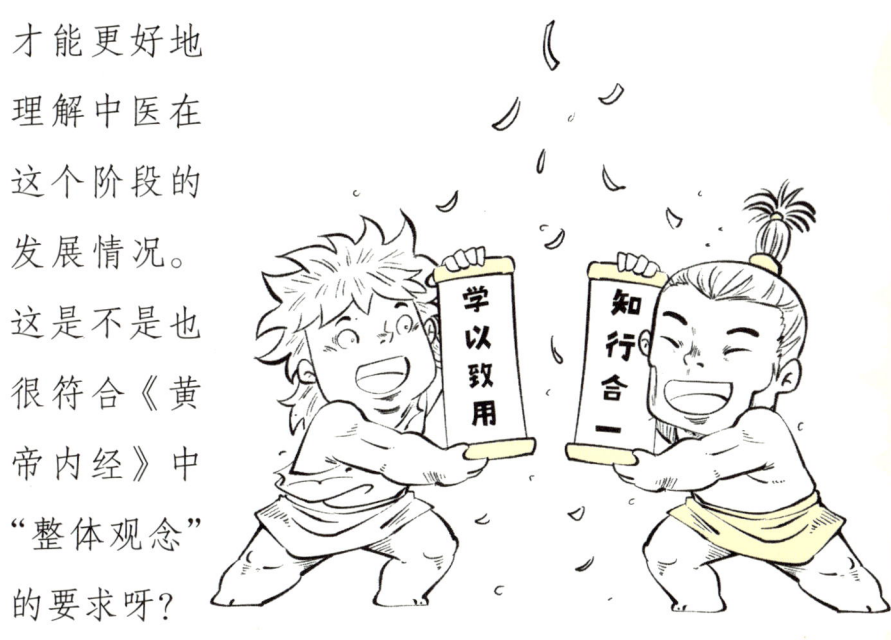

好了，接下来且听虾博士展开说秦汉三国医学界的三军会师吧。

第一军："黄帝"与《黄帝内经》

关于"黄帝"和《黄帝内经》咱们上回已经讲过，不记得的朋友就回头再看看噢。

但还是再啰嗦两句吧。

第一句："黄帝"的《黄帝内经》"战斗力"十分强悍，它的出现就好像智人发明了投石器。

第二句：不过在应对狡猾多变的疾病时，《黄帝内经》也不能回回都"打胜仗"，它还需要更多战友的帮忙。

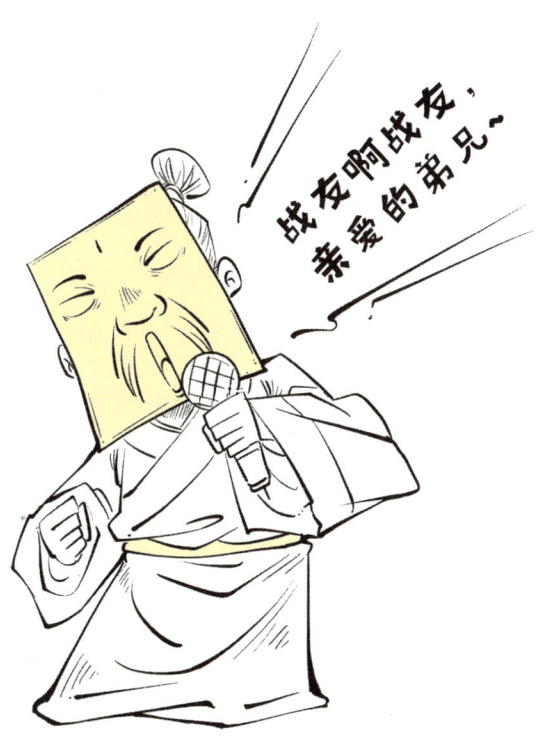

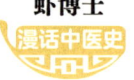

这不，俩好兄弟说来就来了——

第二军："神农"与《神农本草经》

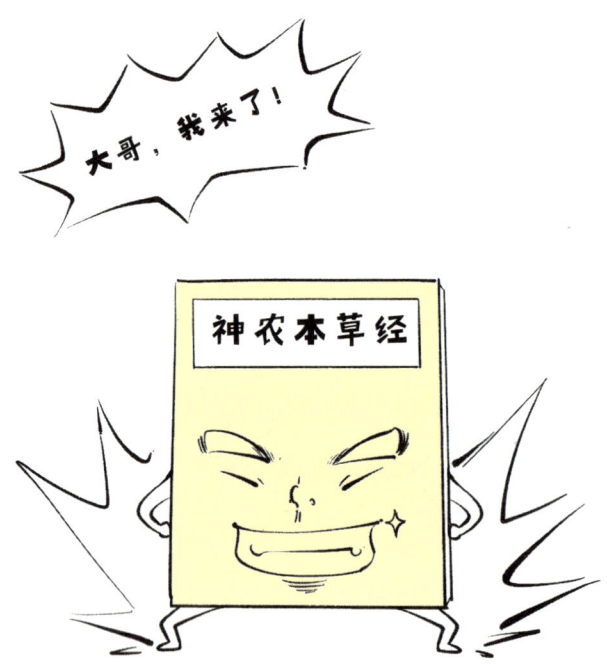

就像《黄帝内经》不是真黄帝写的一样,《神农本草经》也并不是真神农写的,更准确一点来说,至少也不会是神农一个人在一段时间内写的,它是好几代医者共同努力的思想结晶,里面记录了东汉以前用药的绝大多数经验,是我国现存最早的一部药物学典籍。

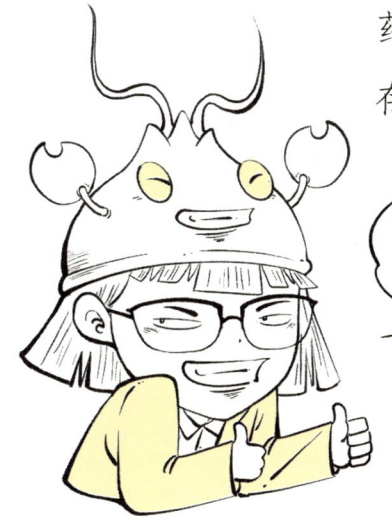

掌声在哪里?

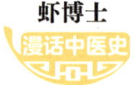

《神农本草经》里共计收录了药物365种,其中植物药252种,动物药67种,矿物药46种。这些药物被分为上、中、下三类,其中上药又被称作"君药",中药被称作"臣药",下药被称作"佐使药"。这里的"君臣佐使"就是借用儒家的"君臣秩序"来说明药物的搭配方式。

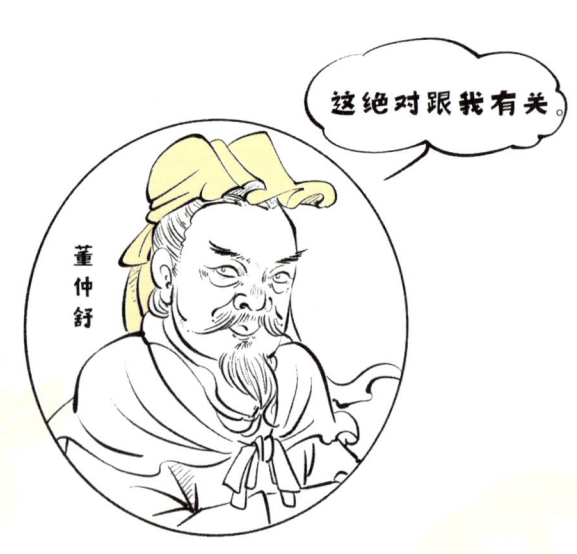

其中，君药是指补养类的药物，毒性较小或者根本无毒，在药物搭配中就得像帝王，占绝对主导地位。

臣药是指既有补养又有具体治疗作用的药物，有的有毒，有的没毒，在药物搭配中就好像臣子一样，是帮君主处理具体事务的。

佐使药是指具有针对性治疗效果的药物，其中有毒的很多，不能够长期服用，在药物搭配中就好像"佐使"一样，是臣子们手下的办事员和打手。

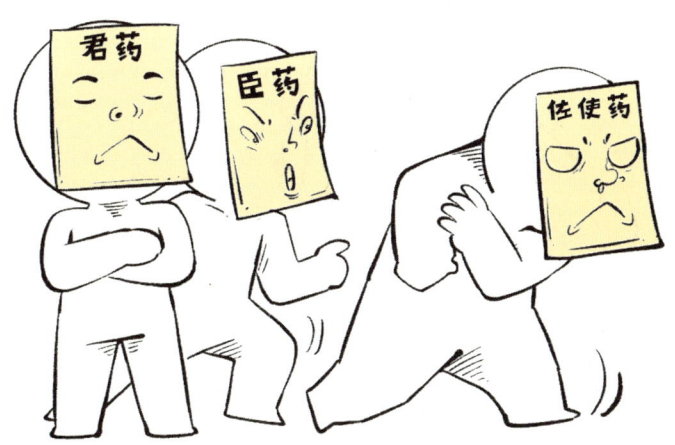

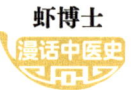

我们在讲伊尹熬汤液的时候就曾说过,从那时候开始,大家就知道单种药物治疗疾病的效果不好,得按照一定方式配合使用多种药物。《神农本草经》具体就干了这样一件事,它把当时能收集到的所有药物配合方式都记录了下来,并且总结出"君臣佐使"这样的规律来进行说明。

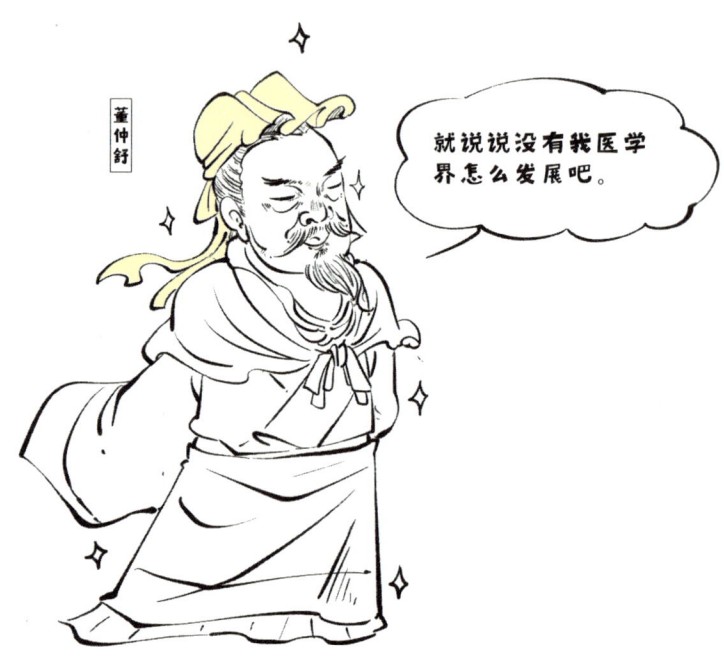

而在"君臣佐使"的大原则下,《神农本草经》在指导药物搭配的时候又提出了"七情和合"原则。"七情"是中药学术语,高度概括了中药临床应用的七种基本规律,即单行、相须、相使、相畏、相杀、相恶、相反。

打个比方,这就好像是爸爸或妈妈给你布置了一堆数学作业,让你两个小时内完成。这乘除法有乘除法的做法,加减法有加减法的做法,混合运算还得看具体情况。"七情"的运用原理跟这也差不多。

万万没想到!在这里还要做数学题!

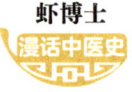

用数学四则运算来说说"七情"

七情里的"**单行**"就是说使用一种药物就能治疗某种简单的疾病。这就相当于认数,治疗某五种疾病的药就是1、2、3、4、5。认识不?读一读,一个萝卜一个坑,把它们填进对应的疾病方框里,你就算做完了。

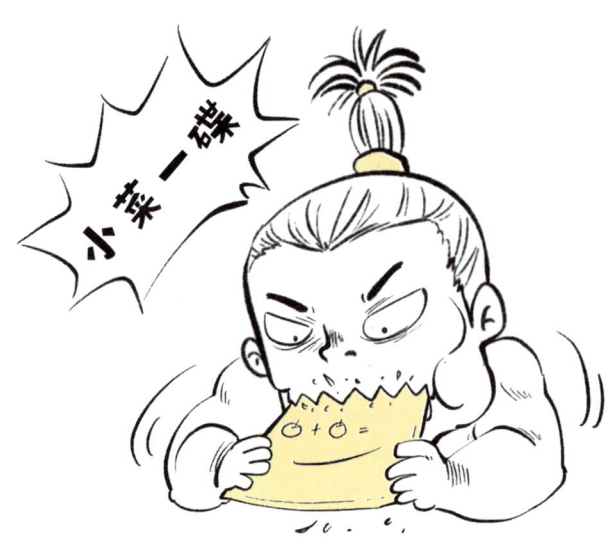

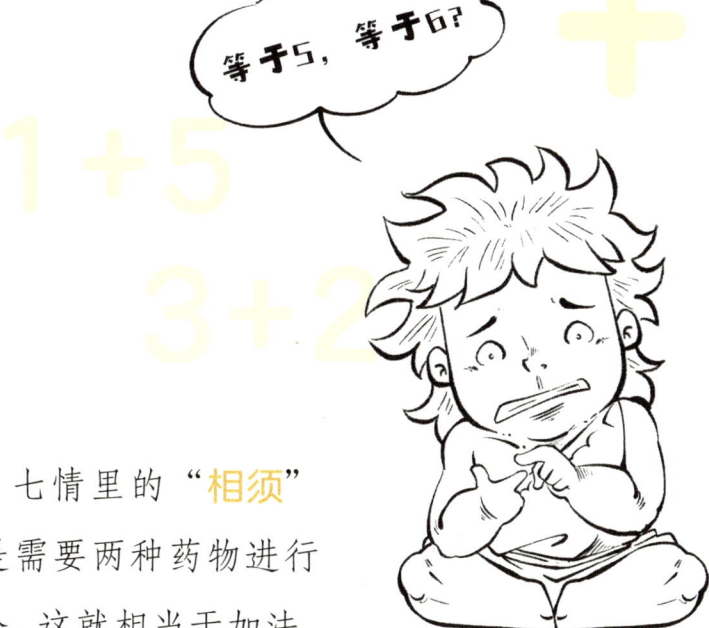

七情里的"相须"就是需要两种药物进行配合。这就相当于加法。3+2 等于几？1+5 等于几？总之使用加法之后就能增强药物的效果。

七情里的"相使"就是指以一种药物为主，另一种药物为辅，利用辅药来增强主药的药效。这就相当于乘法中的 1×2，1×7，被乘数都是 1，乘数增大，结果数值就会增大。

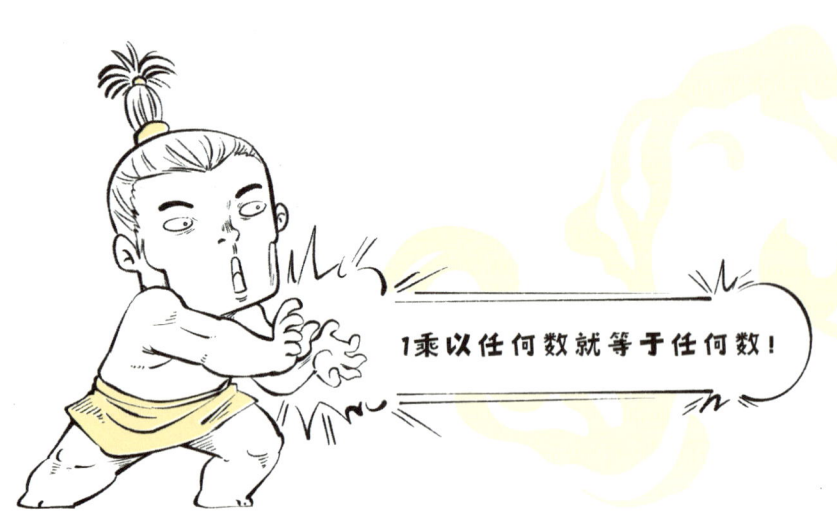

七情里的"相畏"是指一种药物的毒性能被另一种药物抑制,"相恶"就是一种药物能破坏另一种药物的良好效果。

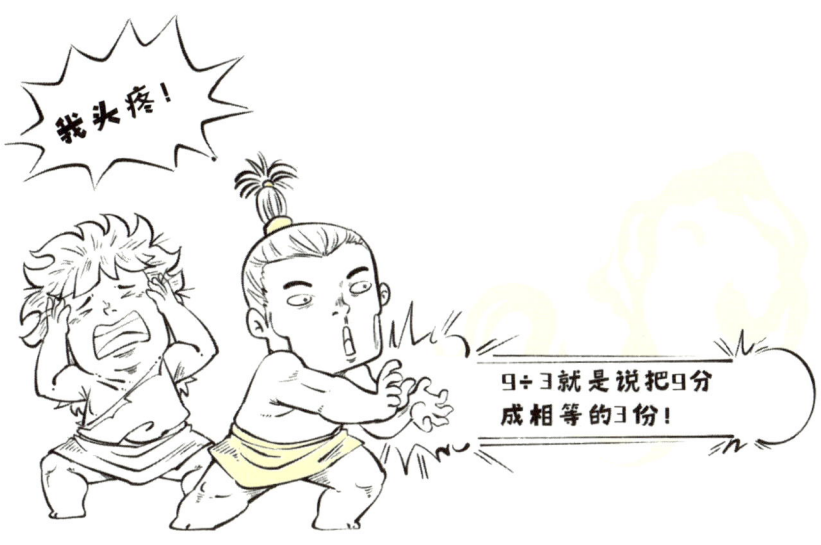

这种相互作用就相当于是除法了,8÷2,9÷3,只要这两种药物搭配在一起,就好像做了除法,不管是毒性还是好的药性,结果数值都会变小。

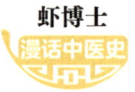

七情里的"相杀"就是一种药物能够消除另一种药物的毒副作用。这就相当于0×100，0×10000，不管乘数有多大，反正遇到0了，结果都得等于0。

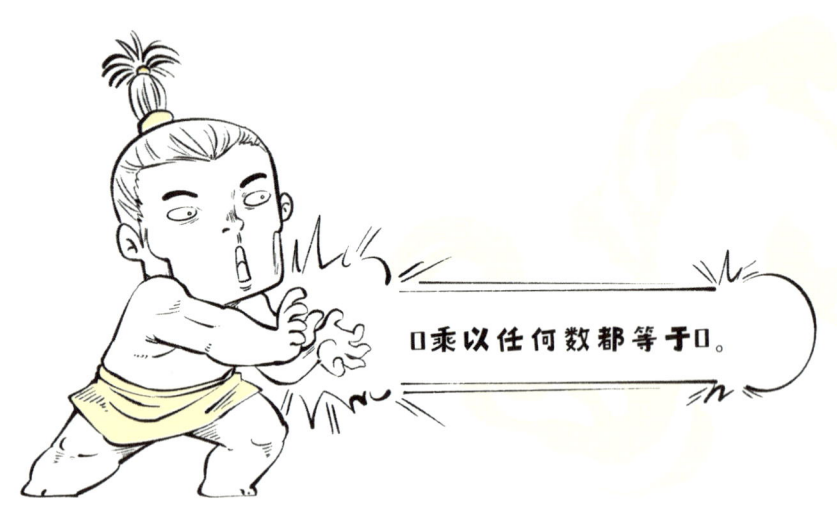

0乘以任何数都等于0。

七情里的"相反"就是指两种药物同用能产生剧烈的毒副作用。这就相当于是负数的加法了。比如(-5)+(-5),不知道负数的朋友们也别担心,这就是说"相反"的药凑在一起的话,就跟负数做加法一样,加在一起,负值变大。

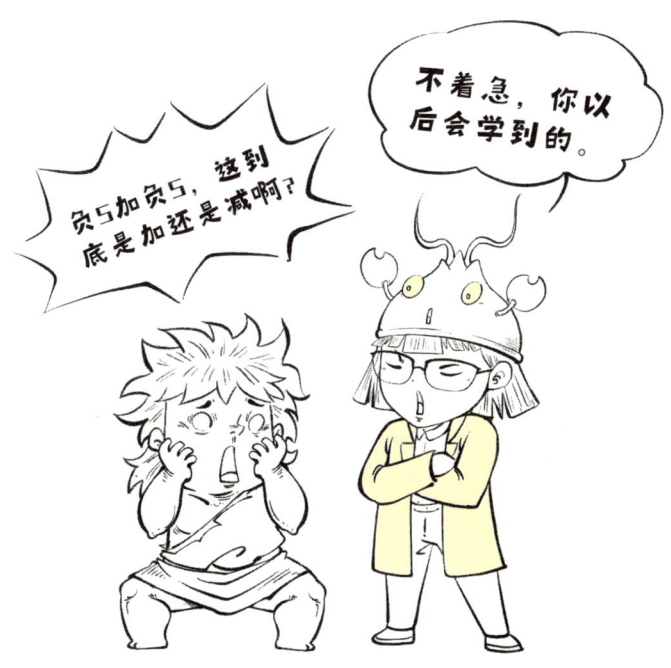

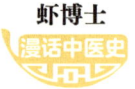

据统计,《神农本草经》一共记载了170多种疾病的用药方法,堪称东汉用药权威指南。书里记载的药物功效大部分都是正确的,比如说麻黄能够治疗咳喘、黄连能止泻、黄芩能清热,等等。

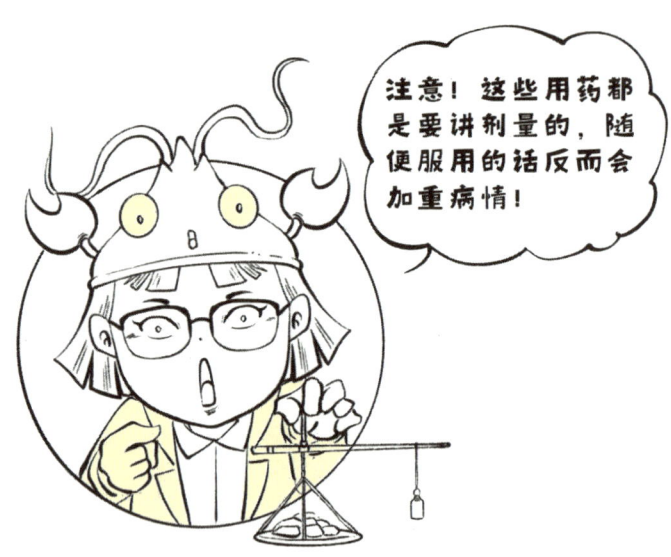

现在，秦汉三国医学界除了《黄帝内经》这一核心科技，又有了《神农本草经》，第一、二军先期成功会师。

这就好像一个篱笆有了两个桩。

一个好汉有了一个好汉帮。

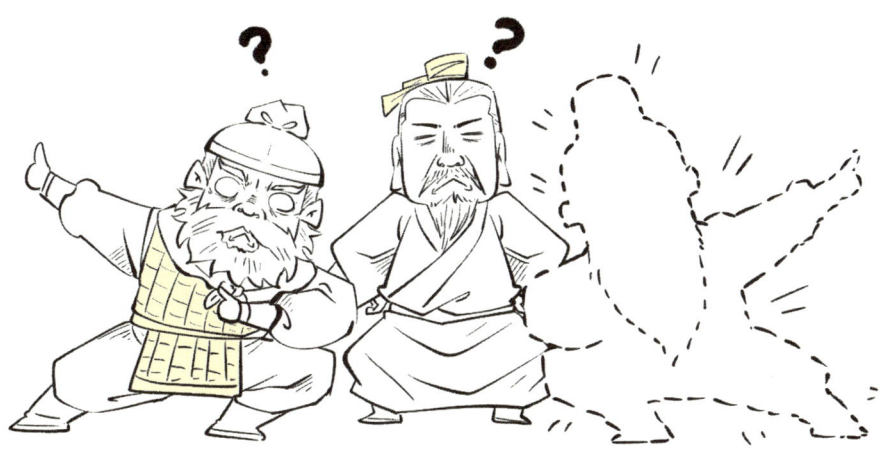

就跟刘备碰到了张飞，还差关羽就可以桃园三结义一样。

"大哥!三弟!我来了!"——

第三军:张仲景《伤寒杂病论》

跟《黄帝内经》和《神农本草经》不同,《伤寒杂病论》的作者确认为张仲景。他生活在东汉末年,在战火+天灾+疫病流行的多重困境中成长为一代"医圣"。据说张仲景还担任过长沙太守,因此《伤寒杂病论》中的经方又被称为"长沙方"。

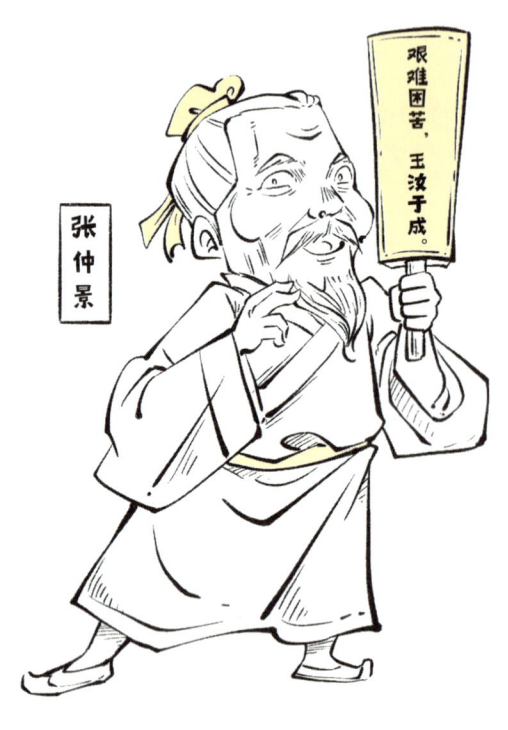

张仲景曾讲述自己为什么要当医者，并写下《伤寒杂病论》。

他说他的家族原本非常兴旺，总共有两百多人，可是在仅仅不到十年时间，就有三分之二的族人死亡，其中十分之七的人都死于伤寒。

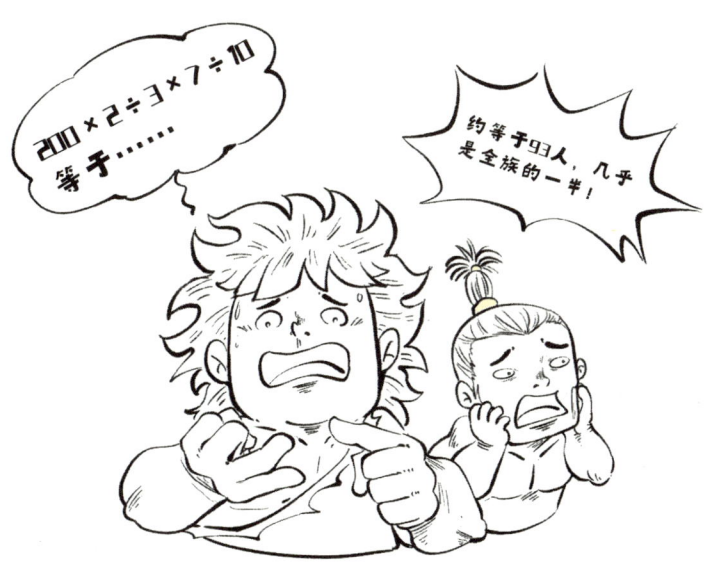

可是当时战乱频繁，士大夫大多只想着升官发财，很多医者都浑浑噩噩、不求进步，于是张仲景发愤研究医学，立志要拯救天下百姓。

俗话说，有志者事竟成，百二秦关终属楚；苦心人天不负，三千越甲可吞吴。

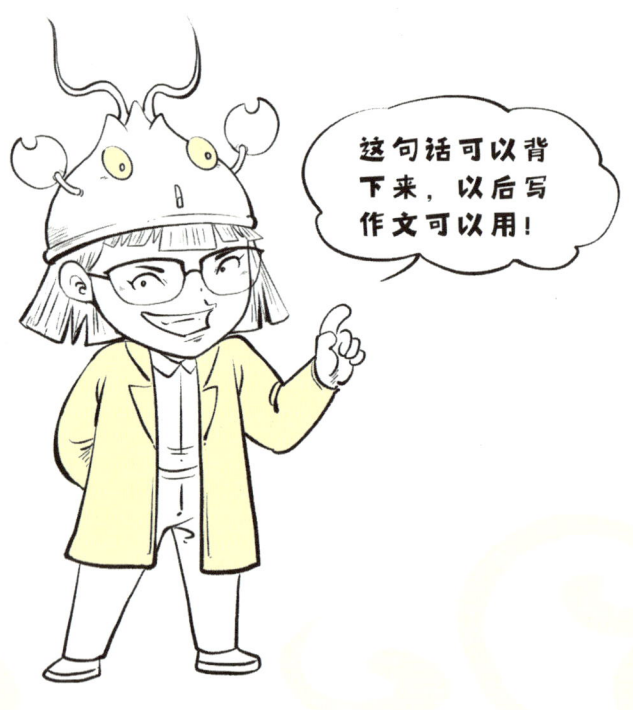

在广泛学习前人经验的基础上,张仲景结合自己诊病救人的心得,终于完成了长达16卷的《伤寒杂病论》!

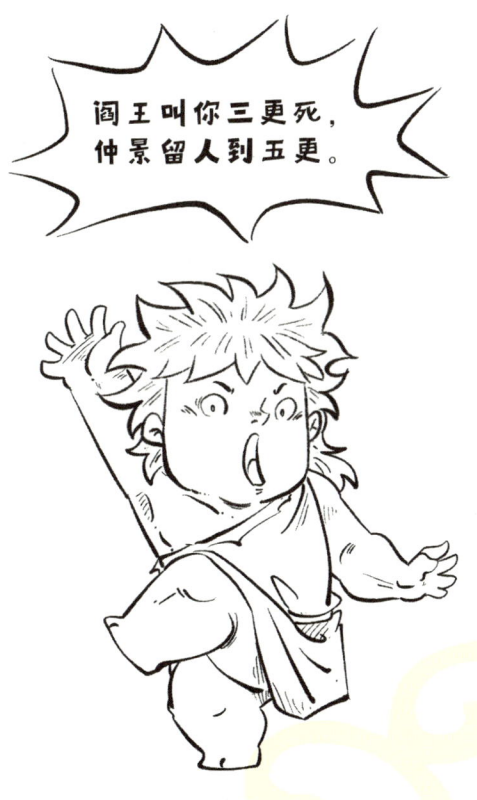

阎王叫你三更死,仲景留人到五更。

朋友们！还不欢呼吗？

你们知道这意味着什么？

意味着到这里，《伤寒杂病论》就和《黄帝内经》《神农本草经》成功会师啦！

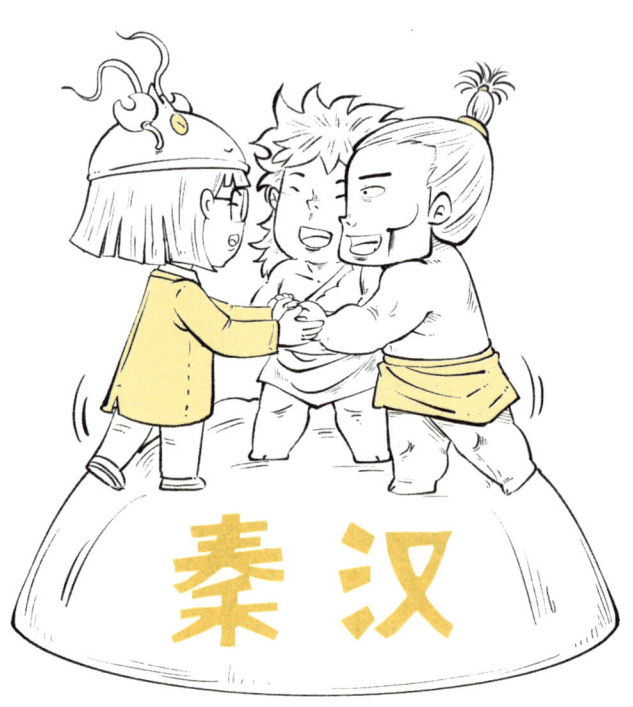

从此,《伤寒杂病论》的"辨证论治"和《黄帝内经》的"整体观念"就变成中医学中的万年搭档,跟榫卯结构之于中国木质古建筑一样撑起了中医学的理论大厦。这就好像是千里眼和顺风耳站在了一起,秦琼和尉迟恭守在了唐太宗卧室门口。

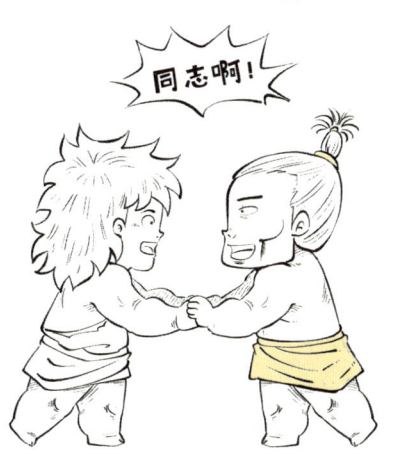

而《伤寒杂病论》和《黄帝内经》再加上《神农本草经》三军会师，就好比三角形封了边，三足鼎有了三足，哈利波特和罗恩、赫敏走到了一起，孙悟空拿到了幌金绳、紫金葫芦和羊脂玉净瓶。

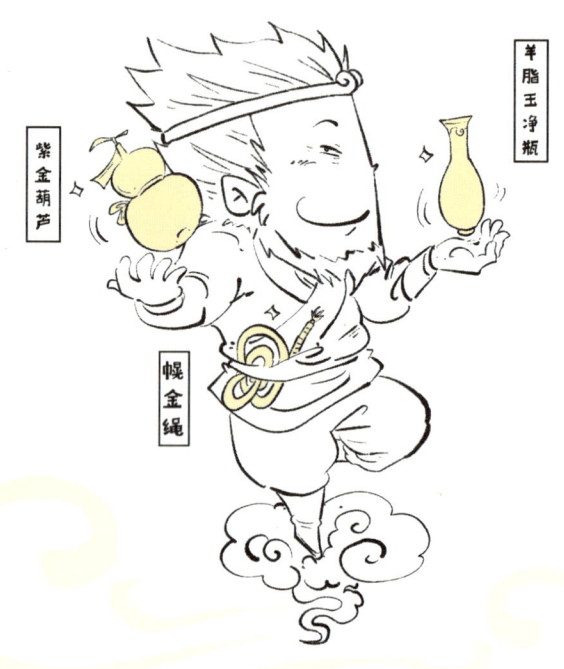

第四册　秦汉三国：医学界三军会师

中医到此就正式拥有自己的海陆空"军团"了，在应对疾病的一次次行动中，三大军团配合巧妙，为保障人们的身体健康做出了巨大贡献。

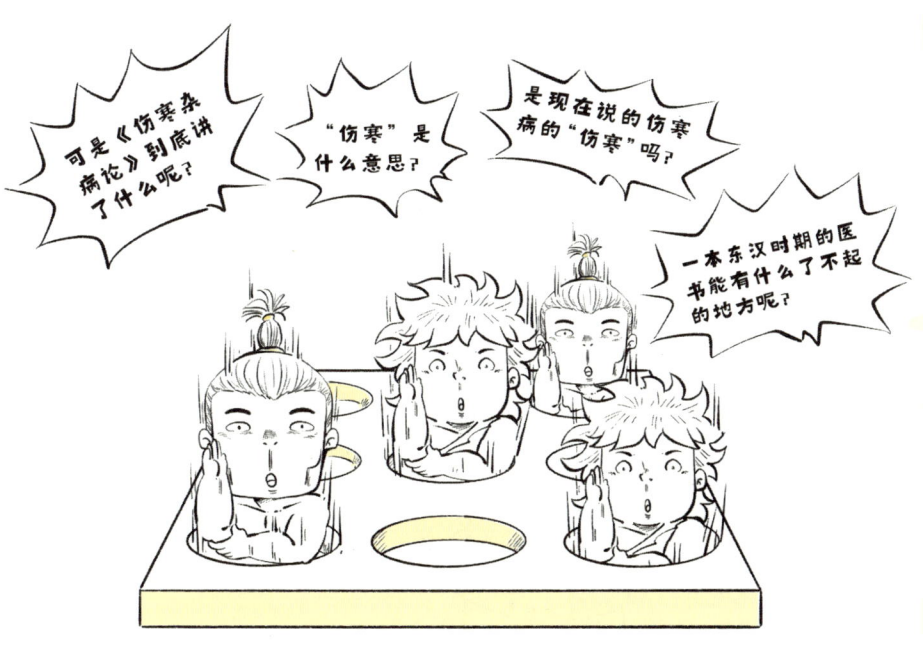

好,接下来我们就来迅速捋一捋,带你用两分半钟了解《伤寒杂病论》。

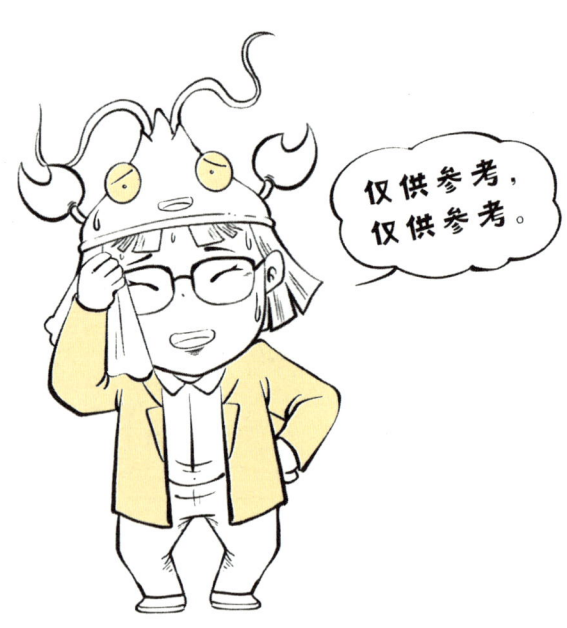

一分钟速成版

我们用两句话说明《伤寒杂病论》到底想要讲什么。

第一句,《伤寒杂病论》是一部以论述外感病与内科杂病为主要内容的医学典籍。

第二句,外感病主要是指由外部因素变化引起的,包含瘟疫等传染病在内的疾病;内科杂病就是指外感病以外的,主要由身体内部病变引起的疾病。

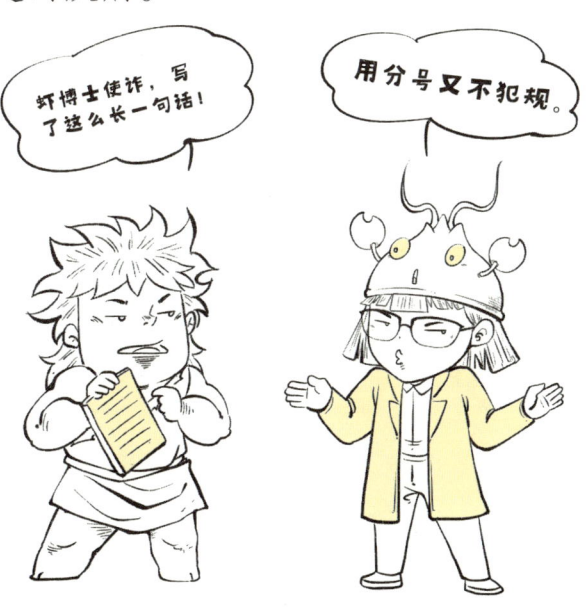

啊，对了，补充一下，《伤寒杂病论》正因为论述了外感病和内科杂病，加上战乱等原因成书不久就散乱于世，后来就分成了《伤寒论》和《金匮要略》两个部分流传下来。

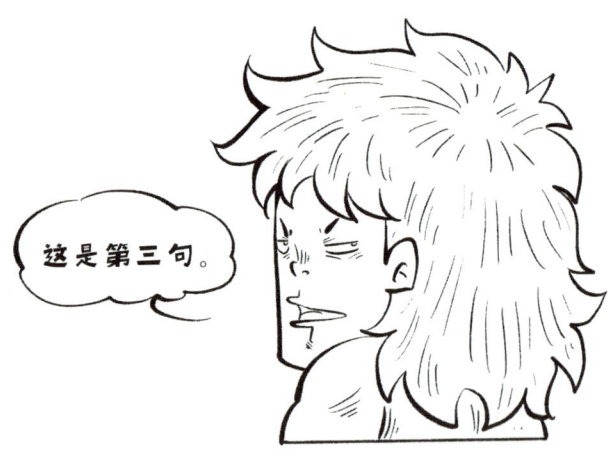

十秒速成版

那《伤寒杂病论》的中心思想是什么呢?

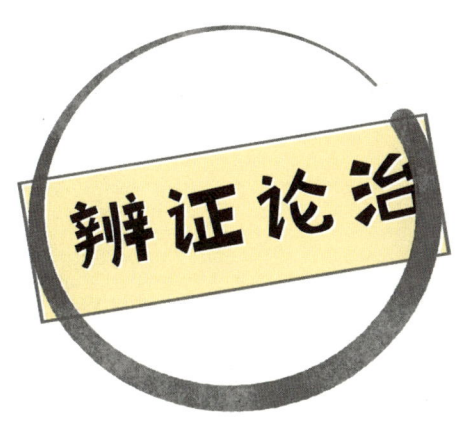

你就记住四个字:辨证论治。

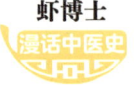

一分二十秒额外放送版

那什么是辨证论治呢?

别急。虽然你很急,但你不要急着翻过去。

辨证论治包括辨证和论治两个部分,简而言之就是说要思考也要行动。

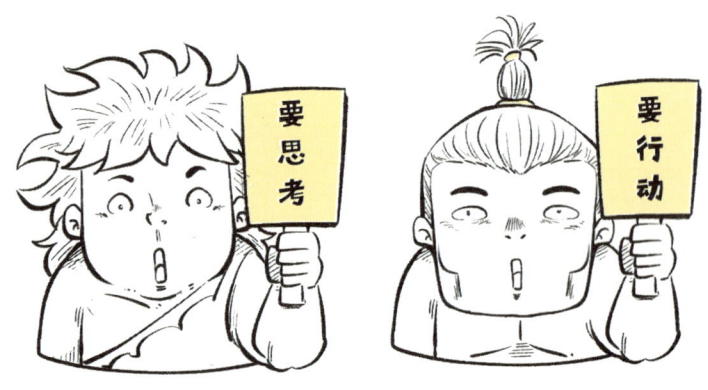

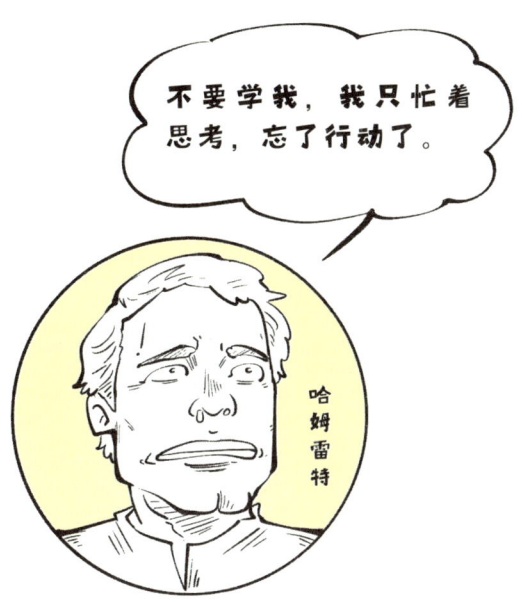

辨证＝要思考——去观察疾病发展的状况，查找疾病发生的原因，总结疾病的特点。

论治＝要行动——辨证之后，就要确定合适的治疗方案，并且通过病人的反应验证、改进治疗方案。

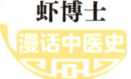

同时,辨证论治还衍生出治疗时的"四字真言"。

"嗡""阿""吽""叭"?

不好意思,串台了,应该是——

"理""法""方""药"。

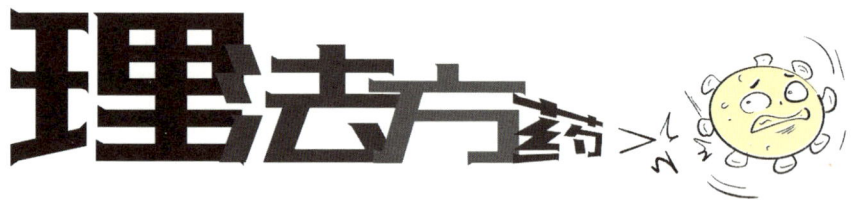

这四个字的意思就是在应对疾病时,应该在中医药理论的指导下,选择适当的治疗方法,思考具有针对性的药方,最后确定具体药物及其剂量等。

相信大家现在对《伤寒杂病论》已经有了初步了解。

当然,《伤寒杂病论》的内容可远远要比这两分半钟讲的多得多,就算是"辨证论治"和"理法方药"也可以讲上整整一学期,感兴趣的朋友们可以多加关注,进一步了解。

哎，好像有些朋友有点儿晕了？

没事，虾博士还会再给大家总结一遍的。

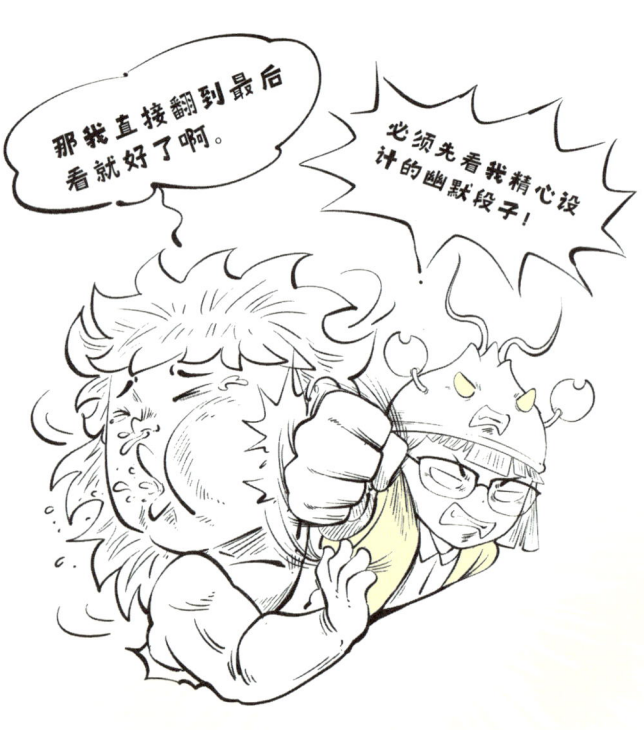

《神农本草经》提出的是多种药物配合的原则。

第一是"君臣佐使",就是说每种药物都有自己的位置和职责。

第二是"七情"原则,就是说药物和药物之间或者配合或者敌对的关系。

举个不恰当的例子,《神农本草经》就好像是刘关张里的张飞、《水浒传》中的李逵。它是遵循"整体观念"和"辨证论治"的士兵,是协助医者战胜疾病最有效最直接的武器。

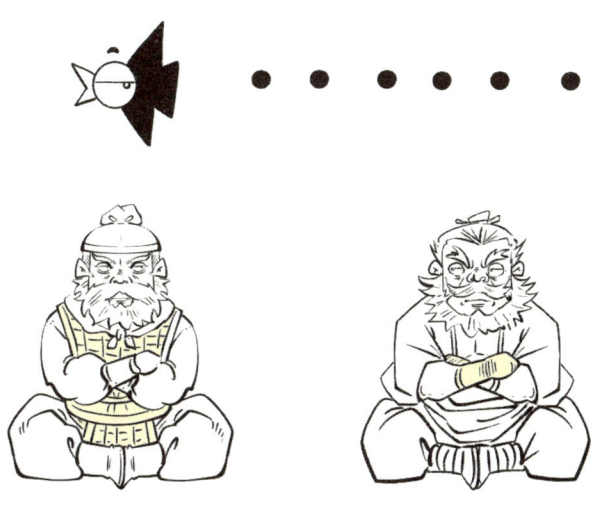

《伤寒杂病论》主要讲的是在应对疾病的时候应遵循"辨证论治"的原则，再配合一条龙的操作流程，即"理法方药"。

如果说《黄帝内经》的"整体观念"是应对疾病时的战略部署，那"辨证论治"就是《伤寒杂病论》提供的战术方案。战略部署指出了大方向，战术方案专门解决具体怎么干的问题。

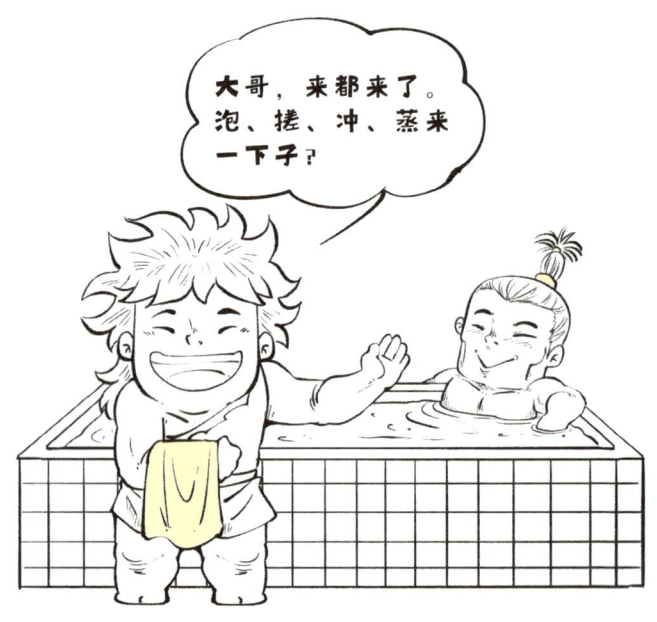

还不明白?沿用咱们上面的例子来说吧。

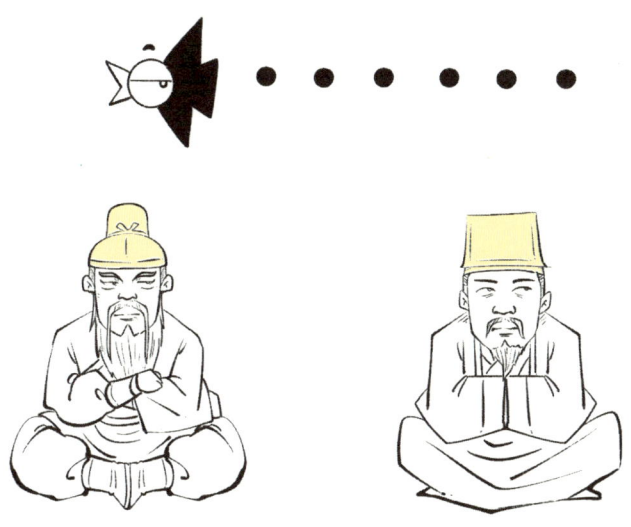

这《伤寒杂病论》就好像是刘关张里的关羽、《水浒传》中的吴用。

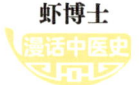

好了,本回咱们就主要讲了《神农本草经》和《伤寒杂病论》是什么,是怎么回事以及它们有什么了不起的地方。

你们都知道了吗?

哈,没人提出异议!相信大家都懂啦!

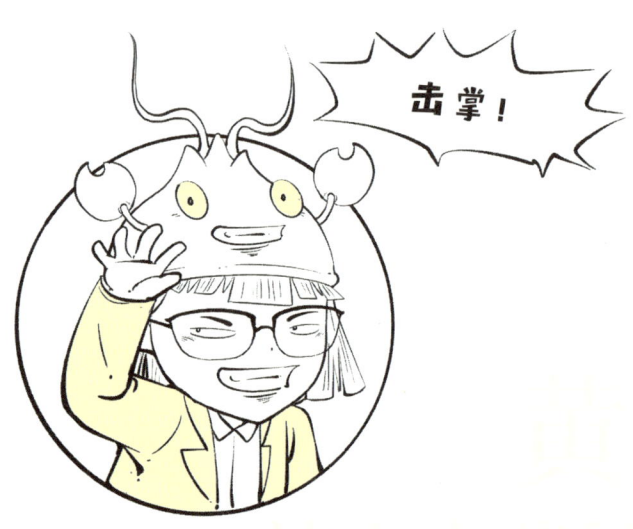

第四册　秦汉三国：医学界三军会师

那在前面咱们说了这中医的发展就好像是你想开一家火锅店，对不对？

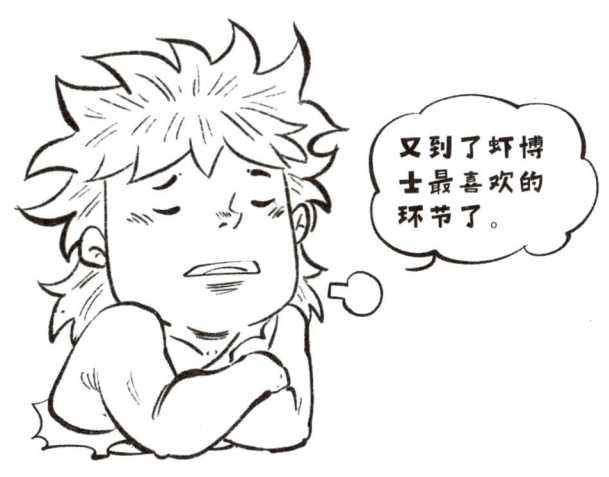

又到了虾博士最喜欢的环节了。

商周时期的"分功大法"让你拥有了火锅店门面和工具，春秋到汉朝出现的《黄帝内经》《神农本草经》《伤寒杂病论》成功让你做出了秘制火锅底料。接下来就要干什么啦？

上菜？

毛肚、肥牛、黄喉……

鹅肠、蟹柳、酥肉……

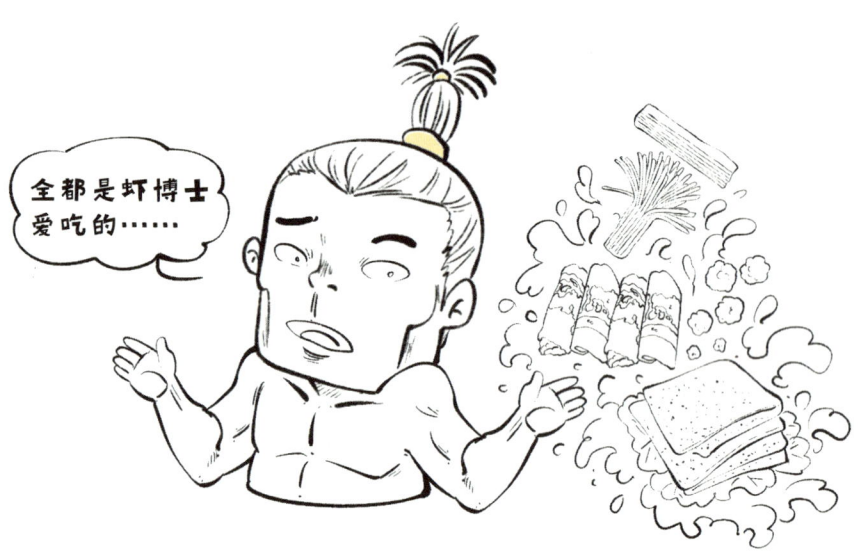

然而这时,魏国资深记者老曹从前线发来了报道——

《惊!"白骨露于野,千里无鸡鸣"!——论东汉末年三国分立对城市和农村造成的毁灭性影响》。

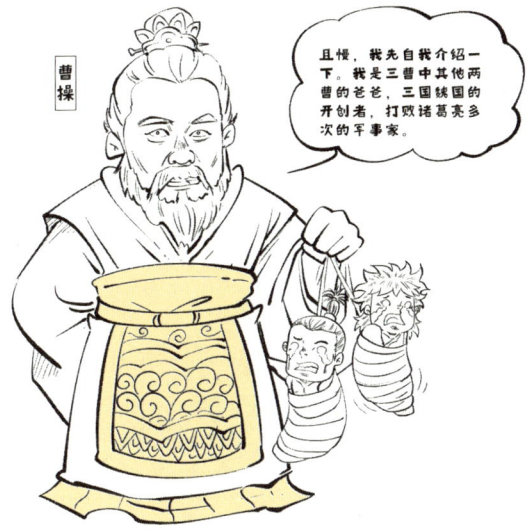

现在野外到处都是森森白骨,千里之内连鸡的叫声都听不见。

还说什么火锅!

逃命吧,朋友们!

那中医接下来会怎么样呢？

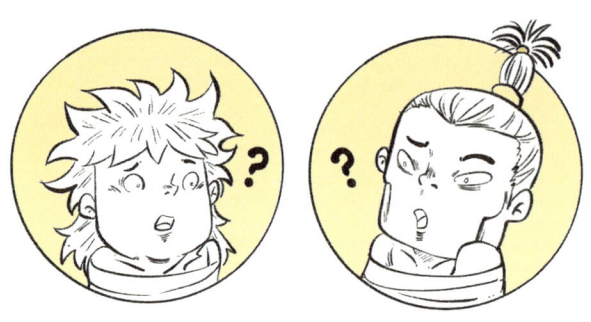

老规矩——

欲知后事如何
且看下回分解

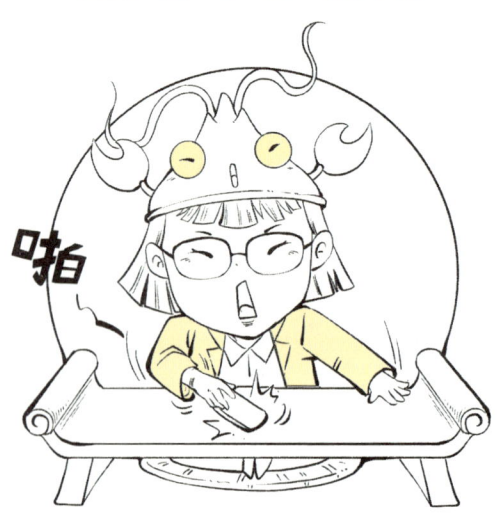

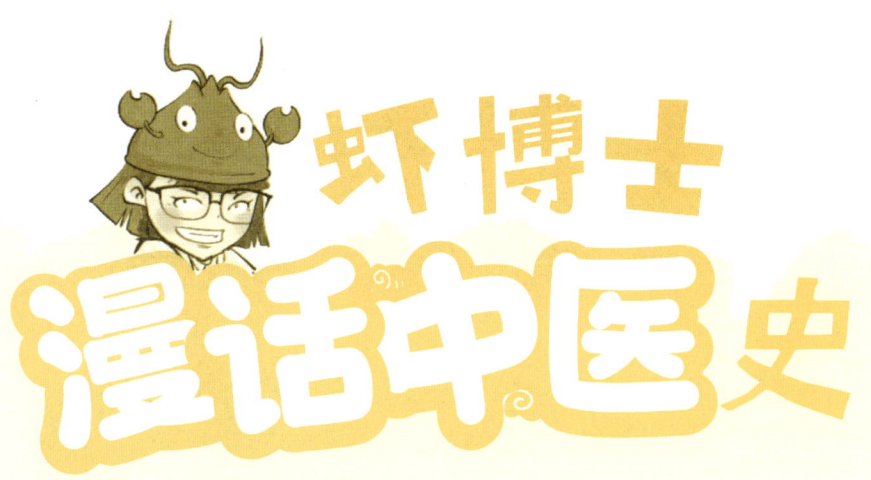

番外：神医传奇

胡晓霞/著　田　野/绘

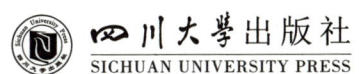

第五册

番外：
神医传奇

前面四册我们主要讲了中医的诞生、学科确立和基础理论建设,虽然这么说起来感觉挺严肃的,但实际上是不是很有趣?

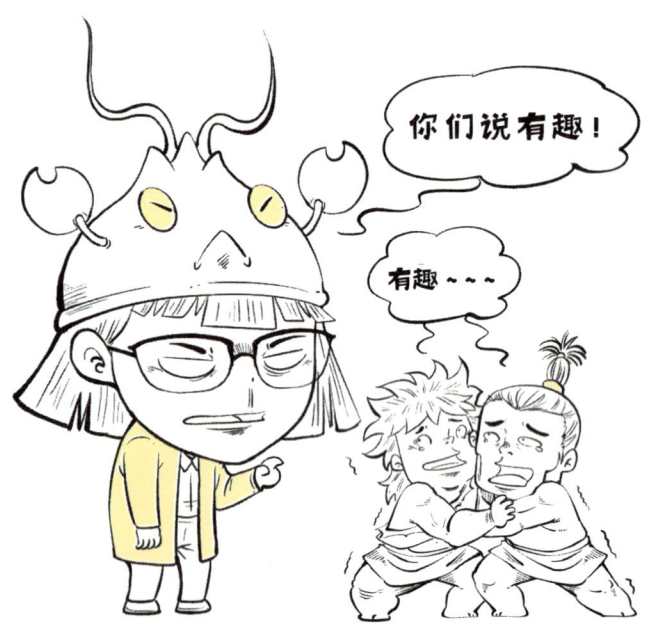

第五册　番外：神医传奇

本回，咱们就来给大家唠点更有意思的内容——神医传奇！

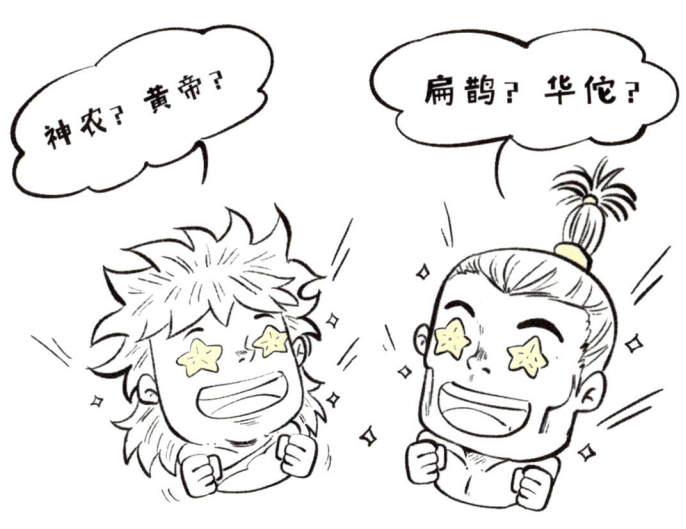

有些朋友是不是已经开始在心里默念某些名字了？

但是你知道吗？

《神农本草经》的"神农"不是那个神农。

《黄帝内经》的"黄帝"也不是那个黄帝。

只有《伤寒杂病论》真是张仲景写的。

什么？上几回已经讲过了？

好好好，那就讲点没讲过的。

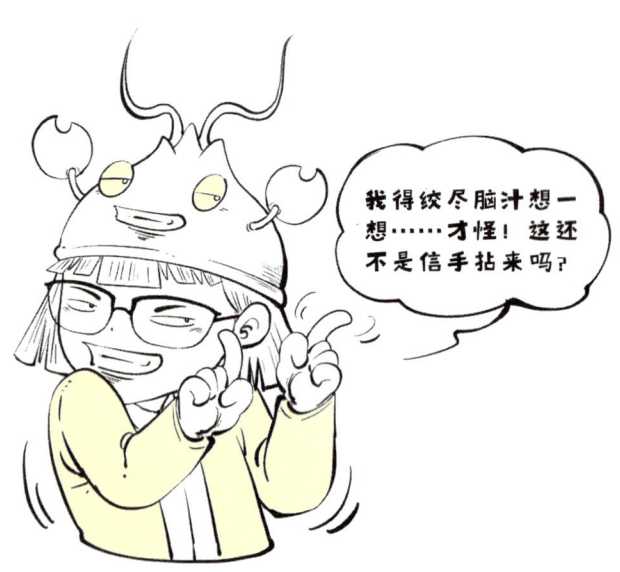

首先出场的是春秋战国医学界的"四大天王"!

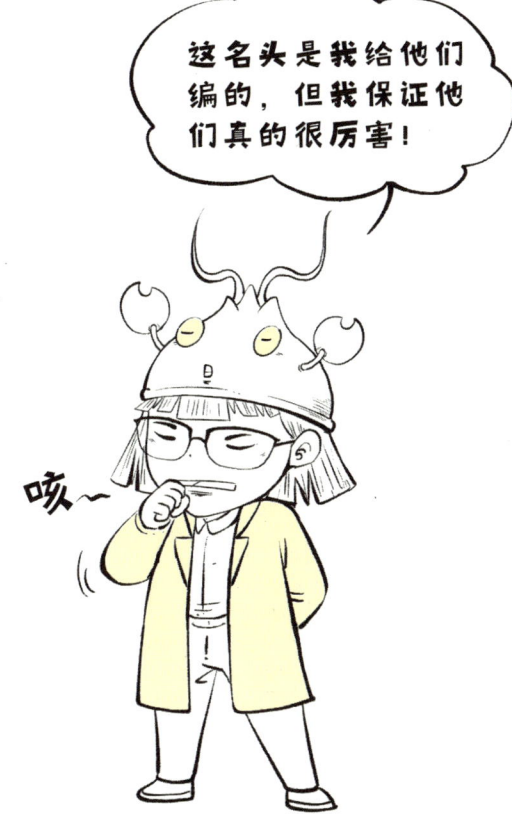

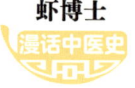

四大天王之"病入膏肓"医缓

医缓其实不姓医,这俩字放在一起其实是"一位叫缓的医生"的意思,但按照习惯我们还是称呼他医缓吧。

请注意,医缓的这些故事可并不是"据说",人家是正儿八经被记录在编年体史书《左传》中的。

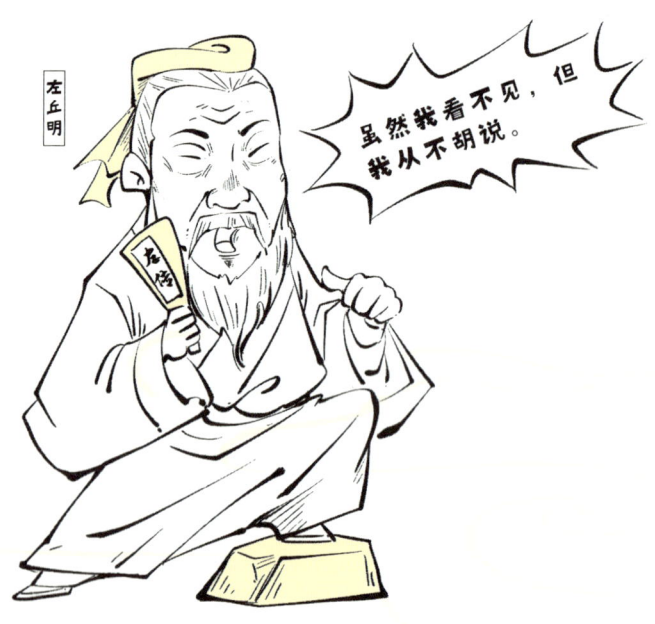

《左传》说医缓是春秋时期秦国非常著名的医者，晋景公病重时，曾专程派人请他去晋国诊病。

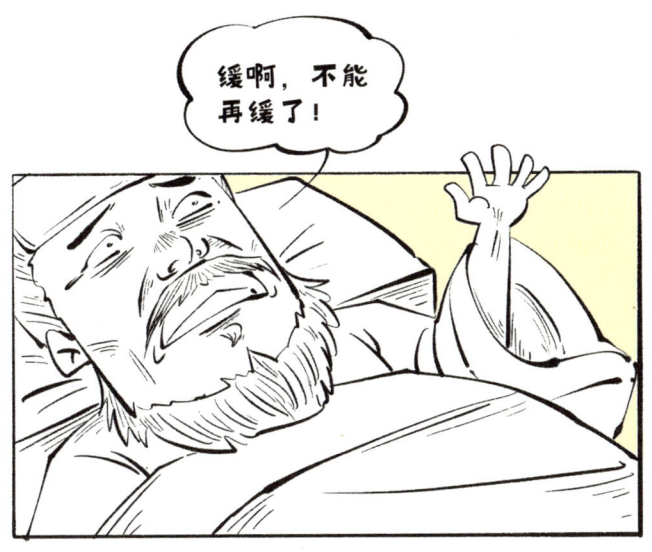

其实在这之前，晋景公先召了巫师祈神驱鬼来着。因为没起到作用，晋景公这才又找到了医缓。

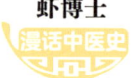

在医缓到达晋国之前,晋景公做了一个梦,梦里有两个小人在商量怎么躲开医缓。

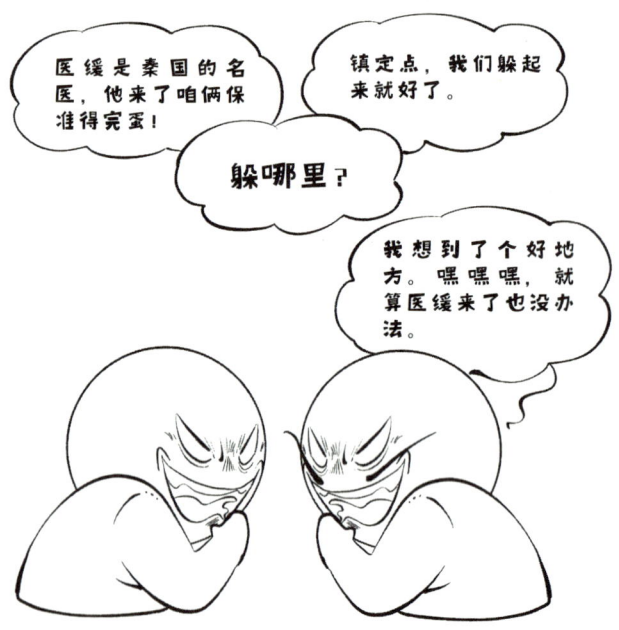

医缓在为晋景公检查以后,果真毫无办法。他说晋景公得的这种病在肓的上面,膏的下面,用针灸作用不到那么深,用药物又没有那么强的效果。

这里的膏是指心尖上的脂肪,肓是指心脏和膈膜之间。

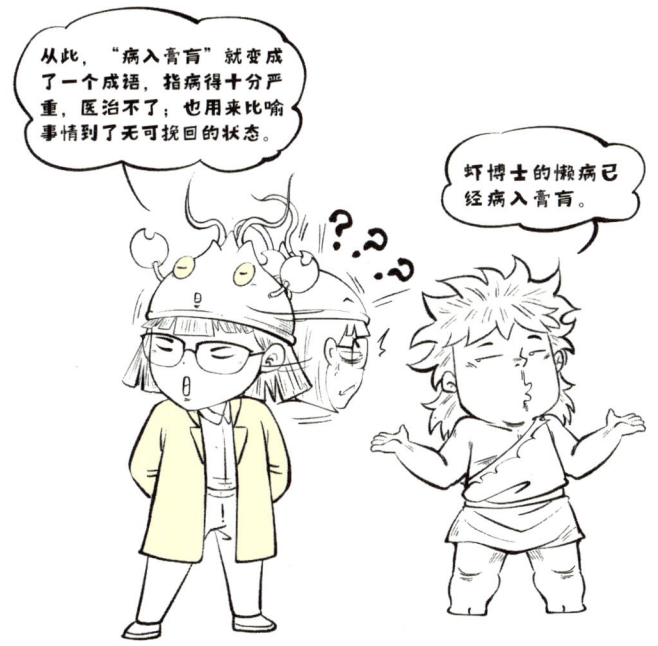

晋景公这才想起来,梦中那两个小人就是预谋藏在这里的!

晋景公虽然得知自己治不好了，但他还是赞叹医缓说他真是"良医"，还送了一些财宝让医缓带回家去。

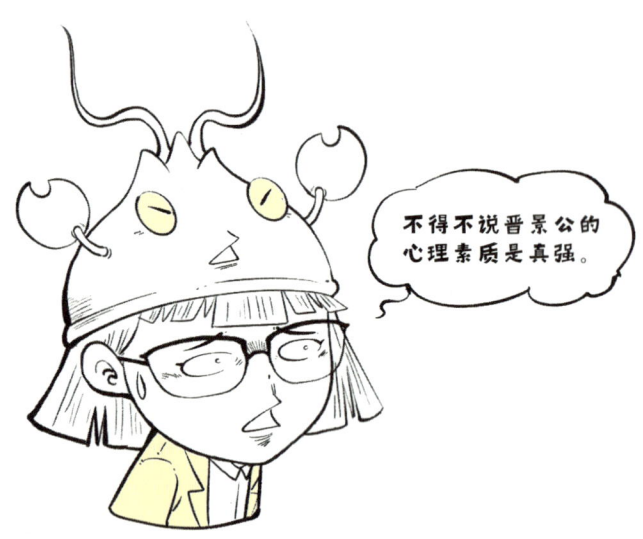

虽然《左传》中没有记录医缓的医学见解和观点，但是晋景公后来专程请来医缓治病，这个举动就证明了春秋时的医学相对商周又取得了进步，医者的地位正在逐步提高。

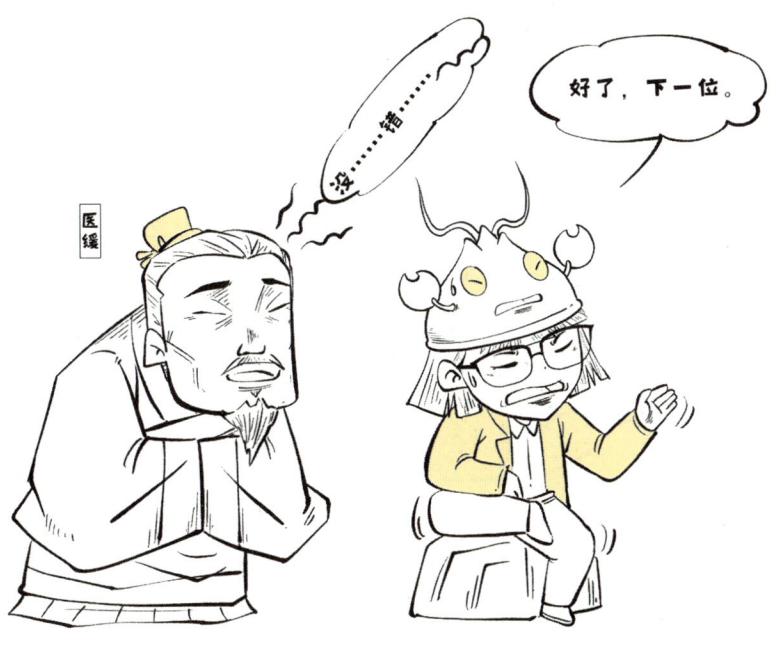

四大天王之"六气病因"医和

和医缓一样,医和也不姓医,他是秦国一位名叫和的医生。

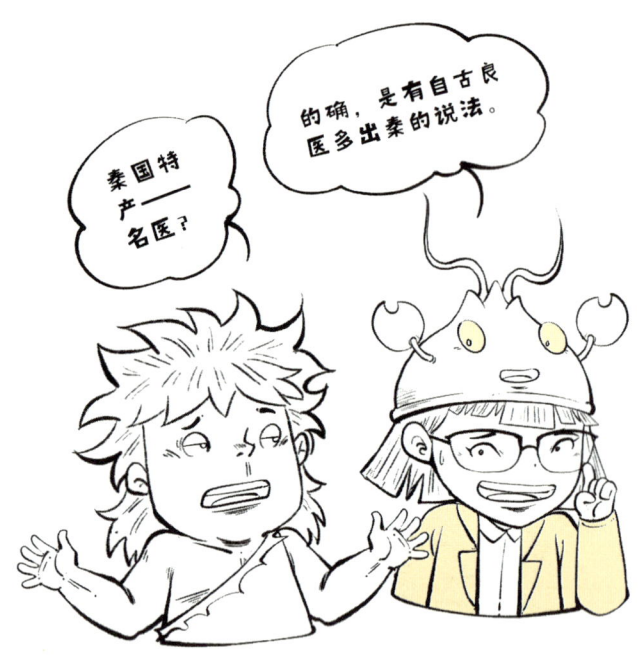

医和的故事也记录在《左传》中,故事开篇也是因为晋国国君生病了。

有一天，晋国国君晋平公病重，派人来秦国求医。秦景公就派医和去为晋平公诊治。

医和是个很直率的人，他在为晋平公检查之后直接就说他没治了。

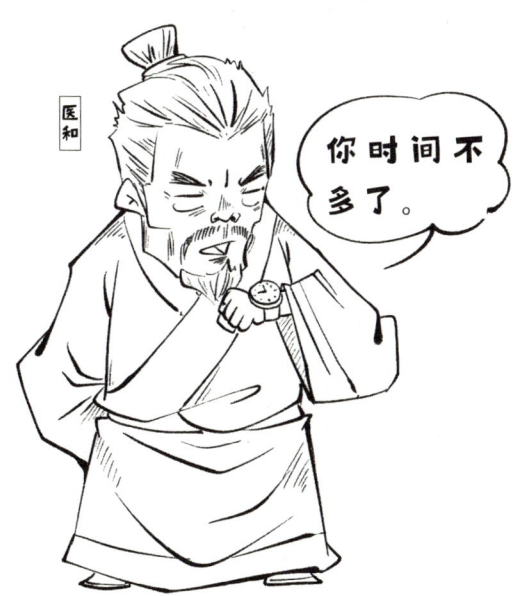

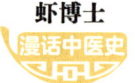

还好晋平公脾气温和，他不仅没有下令把医和叉出去，反而还仔细询问原由。

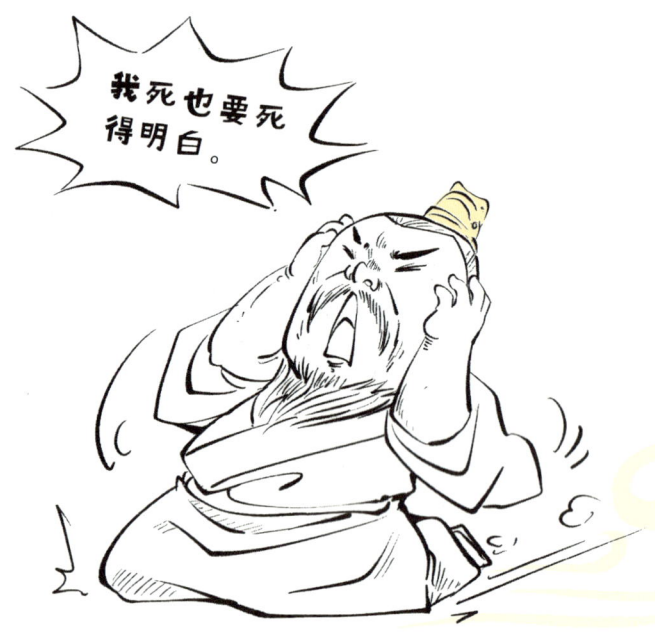

于是医和就跟他说"六气以阴阳为纲，而淫生六疾统于阴阳"……

此处省略的两百多个字用大白话来解释的话，就是说医和认为人会生病是自然界气象异常变化引起的。

医和说自然界中有阴天、阳天、风天、雨天、晦（昏暗）天、明（明亮）天六种天气现象，这六种气象原本有其秩序，任何一种都不能长期称霸。否则的话——

阴天过盛就会导致寒病；

阳天过盛就会导致热病；

风天过盛四肢会得病；

雨天过盛肚子里面会生病；
昏暗天天过盛人就会得迷惑病；
明亮天过盛会导致心病；
…………

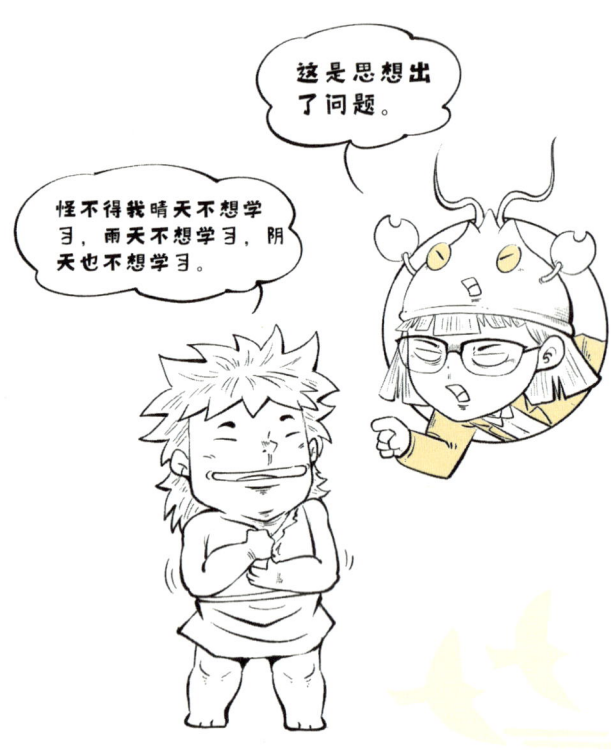

我们都知道引发疾病的原因很复杂，有可能是人体受到外部环境中的病毒、细菌等微生物感染，也有可能是人体内部基因突变。虽然这个关于六气病因的理论放到现在来说显得比较原始，但医和通过自己的观察，把生病原因和环境改变联系起来，进一步明确了疾病产生和鬼神作祟毫无关系，这还是历史上第一次有人从鬼神之外寻找疾病原因，认真回答人为什么会得病这个千古难题。

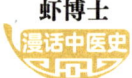
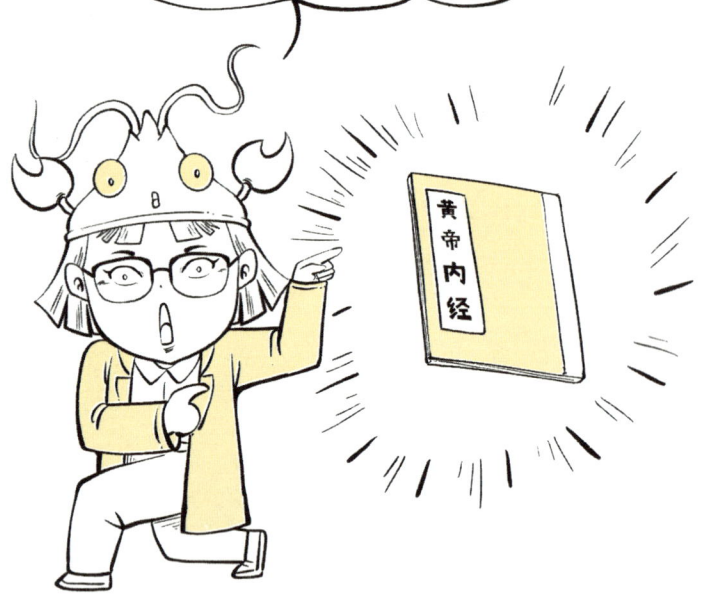

四大天王之"医䖏治背"医䖏

和医和、医缓一样,医䖏也是一位叫䖏的秦国医者。

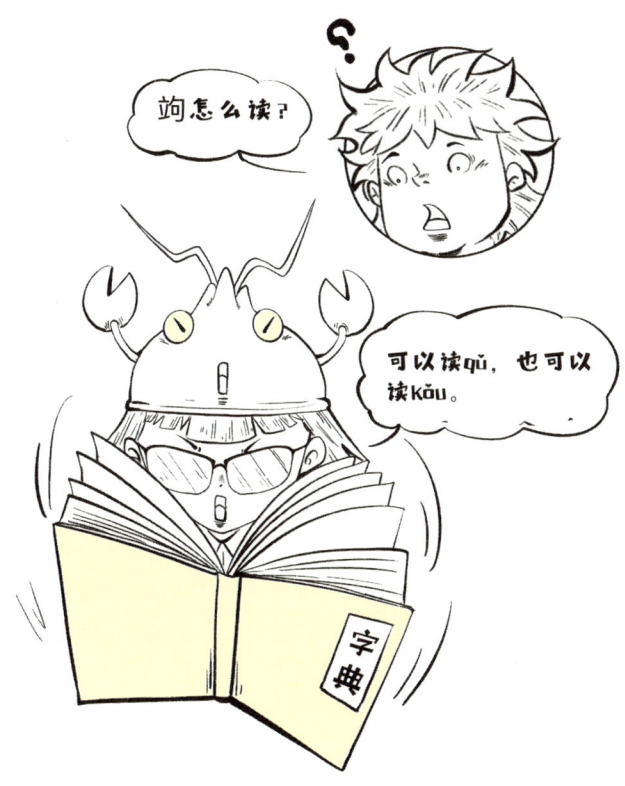

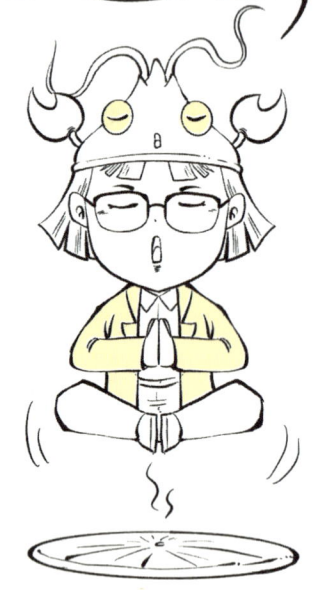

> 尸子是大家对尸佼这个人的尊称，就跟孔子、孟子一样。尸子流传下来的文章不多，非专业领域的朋友可能很少听说，但关于宇宙的定义——"四方上下曰宇，往古来今曰宙"就是尸子提出来的。

但和医和、医缓不一样的是，医苟的故事记录在《尸子》中。这不是一本历史书，而是一本文集，主要讲述的是尸子这个人对政治的看法。他记录医苟故事的原因也在此。

尸子说医竘的医术十分高超,他曾经为秦宣王切过痤疮,为秦惠王割过痔疮。

看来医竘是位擅长手术的外科医生。

但要知道这可是在春秋战国时期!

做手术不仅没法消毒,就连麻醉药物都没有!

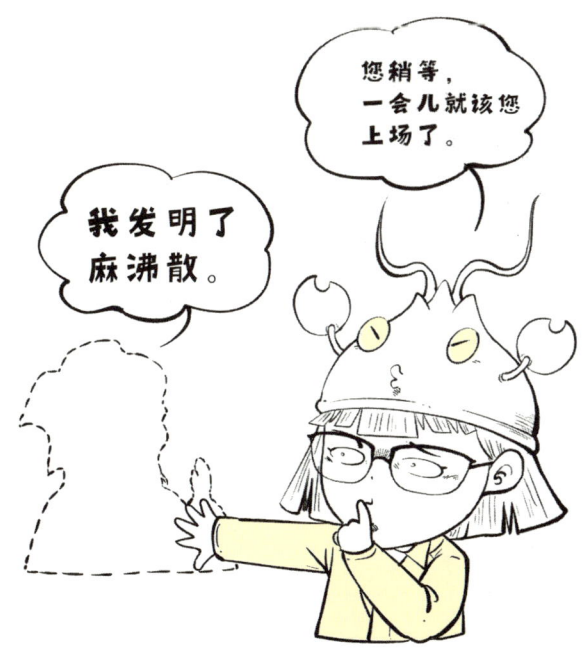

但是医䏱就给秦宣王和秦惠王做了手术，而且他大概做得很好，因为他还活着。

后来张仪的背上不知道是长了一个疮还是瘤子，反正很痛，他也找到医䏱寻求治疗。

了解战国历史的朋友知道，张仪可是专门和国君们打交道的著名外交官，还两度出任秦国的丞相，可以说是位高权重的大人物。但他完全信任医䏱，告诉医䏱说："背非吾背也，任子制焉。"意思是"你就不要把我的背当作丞相的背，放心大胆地割吧！"

然后手术成功了。

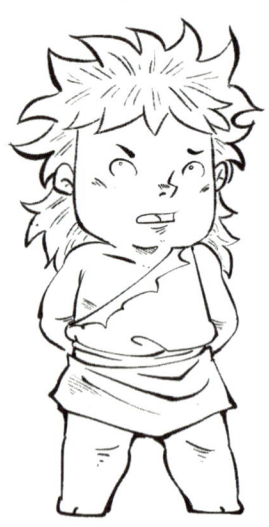

真是个完全没有跌宕起伏的故事。

因此，尸子总结说虽然医竘的医术很高明，但是也多亏张仪的完全信任。这跟治理国家一样，既然任命了下属，就一定要放心大胆地让他们去干，只有君臣彼此信任，才能治理好国家。

嗯，尸子你在说什么呀哟喂？！

医竘可是给秦宣王切过痤疮，给秦惠王割过痔疮的人啊！割个背上的疮还不是小菜一碟？

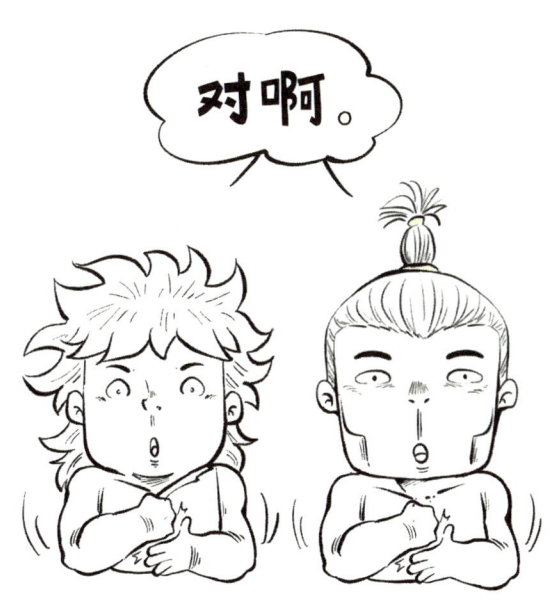

尽管医竘的故事记载得很简略，而且切痤疮、割痔疮和割背疮的事迹也不一定完全真实，但是可以证明这一时期的医学发展更厉害了，面对外科疾病也有一定方法了。

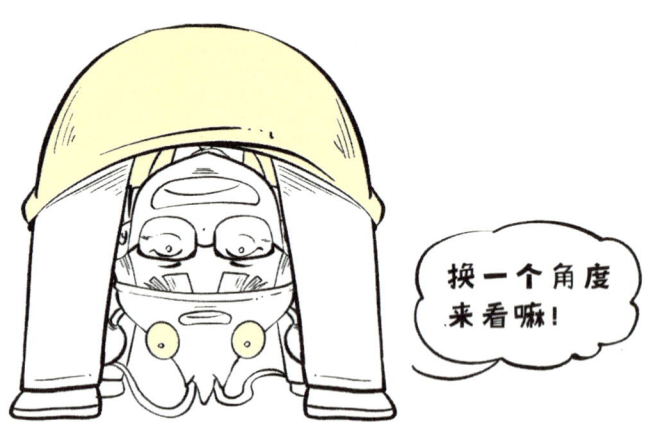

四大天王之"起死回生"扁鹊

大家都猜到了吧？

扁鹊不姓扁。

不过鹊也不是他的名字。

扁鹊的真名叫秦越人。

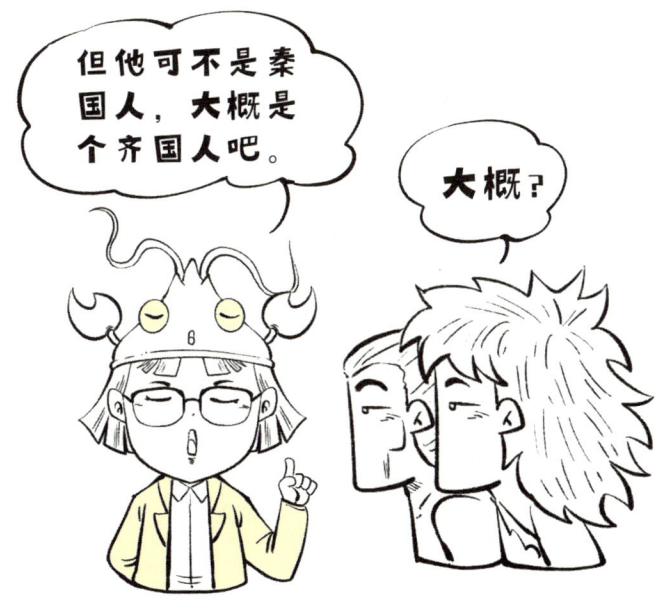

之所以叫他扁鹊是因为上古黄帝时代有位名医叫扁鹊，由于秦越人医术非常高明，所以大家就尊称他是扁鹊。谁知天长日久，大家就以为秦越人就叫扁鹊，真正的扁鹊反而被遗忘了。

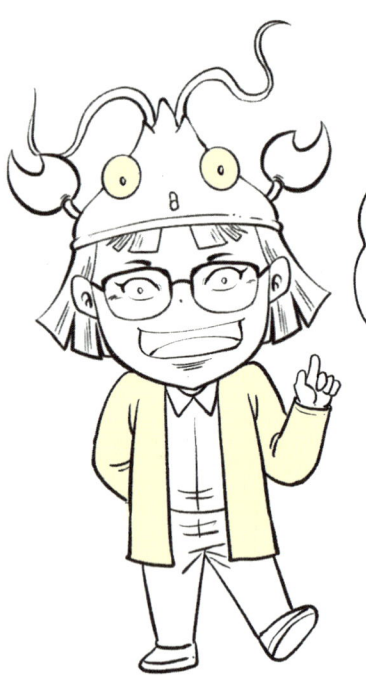

扁鹊是中国古代四大名医之一，另外三位是我们将会讲到的华佗、张仲景、李时珍。

扁鹊年轻的时候跟随一个叫长桑君的人学习了一身好医术,此后就一直四处行医,足迹遍布今天的河北、河南、山东、陕西等地。

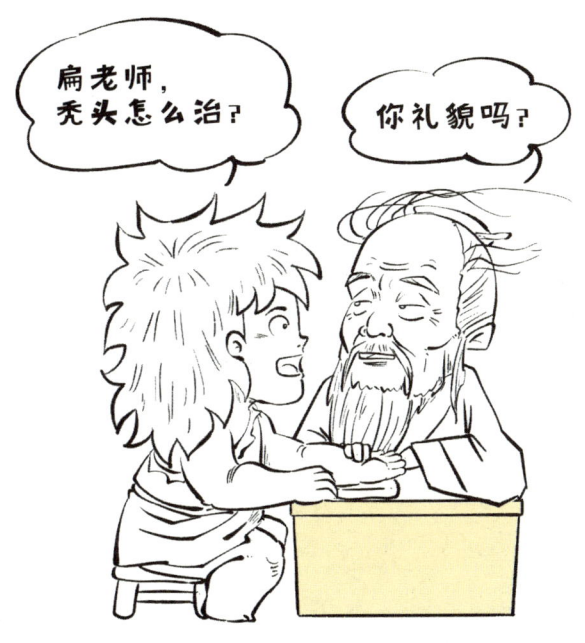

他会医治老人,会医治小孩,会医治妇女,总之只要病人需要,他就会无私地帮助他们。

有一次，扁鹊在拜见齐桓侯的时候发现齐桓侯生病了，不马上医治的话就会死掉。

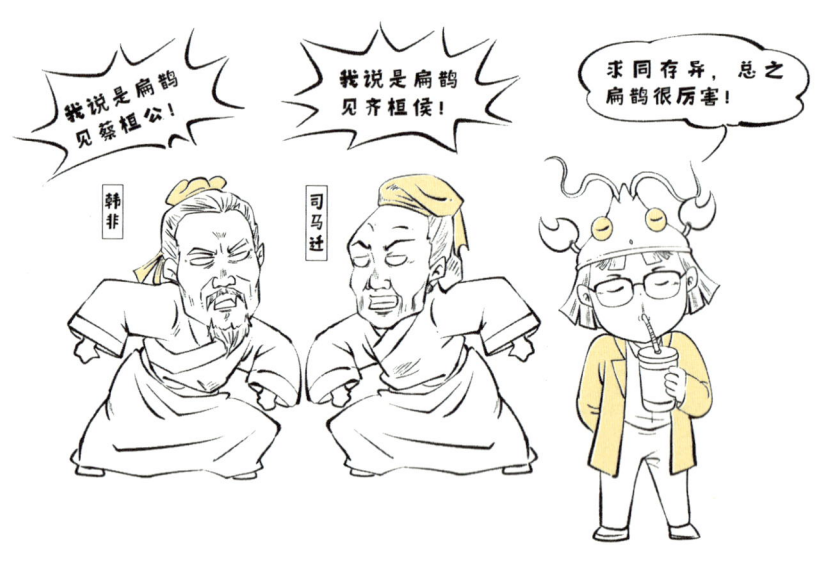

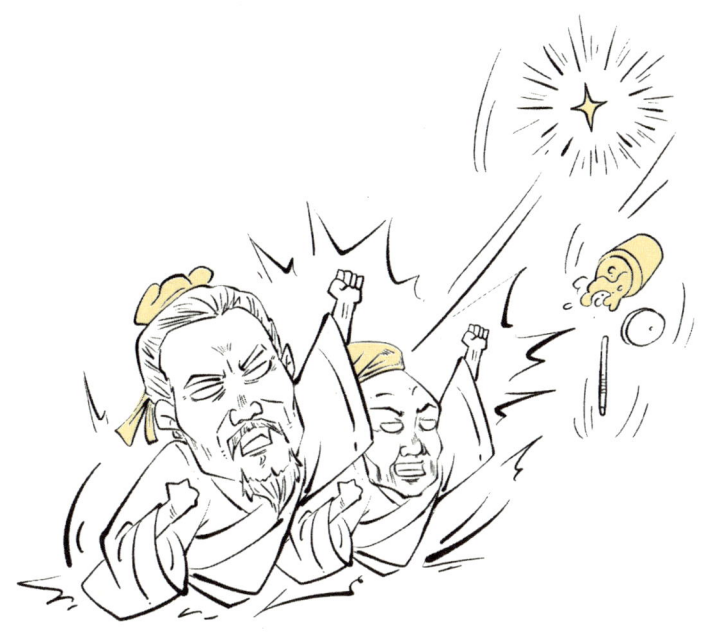

虽然扁鹊多次提醒齐桓侯要赶紧治病,但齐桓侯始终不相信,结果不久后齐桓侯真的暴病而亡了。

又有一次，扁鹊在路过虢国的时候看到大家都在摆香案，就去询问是怎么回事。原来是虢国太子突然暴病身亡，举国上下都在为他哀悼。扁鹊仔细打听了太子的症状，认为太子并没有死，只是得了一种假死的病（尸蹶）。后来，经过扁鹊的一番治疗，太子很快苏醒；又经过一段时间的精心调理，太子完全恢复了健康。

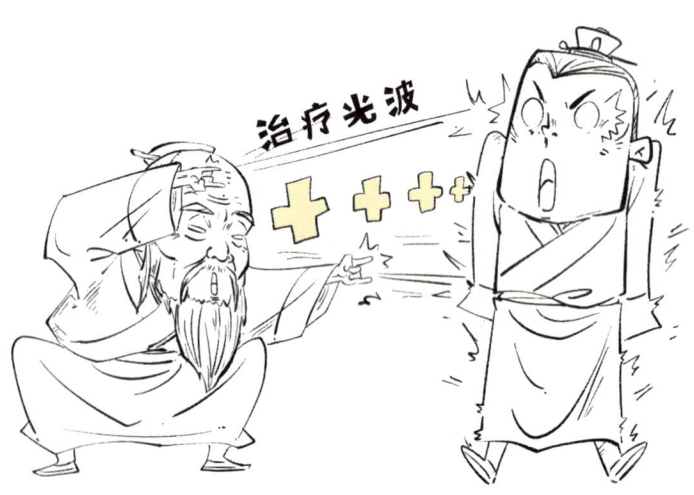

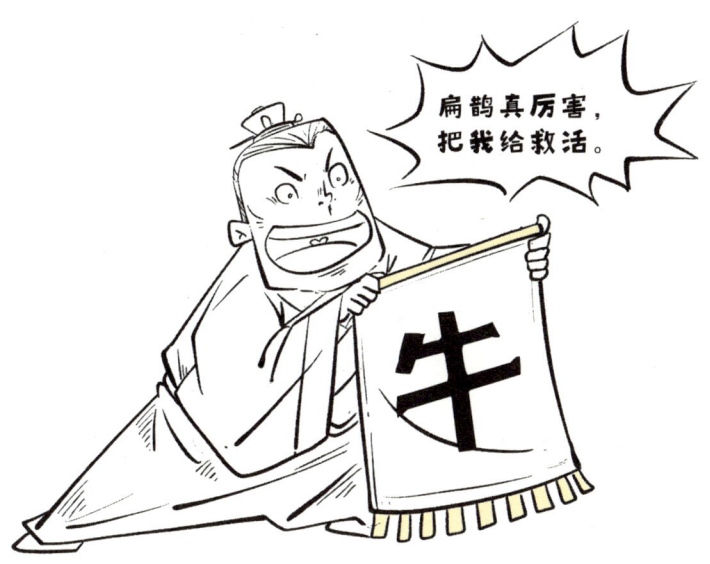

　　虢国太子死而复生的消息很快四处流传，人人都说扁鹊能让人起死回生。但是扁鹊却谦虚地说："我没有能让死人复活的医术，太子能好转是因为他并没有真的死，我只不过是帮助他恢复了健康。"

据说，没错，现在该据说了——

据说《难经》（全名《黄帝八十一难经》）就是扁鹊写下的。

当然聪明如你肯定已经猜到《难经》跟之前咱们说过的《黄帝内经》《神农本草经》一样，应该是由一代代医者整理积累起来的，或者至少说不是扁鹊一个人的功劳。

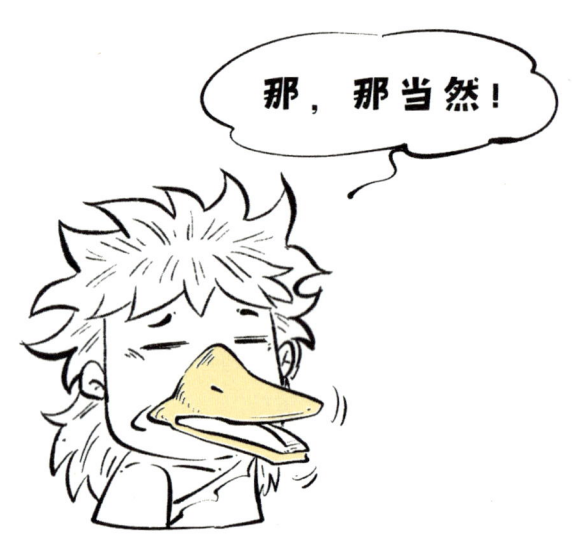

《难经》通过问答形式对《黄帝内经》进行了补充和阐发，讨论了 81 个又重要又有趣的医学问题。在脉诊部分，《难经》首创了"独取寸口"的脉诊法，它认为脉诊的主要位置应该在手腕处，取代了在这之前比较繁杂的脉诊法，后来晋代的王叔和又对"独取寸口"进行了深化，在此我们就不剧透啦！在疾病部分，《难经》首次系统阐述了四诊法——用"望、闻、问、切"四种具体行为来诊治疾病，这个我们在讲《黄帝内经》时也提过一嘴，不过《难经》对"望、闻、问、切"的研究更加系统。

其中"望"是指观察病人的肤色和症状，"闻"是指倾听病人的声音气息和嗅病人身体发散出来的或排泄物的气味，"问"是询问病人的症状和感受，"切"是指用手去感受病人脉搏的跳动特点。

四诊法至今都是中医用于诊断的基本方法。你就说厉不厉害吧?

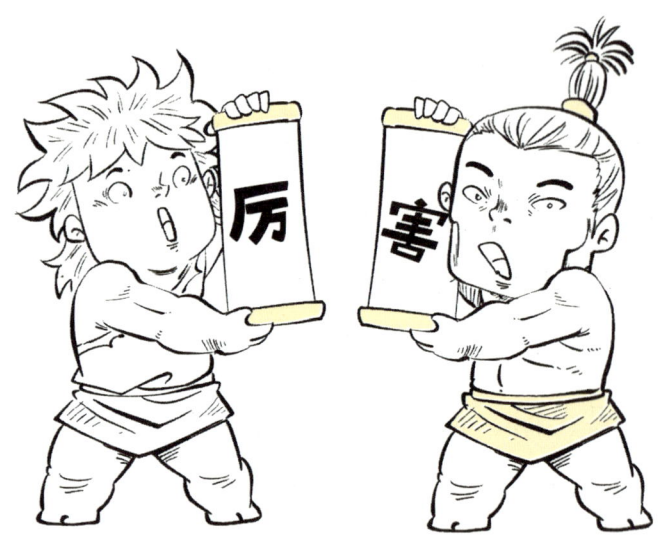

不过，扁鹊确实提出了一个"六不治"原则。

我们一起来念念嗷——

"故病有六不治：骄恣不论于理，一不治也；轻身重财，二不治也；衣食不能适，三不治也；阴阳并，脏气不定，四不治也；形羸不能服药，五不治也；信巫不信医，六不治也。有此一者，则重难治也。"

这是什么意思呢？

就是说有六种人没法治。

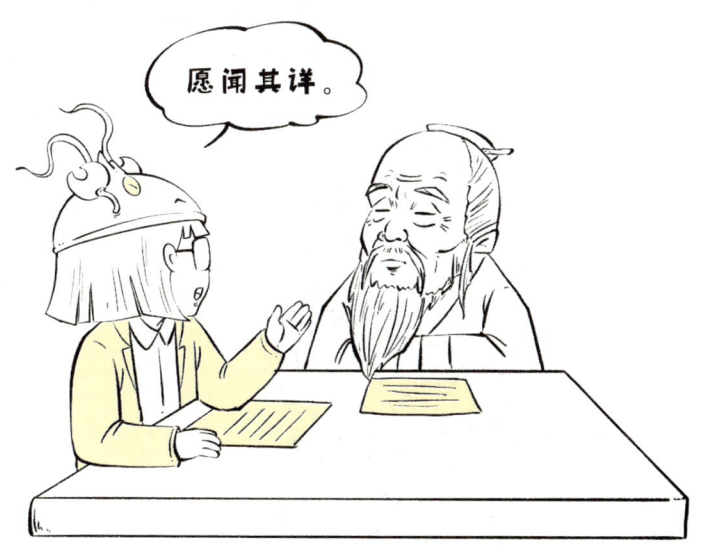

第一，不讲道理的。

第二，过于看重钱财，不爱惜身体的。

第三，不好好吃饭穿衣的。

第四，不早看病，拖得血气失调的。

第五，身体特别虚弱，药都吃不了的。

第六，信鬼神，不信医者的。

怎么样？你是不是其中一种？

千万不要啊！

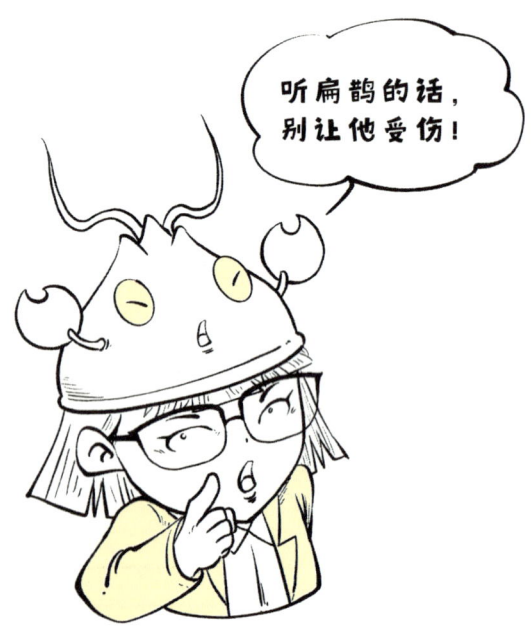

"六不治"原则对于今天的医患关系都有很好的参考意义。其中第六条"信巫不信医"在当时仍旧崇信巫术的大环境下简直可以称得上是平地一道惊雷。

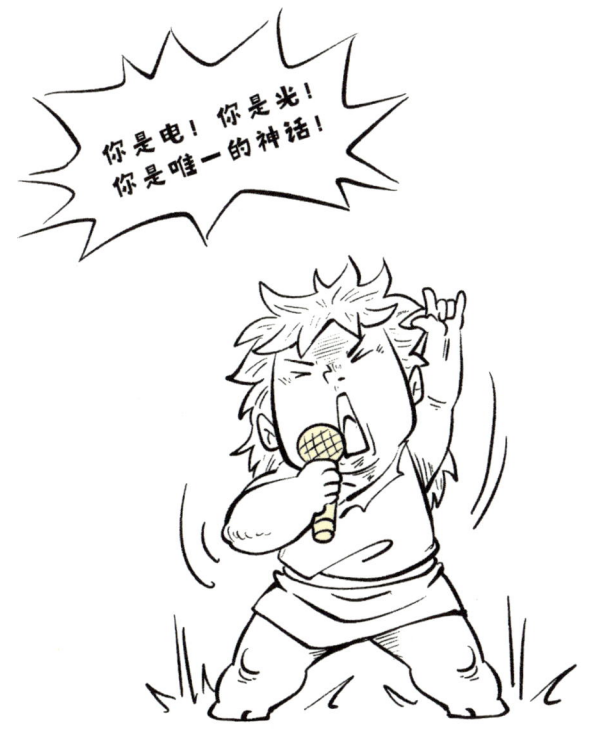

司马迁在《史记》中将扁鹊列入"列传"一章，跟将军丞相们放在一起。他引用老子"美好者，不祥之器"感慨扁鹊的早死——据说因为扁鹊医术实在高超，秦国太医令李醯出于嫉妒派出杀手刺杀了扁鹊。

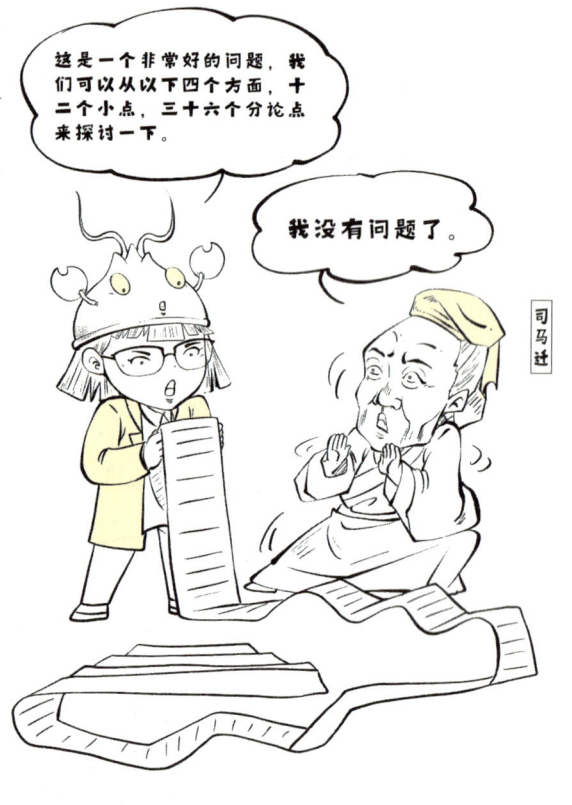

哎，为什么太过美好的人、美好的事，总是没有圆满的结局？

那春秋战国医学界的"四大天王"就先简要介绍到这里啦。我们再来回顾一下他们的厉害之处吧！

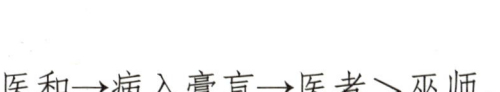

医和→病入膏肓→医者＞巫师。

医缓→六气病因→第一次回答为什么会生病的问题。

医竘→切痤疮、割痔疮、割背疮→外科疾病治疗有进展。

扁鹊→"四诊法"+"六不治"原则→总结了诊断疾病的方法＋有病要早治，有病不要作。

那秦汉时期的神医呢？

我们已经讲了神农、张仲景……

其实还有淳于意、华佗、董奉、费长房、韩康等！

接下来咱们就挑两位代表讲讲吧！

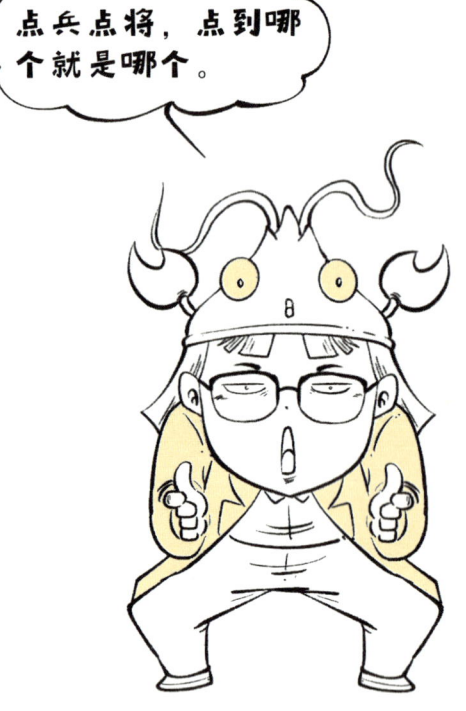

点兵点将，点到哪个就是哪个。

代表一：过气名人淳于意

说起淳于意，大家可能会比较陌生，但是缇萦救父的故事大家听过没有？

有些朋友说不知道？

嗨！没事！要什么都知道的话，咱们这套书也就不用写啦。

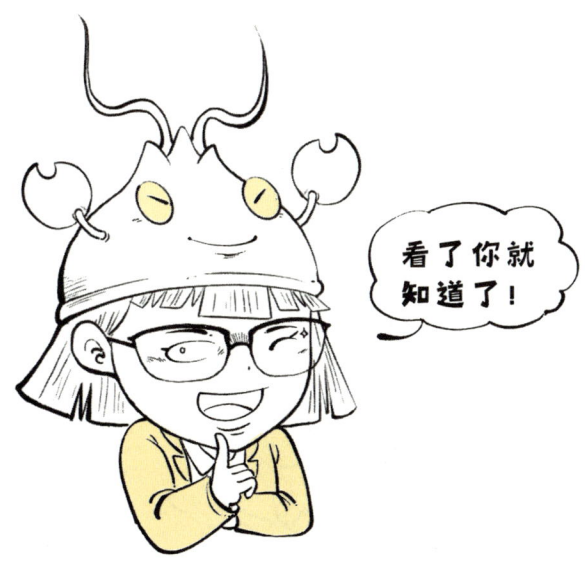

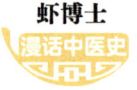

淳于意放在西汉那可是医学界的超级名人。司马迁在《史记》中把他和扁鹊放在了《扁鹊仓公列传》中，详细记载了淳于意诊治病人的25个案例。张仲景在《伤寒杂病论》的序文里就说淳于意是能和神农、黄帝、扁鹊等人齐名的名医。

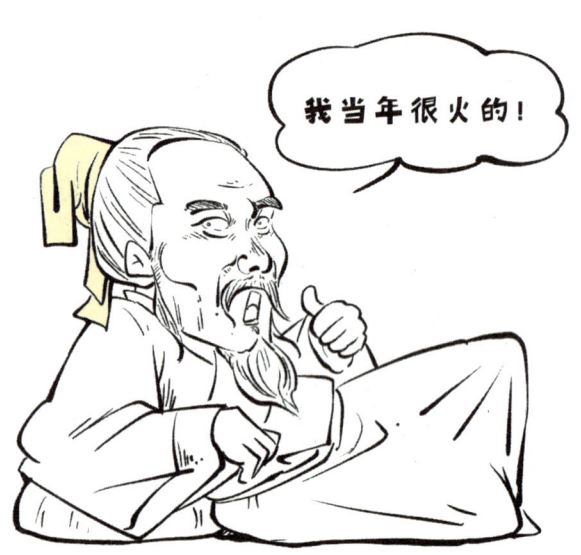

在这里，仓公指的就是淳于意，因为淳于意担任过太仓长。

淳于意是山东临淄人，从小就喜欢钻研医术，长大后跟随一个叫公乘阳庆的医者学了扁鹊等名家先辈的秘方。他精通医术药理，能准确判断病人病情，很快就成为名扬天下的神医。

所以说大家发现没有，伟人们小时候都热爱学习！没错！努力学习！

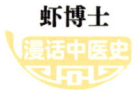

缇萦救父的故事是说淳于意要到都城去接受一种叫作肉刑的处罚，他最小的女儿缇萦陪着他一路到了长安，然后上书汉文帝说自己愿意成为奴婢为父亲淳于意赎罪。汉文帝知道后非常感动，不仅赦免了淳于意，还废除了肉刑。

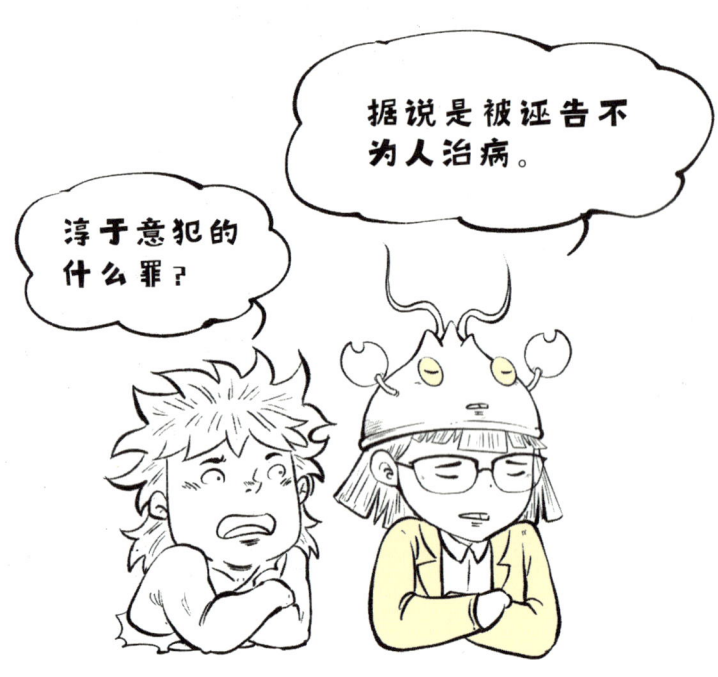

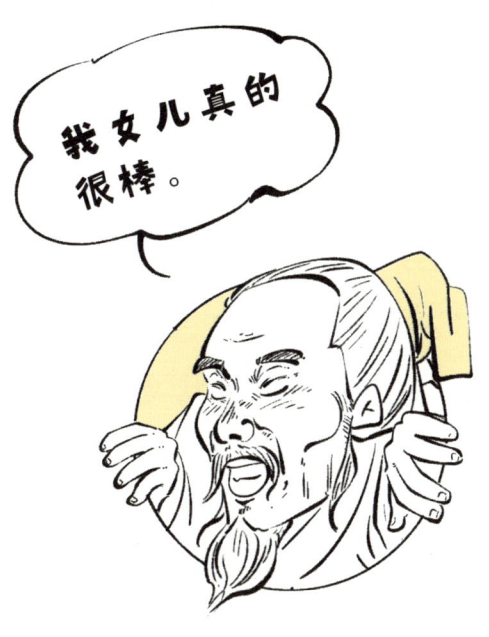

这个故事就记录在《扁鹊仓公列传》中，只是司马迁没想到，缇萦的孝顺、勇敢和善良竟然慢慢地盖过了名医父亲淳于意的风头。

司马迁在讲完缇萦救父的故事之后，就写到有一次汉文帝召见淳于意，让他讲讲自己治病救人的事情。比如说擅长什么医术，在哪里学习医术的，学了多少年，医过哪些人，病人都得的什么病，病人发病的症状有哪些。

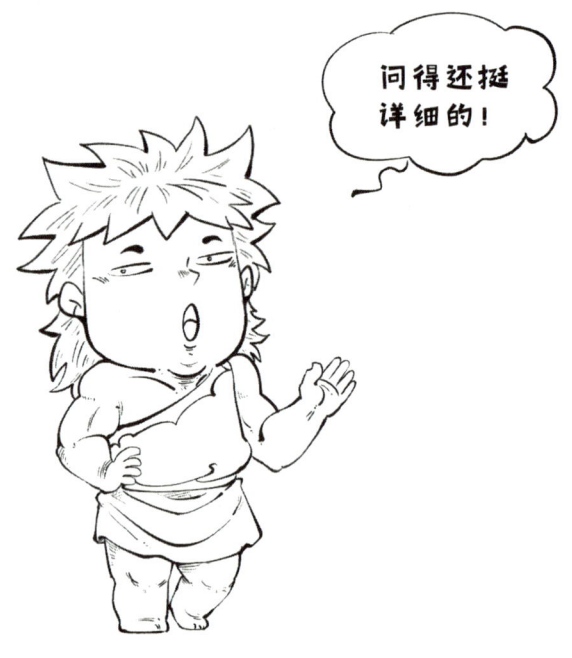

淳于意就细细讲起了自己诊治过的病人。

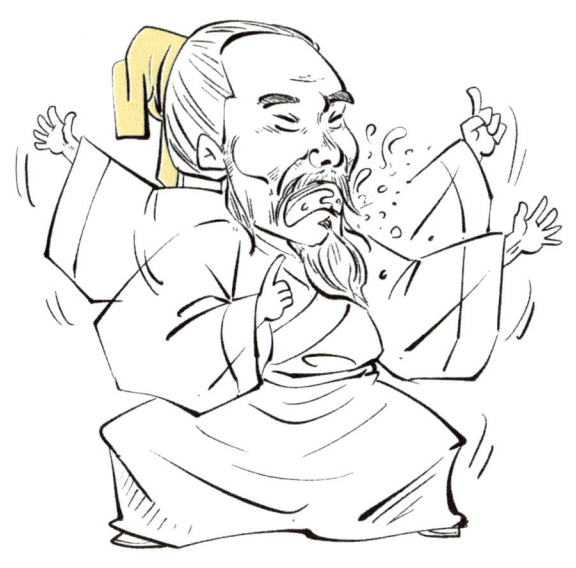

他讲到齐王孙子患病，自己切脉诊断认为是气鬲病，三天汤药下去，小婴儿就恢复了健康。又讲到齐国有个叫循的郎中令生病，其他医者都用针灸治疗，而他诊断后认为是涌疝病，还指出循已经三天没有大小便。他给循服下三次火齐汤，循就病愈了……

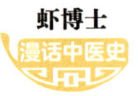

在25个病例中,淳于意一共治愈了15例,涉及现代医学的消化、儿科、泌尿、呼吸等专科。而且淳于意专门记下了患者的籍贯、姓名、职业、病名、病因、症状、诊断、治疗和是否痊愈等信息,形成了最初的比较标准的医案。

这可是现代病历的祖师爷呀!

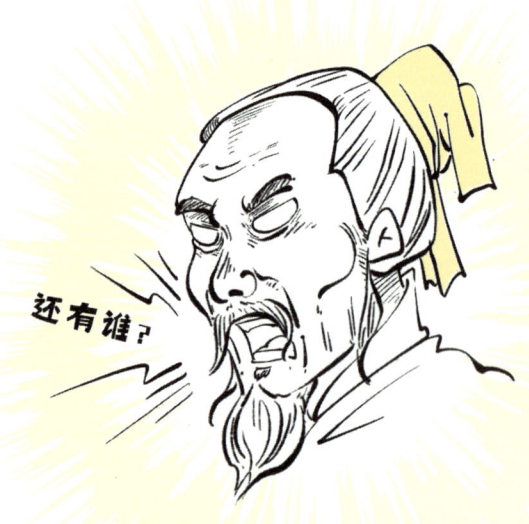

代表二：斜杠中年华佗

说起华佗，大家是不是就有点熟悉了？

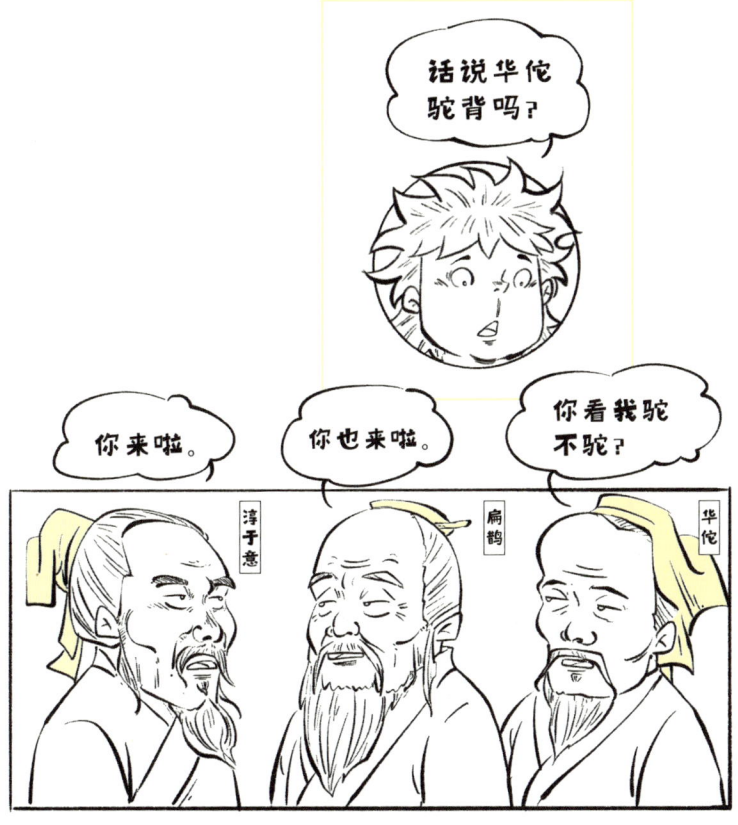

华佗是三国时期的名医，他知识渊博，医术精湛，直到现在，我们在夸奖某个医生医术高超的时候都还会说他是华佗在世。

华佗是个全才,他精通各种医术,擅长"脑洞大开"。

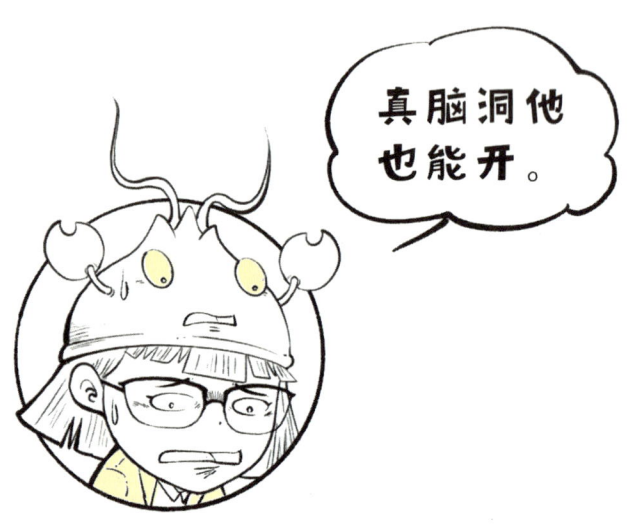

真脑洞他也能开。

在他与医学有关的发明中,最厉害的要数麻沸散和五禽戏。

能把人"麻翻了"的麻沸散

麻沸散是华佗发明的麻醉药。据说麻沸散的效果非常好,史书《三国志·魏志·华佗传》记载说病人喝下去之后完全没有感觉,开背剖腹不在话下。而且手术之后,华佗会很好地缝合伤口,那些伤口过了四五天就不痛了,一个月左右就可以完全恢复。

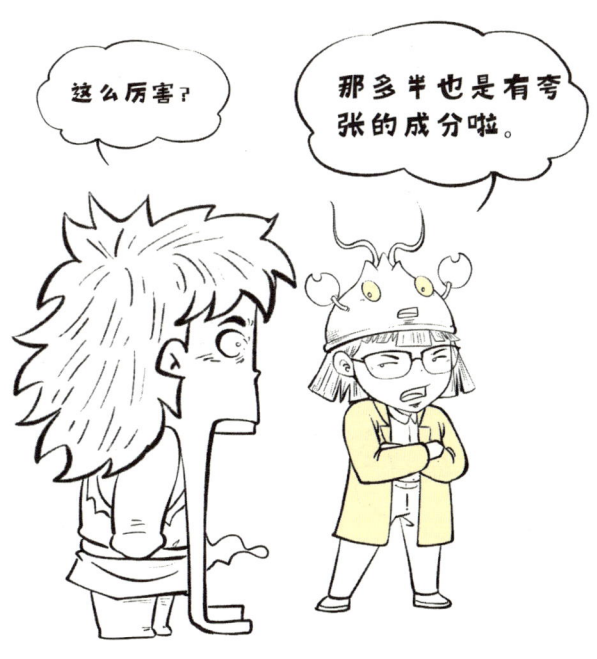

前面我们提到过医竘会施行简单的外科手术，而到了华佗这里，史书中明确记录了他使用麻沸散为人进行全身麻醉，做的还是"断肠""破腹"等大型手术！这在当时来说，几乎可以称作奇迹。

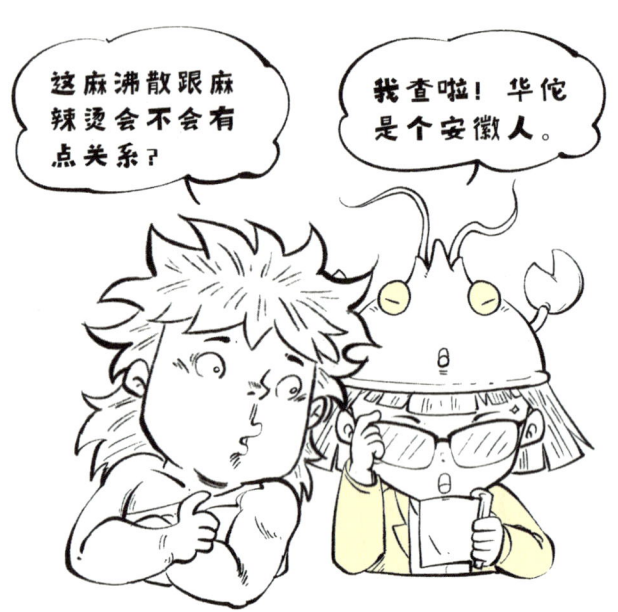

东汉末年群雄之一曹操头痛的时候就来找华佗,华佗一出手就让他头不痛了。《三国演义》写华佗为了根治曹操的头痛,建议他服下麻沸散,然后把头剖开进行彻底治疗。

了解《三国演义》的朋友们就知道,曹操这个人疑心非常重,他当然不会让华佗把自己的头剖开。

他能想到的办法就是让华佗待在自己身边专门为自己治疗。可是华佗心系百姓,不愿意留在宫廷里当某一个人或者某几个人的专门医生。

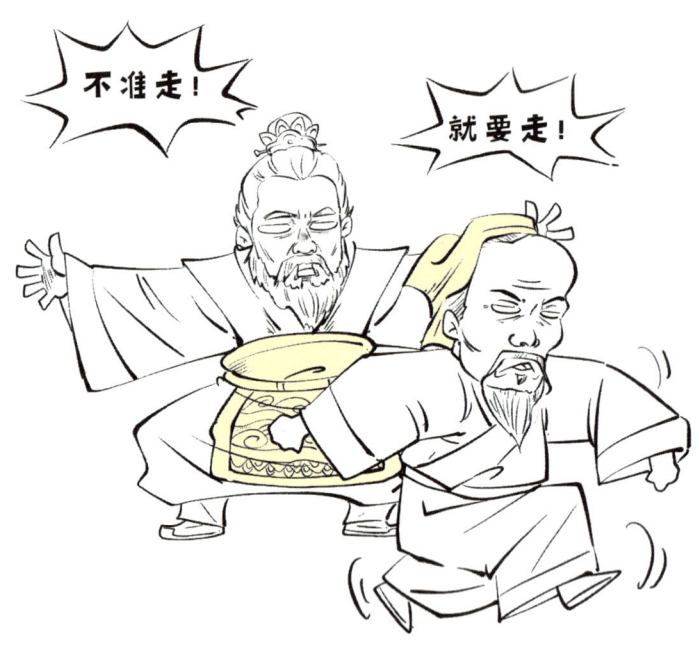

这就激怒了曹操,他很快就派人把华佗抓进了监狱,要杀了华佗。据说华佗临死前想要把自己的书传给狱卒,可惜狱卒不敢接受,华佗就把自己毕生的心血全部烧掉了。这麻沸散的秘方也就失传了。

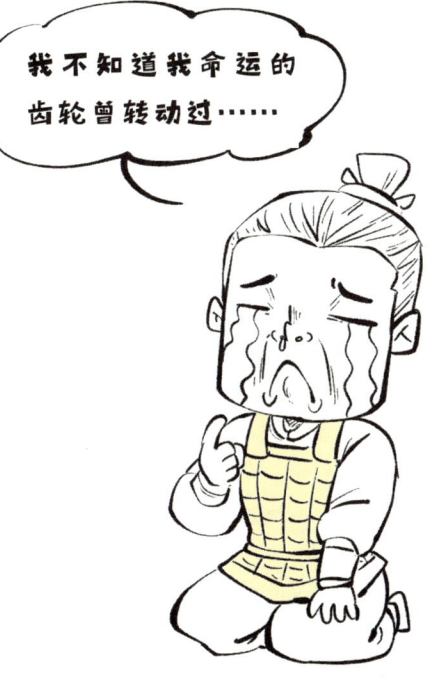

我不知道我命运的齿轮曾转动过……

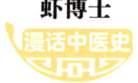

能预防疾病的五禽戏

还记得咱们在讲中医起源的时候说过,那种类似舞蹈可以舒展身体的活动叫作导引吗?

五禽戏就是导引的一种,是华佗发明出来帮助大家增强体质、预防疾病的一种练习操,主要模仿的是虎、鹿、熊、猿、鸟五种动物的动作。

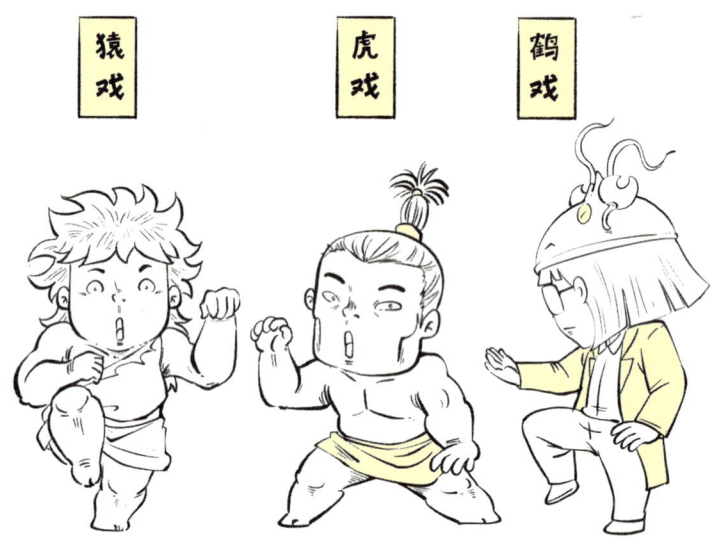

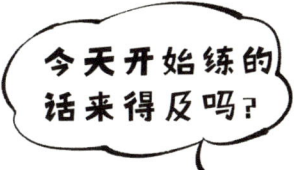

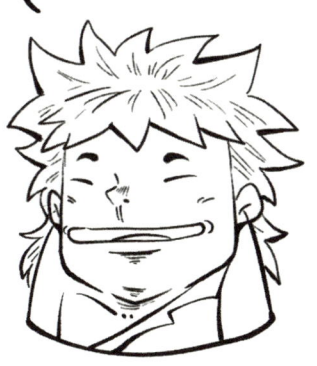

据说华佗的大弟子吴普就是一直坚持练习五禽戏，所以到了九十多岁的时候还耳聪目明，牙齿一颗都没有掉。

而除了淳于意和华佗，两汉三国史中还有很多医者值得聊聊。

比如治病不收费，只要求种杏树的董奉。这是"杏林春暖"的典故。

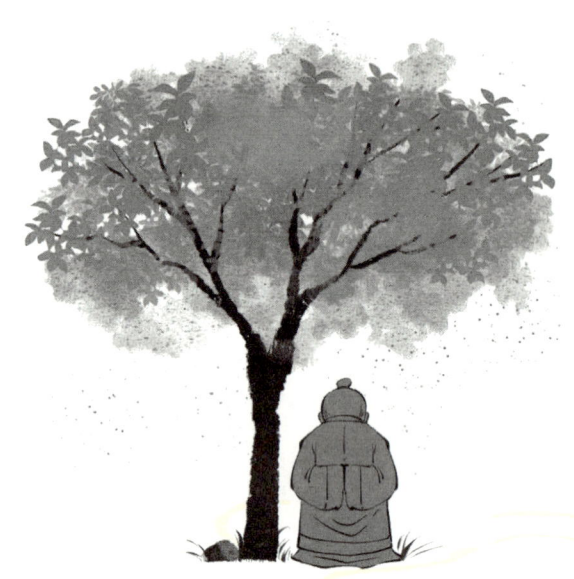

又比如费长房跟随壶翁学习医术后挂着葫芦四处救治病人。这是"悬壶济世"的佳话。

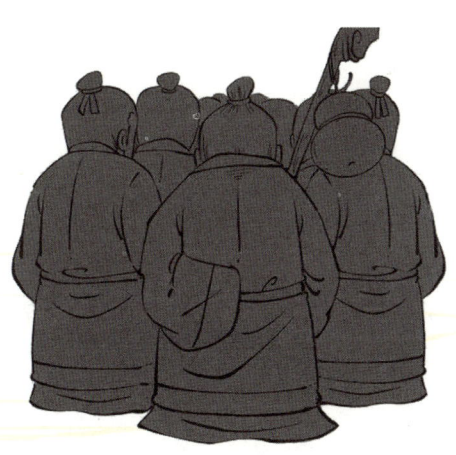

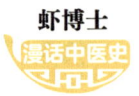

可以说的真的还有很多很多。

不过在历史的长河里,只有一小部分医者被记录在书中,一小部分医者变成了传说,更多的医者则慢慢地被大家遗忘了。

但是没关系,他们为之努力奋斗的中医流传了千年,至今还在有效地帮助着我们呢。

知道这一点,他们应该就会很开心了。

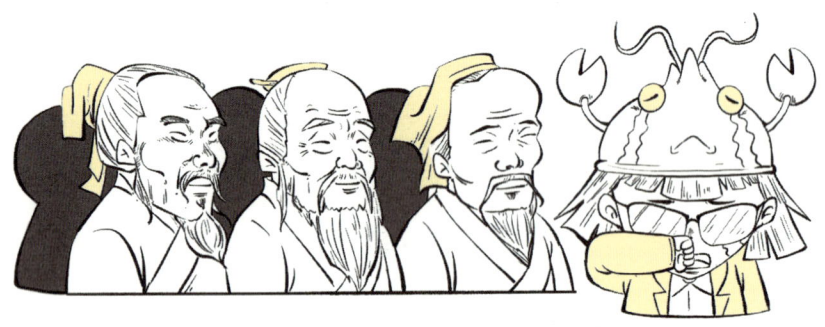

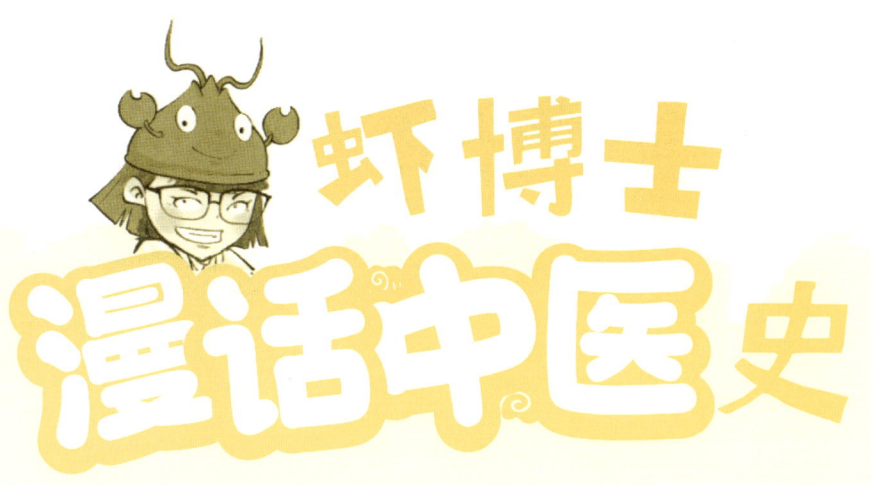

虾博士漫话中医史

两晋南北朝：乱世中医提灯人

胡晓霞 / 著　田　野 / 绘

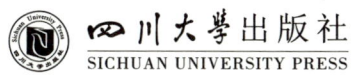

四川大学出版社
SICHUAN UNIVERSITY PRESS

第六册

两晋南北朝：
乱世中医提灯人

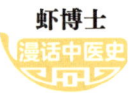

话说天下大势，分久必合，合久必分。

三国分裂之后，西晋的确是短暂地"合"了一下，可随后却更乱了。"八王之乱""北方动荡""十六国纷争"……这些名词就算大家不熟悉，也能知道它们是在说打仗。

东晋时期政治斗争频繁，社会矛盾尖锐，也长期处于战争状态，动荡不安。

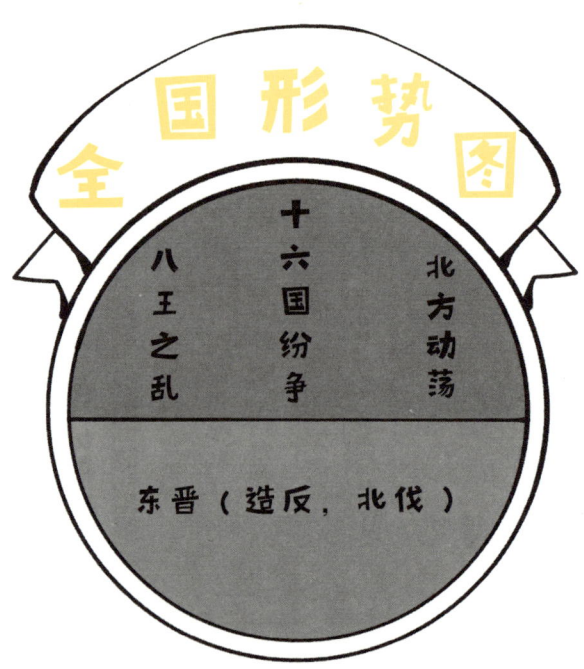

第六册　两晋南北朝：乱世中医提灯人

这么混乱以后总得合吧？

唔……到南北朝是不是就好了？

南北朝并不是指某个朝代。

南朝是指宋、齐、梁、陈四个朝代；北朝是鲜卑人拓跋氏建立在北方的北魏，当然很快又分裂成北周和北齐。

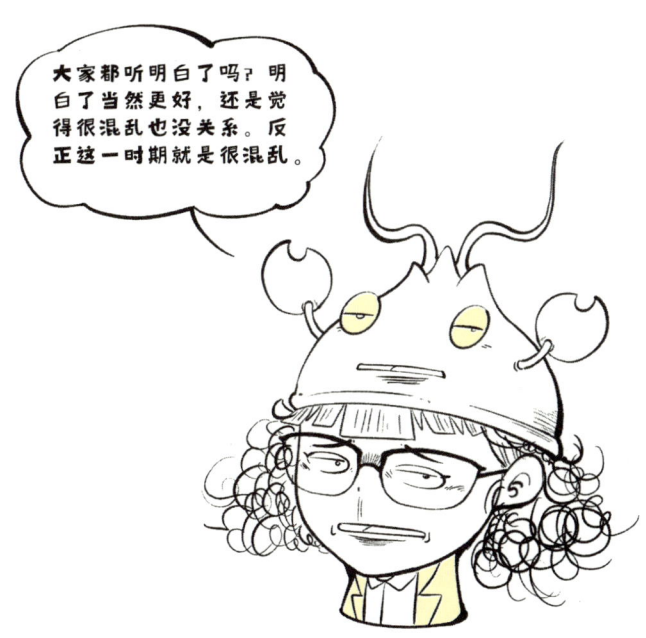

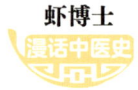

在这两三百年里,整个社会都处于极大的混乱之中。咱们前面提到的火锅之事就还得再等等。因为这时候——

不管想不想打仗,反正都在打仗。

不管想不想发展,反正都很难发展。

而且由于战乱和分裂,人们大多都有逃避遁世的想法,修道炼丹成为时尚潮流。整个社会的经济和文化都发展得非常缓慢。医学界的整体情况也是如此。

都忙着逃命,谁还有时间管别的呢?

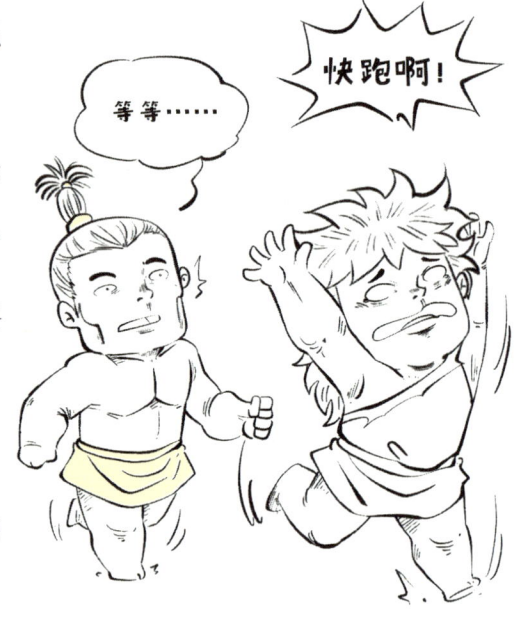

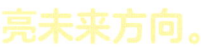 第六册 两晋南北朝：乱世中医提灯人

不，还是有的。

朋友们，你们一定要记住：

中华民族生生不息，就是因为历史上总会涌现出一些提灯人坚守梦想，努力为后来人照亮未来方向。

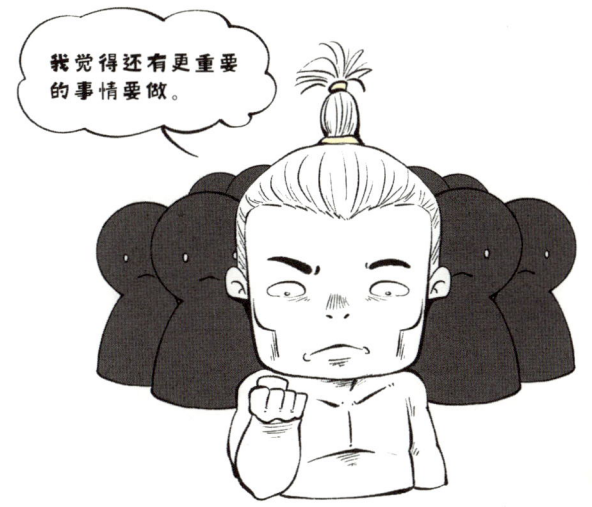

他们想到的不完全是自己，还有他人，更有千秋万代的后世子孙。他们虽然生在无福的年代，但一直想着为后代造福。

接下来，我们就来盘点两晋南北朝时期的医学界有哪些提灯人吧！

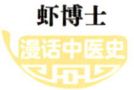

提灯人一号:将军?道士?科学家?医者?

他是打过胜仗的将军。

他是隐居山林、炼制丹药的道士。

他是发现汞的氧化还原反应——加热丹砂可以炼出水银,而水银和硫磺化合,又能变成丹砂——的古代科学家。

他还是写下《肘后备急方》的传奇医者。

他就是两晋时期江湖人称"小仙翁"的葛洪!

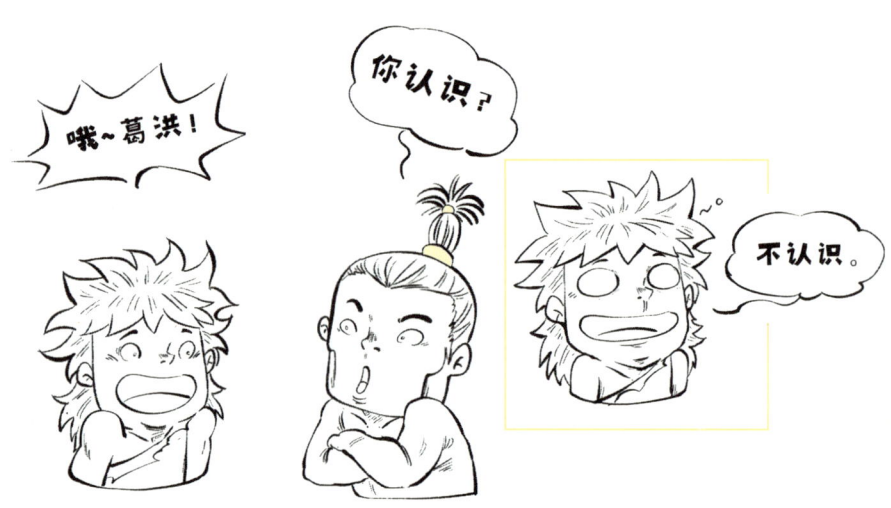

葛洪出身江南士族,但是家业传到他手上的时候就太少了一点。不过葛洪也不在意这些,他从小勤学上进,十六岁的时候就慢慢有了一些知名度。而且葛洪德智体美劳全面发展,二十岁左右曾带兵打过胜仗,还因为军功卓著被提拔为"伏波将军"。

> 深藏功与名。

但大概也正是因为打仗,葛洪见到了太多生离死别,所以就算当了将军,在"八王之乱"的时候他也不愿意再出征。他选择隐居山林,一直到东晋建国后才又出山担任了一些小官职。

葛洪这个人,可以说是能文能武。

在武的方面,他经过了两晋乱世的认证;在文的方面,他可是道家、儒家和医学界的代表人物。哦,对,他还喜欢炼丹,还想炼金子,所以科学界他也能插一脚。

好了,再讲下去就要偏题了。我们还是先说说他这部能随身携带便于应急的《肘后备急方》吧。

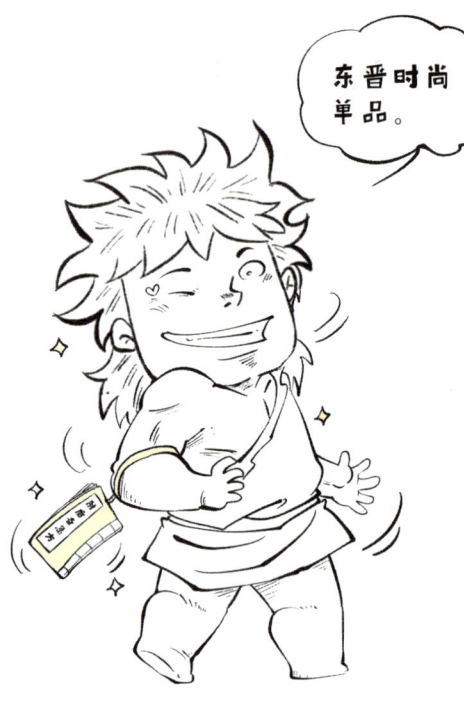

《肘后备急方》的功能总结起来就是——方便救急。

在两晋以前,医学著作一般来说都是大部头。

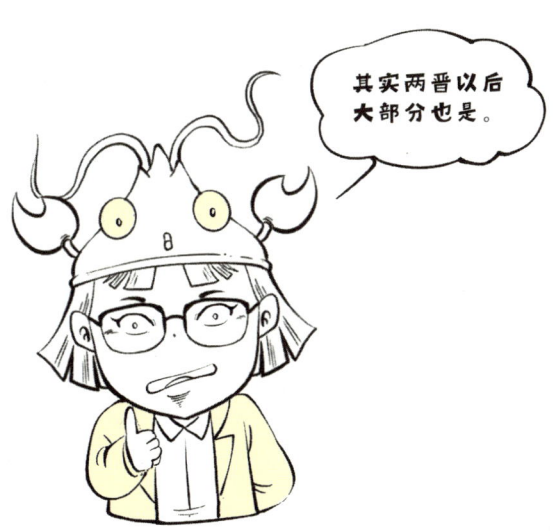

其实两晋以后大部分也是。

如果说《神农本草经》有这——么厚，
《伤寒杂病论》就大概这——————么厚，
《黄帝内经》大概这————————————么厚，
而《肘后备急方》就这－么厚。

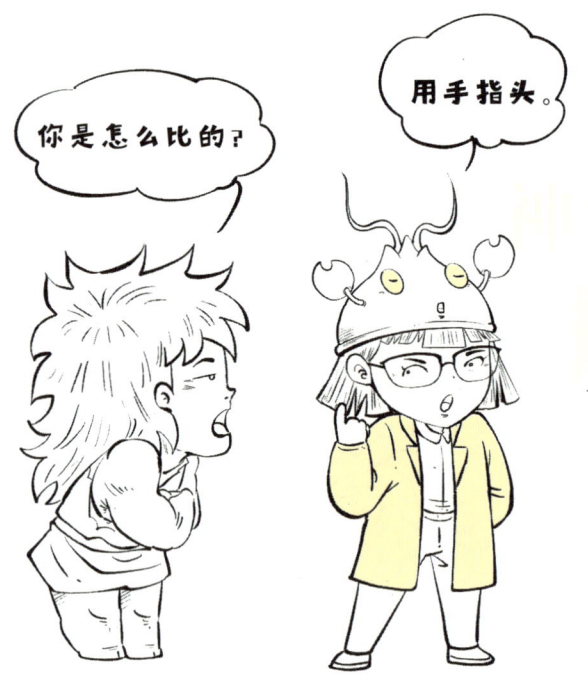

所以,《肘后备急方》其实就是一本两晋实用医学操作手册,它方便携带。

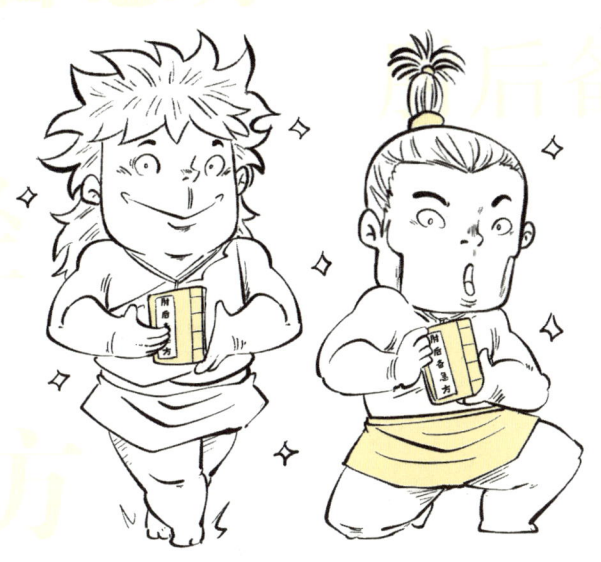

它可以像书名说的那样挂在手肘上。
也可以揣在怀里。
你要是愿意的话还可以挂在脖子上。

而《肘后备急方》的优点更体现在它的"备急"上。"备急"就是"以备紧急情况"的意思，用大白话来说就是能救急，只要有人犯病，就能迅速在书中找到应对的法子。

可不要小看这本实用医学操作手册，它总结了两晋之前医学发展的许多成果，并且对后来医学起到了巨大的启发和推动作用。

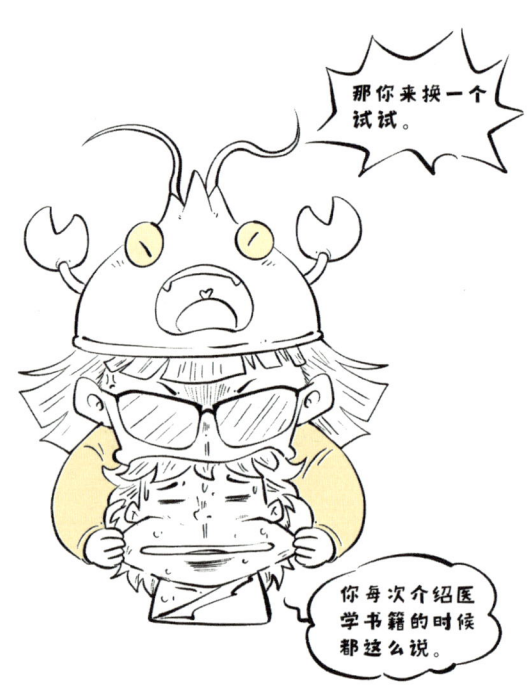

第六册 两晋南北朝：乱世中医提灯人

> 天花是人类目前唯一彻底消灭了的传染病，关于医者和天花之间的斗争，咱们后面还会讲到，在此就不先剧透了。

《肘后备急方》记录了许多急性传染病：疟疾、痢疾、狂犬病、结核病、丹毒等，尤其是古代生命收割机——天花。

书里对患天花后的症状描述得非常准确，还提到了天花的传染途径以及流行情况。

这可是世界医学史上最早对天花的记录！

而且《肘后备急方》中还提出了预防狂犬病的设想——一旦被患有狂犬病的疯狗咬伤，就赶紧用疯狗的脑组织敷在伤口上。

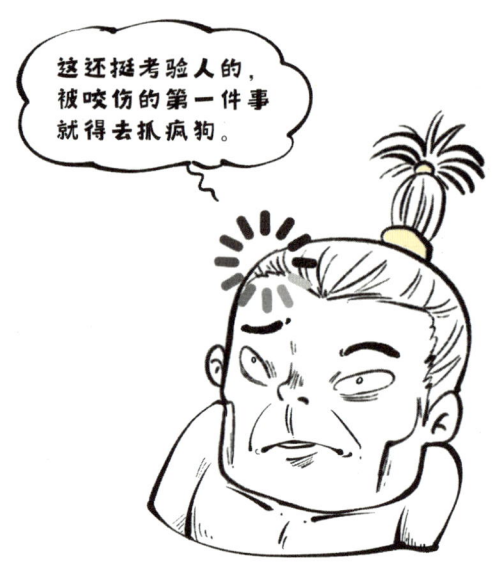

虽然这种方法属于想象，但是里面包含的"以毒攻毒"的想法正是预防和免疫思想的萌芽。

另外，不知道朋友们知不知道——

诺贝尔生理学或医学奖得主、抗疟药物主要研发者屠呦呦曾说过，她和团队成员就是从《肘后备急方》中获得灵感提取了青蒿素，为人类抗击疟疾做出了杰出贡献。

当然，这又是我们要讲的另外一段故事了。

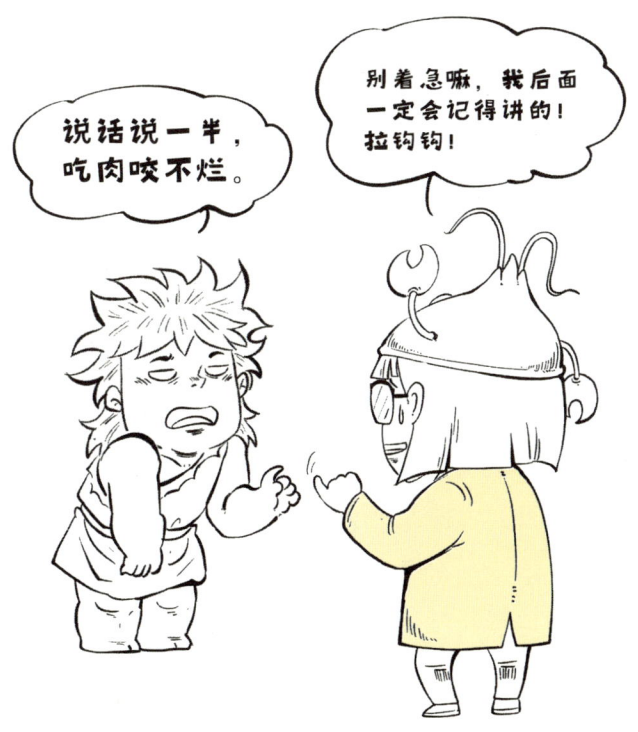

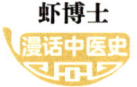

提灯人二号:"左手指着月,右手指着天。"

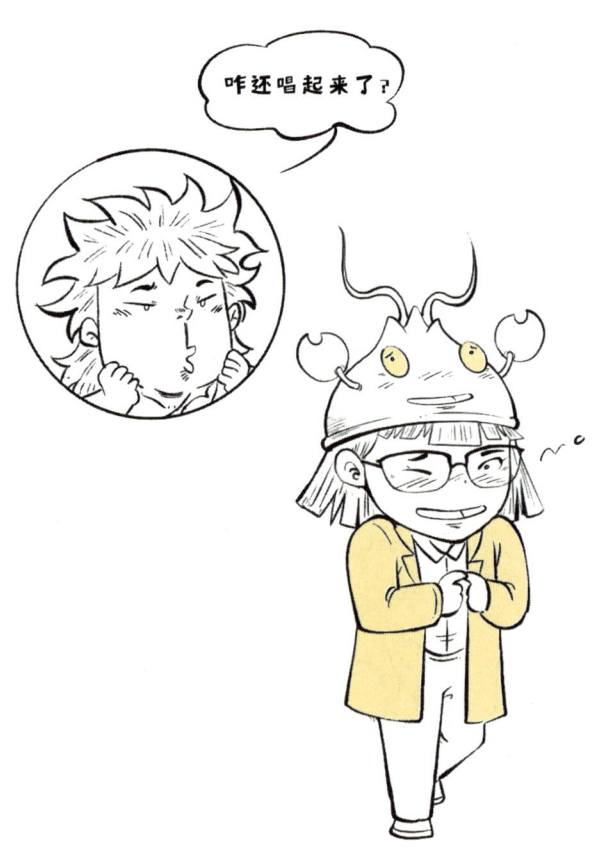

是他，整理了《伤寒杂病论》并让它广泛传播。

是他，系统研究脉象并写出《脉经》流传千古。

是他，是他，就是他，我们的朋友——两晋名医王叔和！

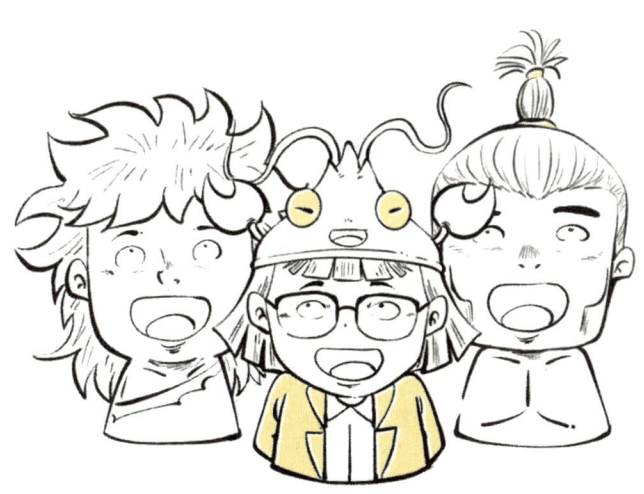

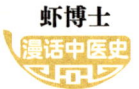

关于王叔和到底是三国人还是东晋人，学界还有不少争议。但我们还是按照一般观点把他放到两晋时期来说吧。

既然学界都不知道王叔和具体属于哪个时代的人，关于王叔和的记录铁定就不多了？

是的。现有的记录只说王叔和性格沉静、擅长养生、精通脉诊。用流行语来说，王叔和大概就是个内向安静的人。但也就是这么一个沉默寡言的人干了"左手指着月，右手指着天"的大事。

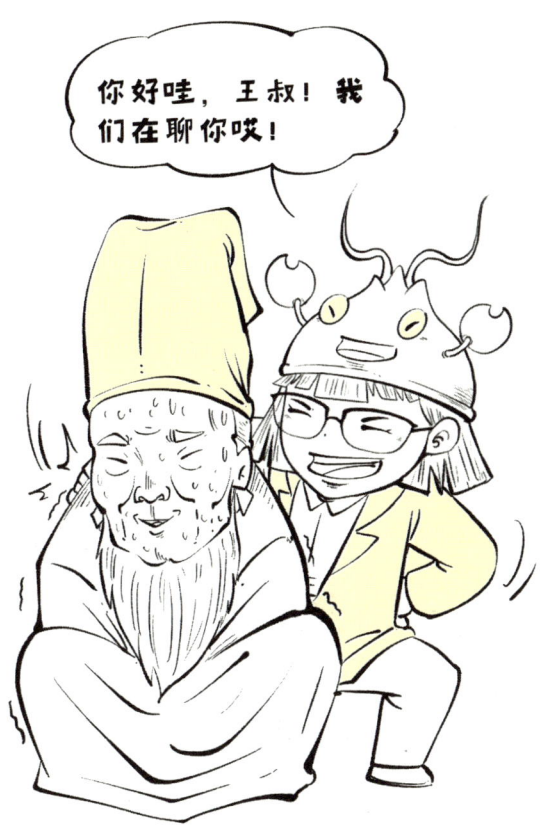

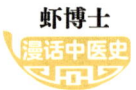

左手指着月：整理《伤寒杂病论》

朋友们还记得前面咱们说过《伤寒杂病论》吧？

我们先来回忆回忆。

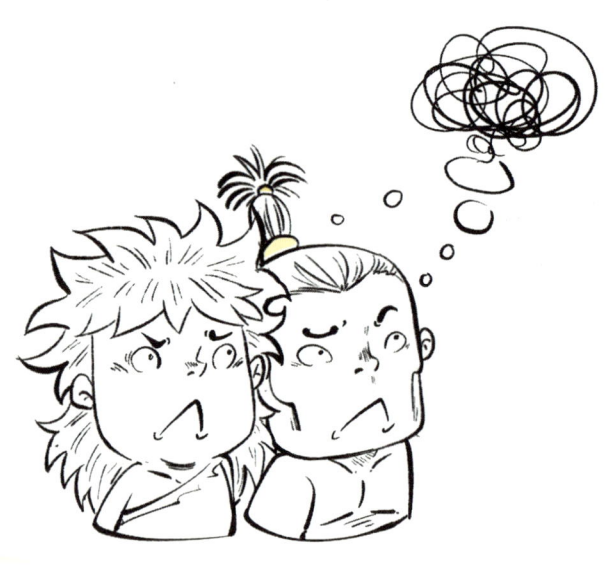

第六册　两晋南北朝：乱世中医提灯人

《伤寒杂病论》是——

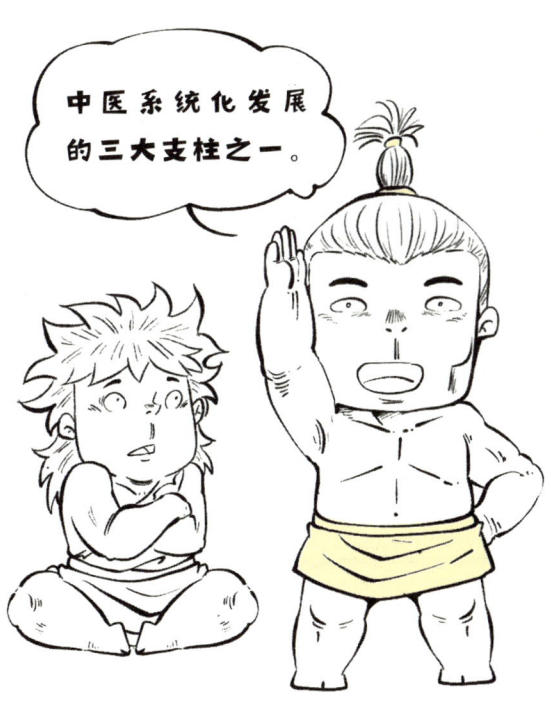

没错。它提出的主要思想是——

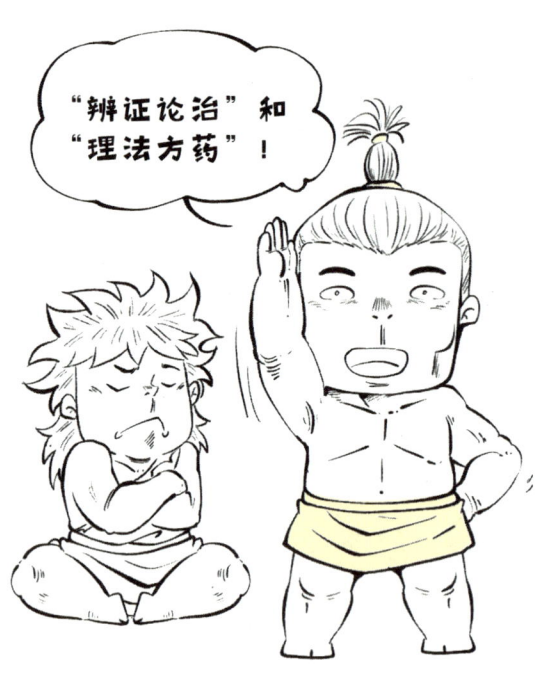

可你知道为什么我们会知道《伤寒杂病论》这本书以及这本书写的内容吗?

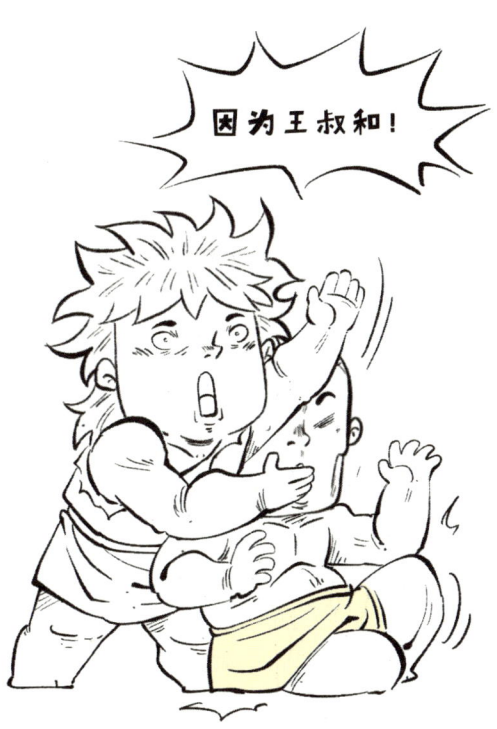

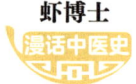

没错!前面咱们说过张仲景完成《伤寒杂病论》是在东汉末年。

东汉末年会怎么样?

会分三国,会混乱,会打仗,

还会——

佚失《伤寒杂病论》!

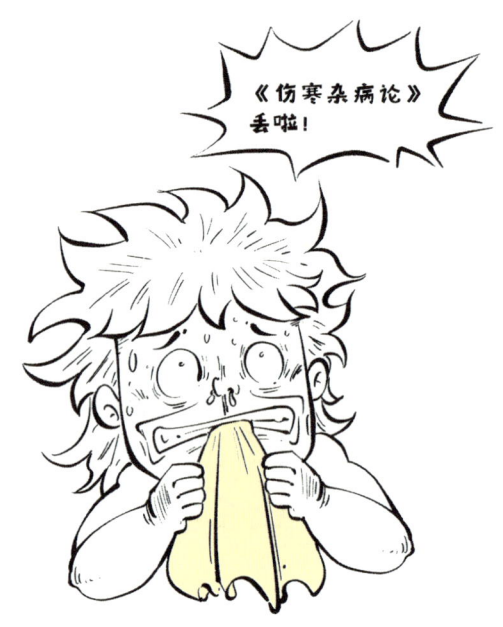

还好有"缝补小能手"王叔和。

他花费了许多心血汇集、整理、编辑、补充《伤寒杂病论》,总算把《伤寒杂病论》给复原了。而且在复原的基础上,王叔和还对内容进行了增补。

王叔和一生的心血没有白费,《伤寒杂病论》极大地推动了中医的发展,为挽救成千上万的生命做出了巨大贡献。

虽然在明清时期有些学者认为王叔和整理的《伤寒杂病论》曲解了张仲景的本意，可要不是王叔和在乱世中把《伤寒杂病论》传下来，后世还有谁能知道它的本意呢？

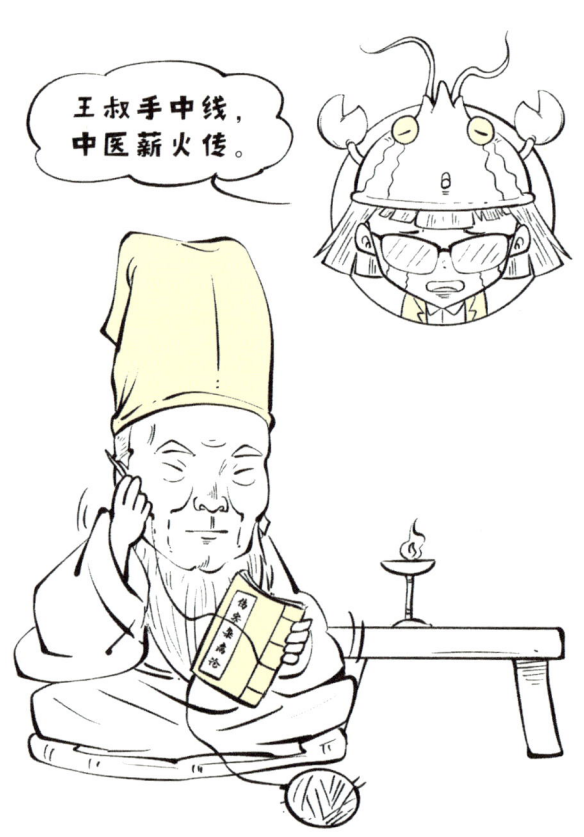

右手指着天：编著《脉经》

把脉大家多少都见过吧？

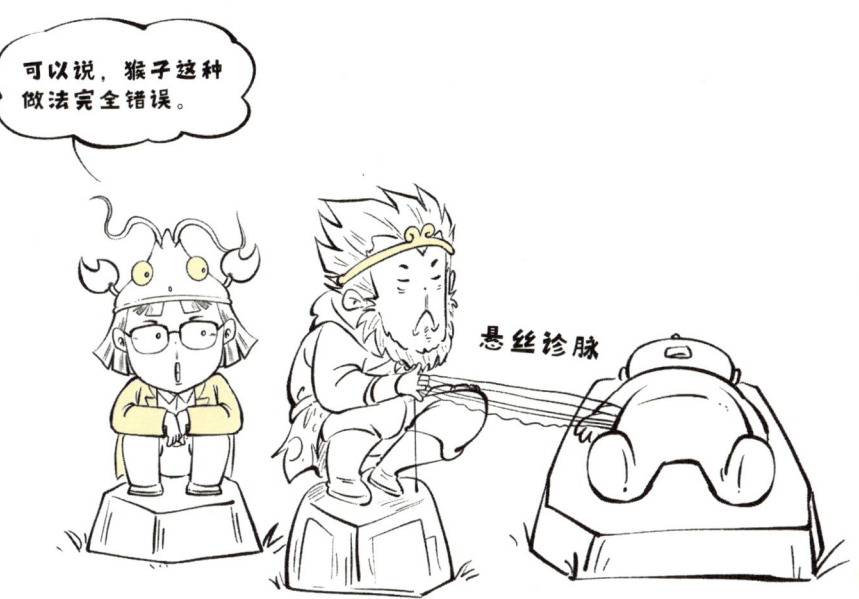

在看中医的时候，医生会让你把手臂平放在桌面上，然后用食指、中指和无名指搭在你的手腕上，检查脉搏跳动的情况。

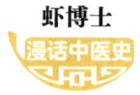

虽然脉诊在中医问诊中起源非常早，咱们前面提到《黄帝内经》有"三部九候"、《难经》有"独取寸口"，但在王叔和之前还是缺乏系统和专门的研究。

好了，王叔和现在来了。我们就要另起一段好好说说了。

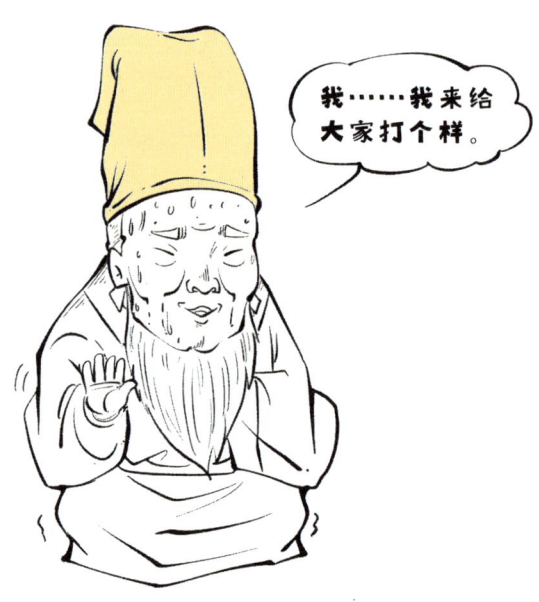

第六册 两晋南北朝：乱世中医提灯人

王氏脉诊独创之独取寸口

在王叔和之前，医学界的脉诊绝大部分都是按照"三部九候"来做的。

"三部九候"？

是不是听名字就觉得很复杂？

是的。这种脉诊法要求医者要感受患者头部、手部、足部的动脉跳动情形，因此又称遍诊。

> 遍诊的话，古代女性怎么办呢？

> 的确，在古代，医者绝大部分都是由男性担任，因为"男女授受不亲"的关系，遍诊法没办法在女性身上使用，这就很大程度上耽误了女性患者的诊治。

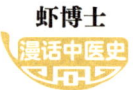

但王叔和认为"独取寸口"就可以诊脉，就是说脉诊时只触诊手腕部位也足够。

没错，这个观点是《难经》最早提出来的，但王叔和把它落到了实处。

他解决了"独取寸口"怎么取的问题——取寸、关、尺三个部位。

他还通过指出寸、关、尺三个部位和内脏的对应关系，说明了就算"独取寸口"也能判断内脏疾病情况。

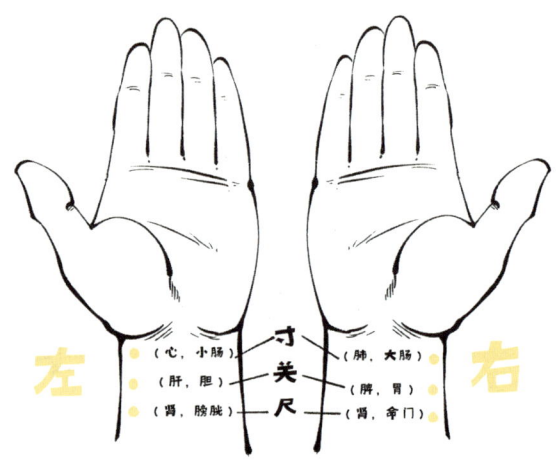

王氏脉诊独创之 24 种脉象

在王叔和以前,专家们对脉诊的论述是这样的:

"善为脉者,谨察五脏六腑,一逆一从,阴阳、表里、雌雄之纪,藏之心意,合心于精。"(《黄帝内经》)

还有这样的：

"脉有一阴一阳，一阴二阳，一阴三阳；有一阳一阴，一阳二阴，一阳三阴。"（《难经》）

不要说朋友们了，就连专业医者都不知道是啥啊！

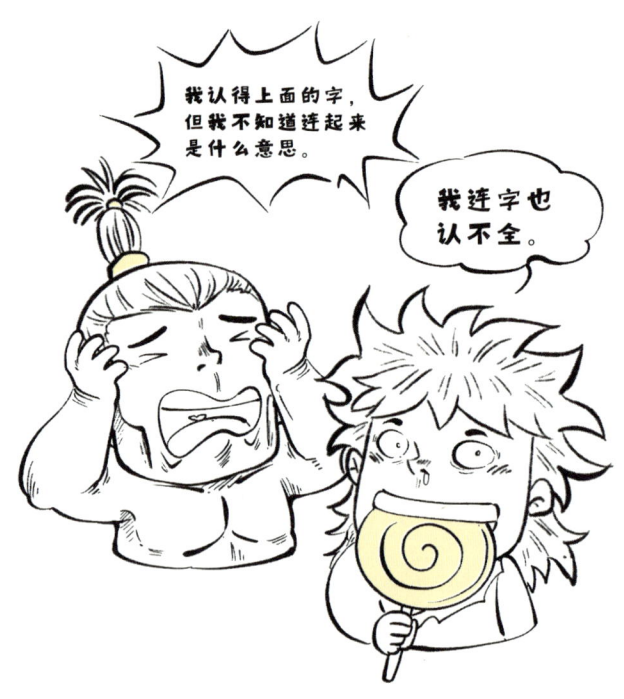

王叔和觉得这不行呀。

于是他就对各种脉象做出了比较形象具体的解释。

他说"浮脉"是"举之有余,按之不足"——当医者抬起手指时它好像在跳动着,但是按下去的时候又不太能感受到。

说"伏脉"是"极重指按之,着骨乃得"——医者的手指要很用力,几乎得按到骨头上才能感受到脉搏跳动。

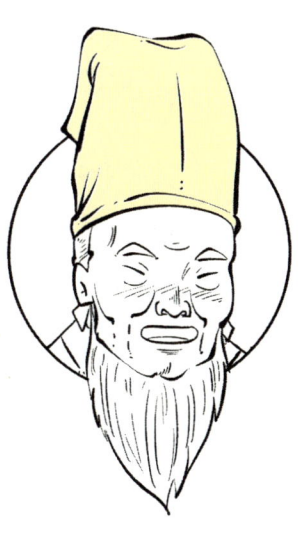

这些描述能让学习者比较容易了解和掌握脉诊的方法,一直到现在,中医脉诊仍然"独取寸口",24种脉象的描述也还是中医诊断疾病的重要参考呢。

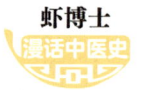

哎呀，一不小心就写了这么多了。

可是朋友们，在两晋南北朝这样的乱世，医学界中还有很多很多提灯人，仅是代表人物只提到葛洪和王叔和肯定也是远远不够的。

那接下来就只能速写一下了。

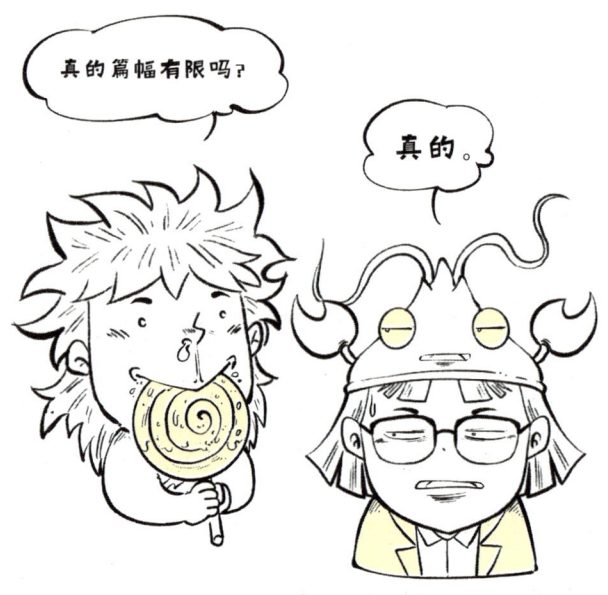

其他提灯人速写

速写1：山中宰相陶弘景

陶弘景跟葛洪的经历有点像。

他一开始也当官，但在36岁的时候辞官隐居，开始钻研医学。

而且陶弘景也喜欢炼丹，只是他最后大约失望了，所以皈依了佛教。

据说梁武帝非常信任陶弘景，曾多次请陶弘景出山，但陶弘景都不干。于是梁武帝只能在有事的时候亲自去山里找他，所以陶弘景又被称作山中宰相。

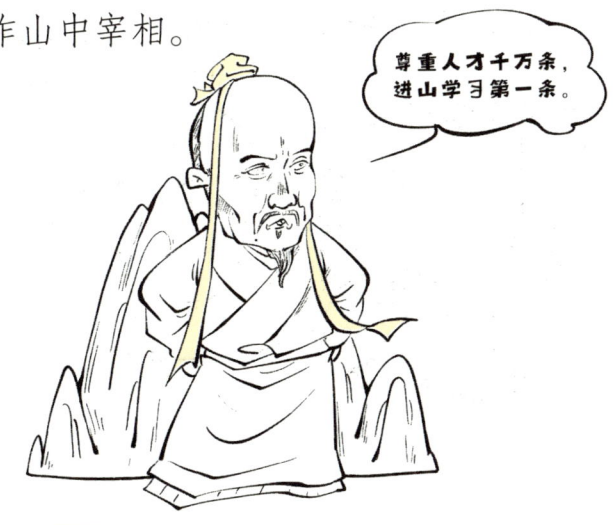

在当时，人们对药材的认识和使用都源自《神农本草经》。可《神农本草经》已经传阅了4个多世纪，在传抄的过程中出现了很多错误。

于是陶弘景撰写了《本草经集注》，不仅改正了《神农本草经》的错误和混乱，还新收录了365种药材，所以《本草经集注》记录药物的总数就是365+365种！

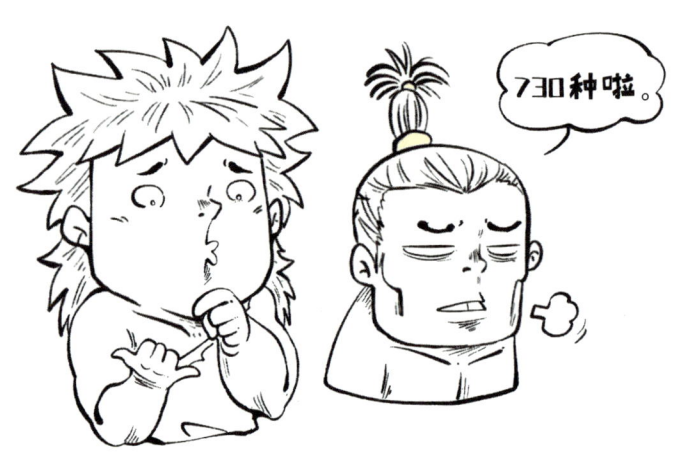

《本草经集注》把《神农本草经》中对药物的"上中下"分类改为玉石、草木、虫兽、果菜、米食和有名未用（虽然可以用但没有被广泛使用）六个门类，这可是药物分类史上的一大进步。

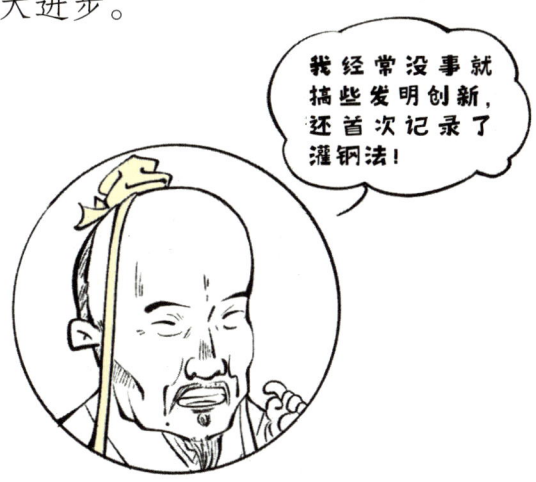

而且《本草经集注》还创立了"诸病通用法"的药物分类方法，把可以治疗某种疾病的药物都归于一类，这有助于医者们进行查找和学习。

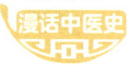

《本草经集注》是《神农本草经》以来对本草学的一次全面总结和补充，虽然这本书最终还是因为战乱佚失了，但别担心，它的大部分内容都保存在了其他书中。

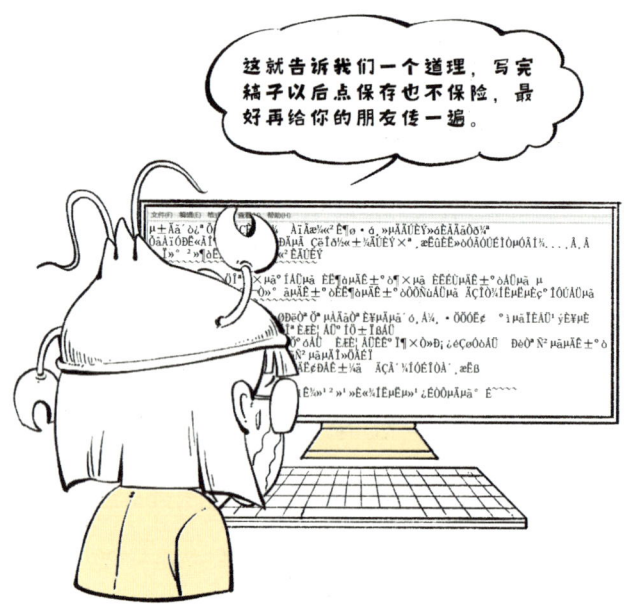

速写 2：半路出家皇甫谧

首先声明，皇甫谧没有出家当和尚。"半路出家"是个成语，是指中途转行。

皇甫谧就是这样，他出身贫寒，一直到 20 岁时才开始发奋读书，很快就因为精通儒学名扬天下了。他在 42 岁的时候生了一场大病，耳朵聋了，自己看书医治了一百多天才好。就是在这段时间，皇甫谧下定决心要深入学习医学。

他说如果不精通医学的话，就算有忠孝之心和仁慈的德行，但当君父遇到危难，婴儿面临死亡，该怎么办呢？

于是皇甫谧立志钻研医学，朝廷几次邀请他出仕，他都坚决拒绝了。

严谨一点，皇甫谧是"半路出家"两次哦。二十岁开始读书是一次，四十二岁开始学医又是一次。

第六册　两晋南北朝：乱世中医提灯人

那皇甫谧究竟研究出了个啥呢？
《针灸甲乙经》！
甲乙？听起来有点路人对不对？
也许，可能，大约不那么重要？

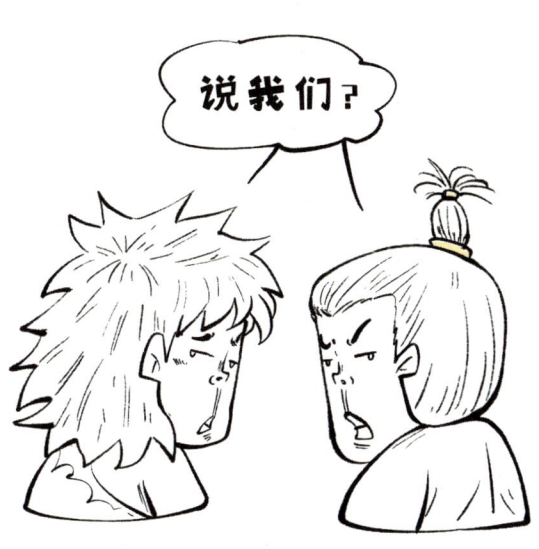

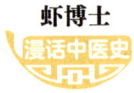

不，不，不！

前面咱们说过针灸起源非常早，可是一直要等到皇甫谧出手，才有专门的针灸学著作——《针灸甲乙经》现世。

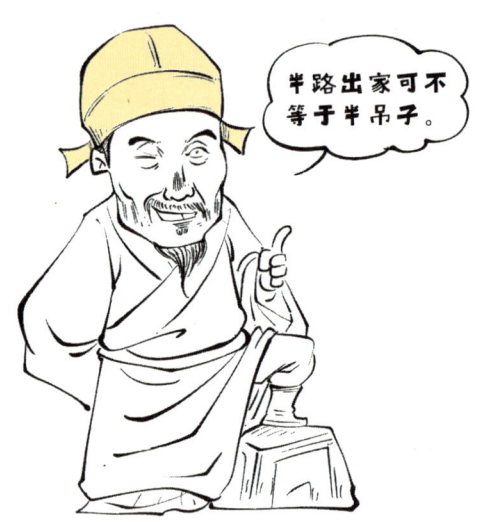

《针灸甲乙经》是一本汇编性质的著作，它主要是把以往著作中有关针灸的部分拿出来重新整理和分类，系统整理了人体穴位349个，提出了排列穴位的35条线路，说明了针灸操作方法和针灸禁忌。

第六册　两晋南北朝：乱世中医提灯人

从此以后，所有的针灸学著作都要以《针灸甲乙经》为基础，皇甫谧也因此被称作"中医针灸学之祖"。

《针灸甲乙经》的流传范围很广，公元8世纪左右，日本医学界就把《针灸甲乙经》当作教科书，而且《针灸甲乙经》很早就有了英语译本和法语译本哦。

其实《针灸甲乙经》的名字是后人给它取的！皇甫谧写的这本书最早叫什么已经无从知道了。

也就是说《虾博士漫话中医史》这套书说不定能变成《甲乙漫话中医史》！

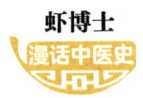

速写 3：炮制祖师雷敩

敩是个多音字，在这里它念 xiào。

而炮制呢，古时又称"炮炙"，是对中药材进行加工制作的一门重要学科。简单来说炮制药材的作用在于清洁、减轻或消除毒性，或者增强效果，它的主要手法包括"炮、炙、蒸、晒、渍"。

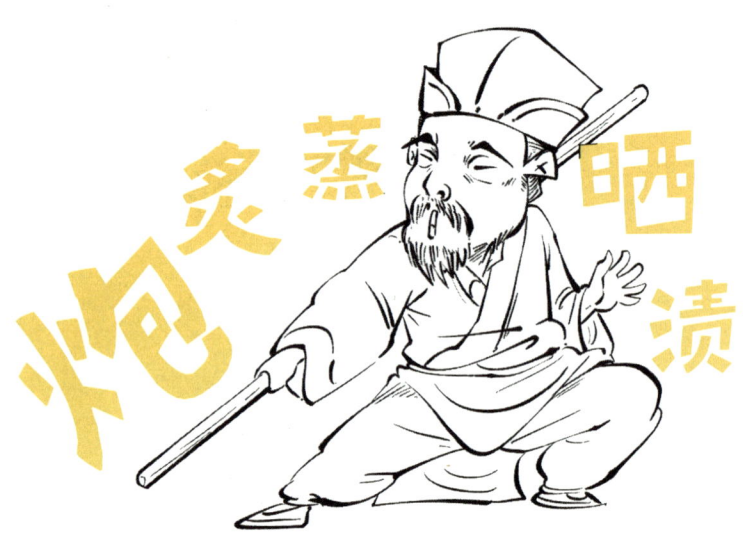

其中"炮"是指用热铁锅炒制药材。

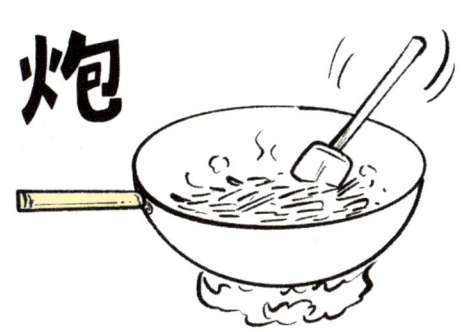

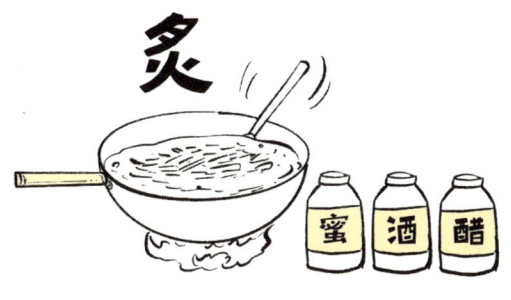

"炙"是指把药材和蜜、酒、醋等液体辅料一起炒制,以便使药材更好地发挥作用。这就像是我们炒菜时加入各种调料,使食物的味道更加鲜美一样。

"蒸"和"晒"就是上锅蒸和晾晒。

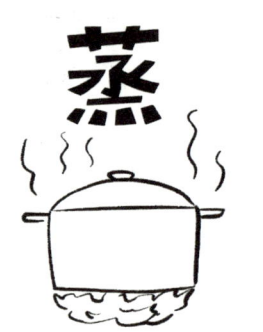
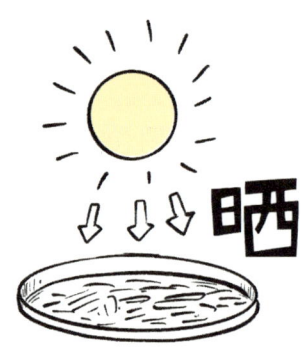

"渍"就是浸泡。

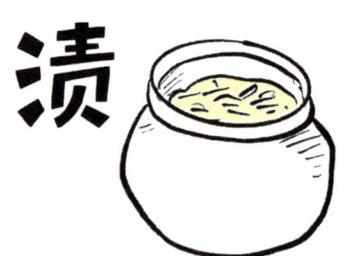

中药炮制直接关系到中药的效力和患者的安全,是一门非常重要的学科。

比如说半夏和附子,它们在新鲜的时候毒性强烈,但是经过炮制毒性将大大减弱,还有其他许多药物也是如此。

这些处理药物的经验经过不断积累,具体的方法、技术、理论逐渐完善。雷敩把它们收集整理起来,再加上自己的实践和思考,就写出了《雷公炮炙论》。

因此，雷敩被称为中药炮制祖师，直到现在还有中药店铺会写上"雷公炮炙"，宣传自己家的药材地道呢。

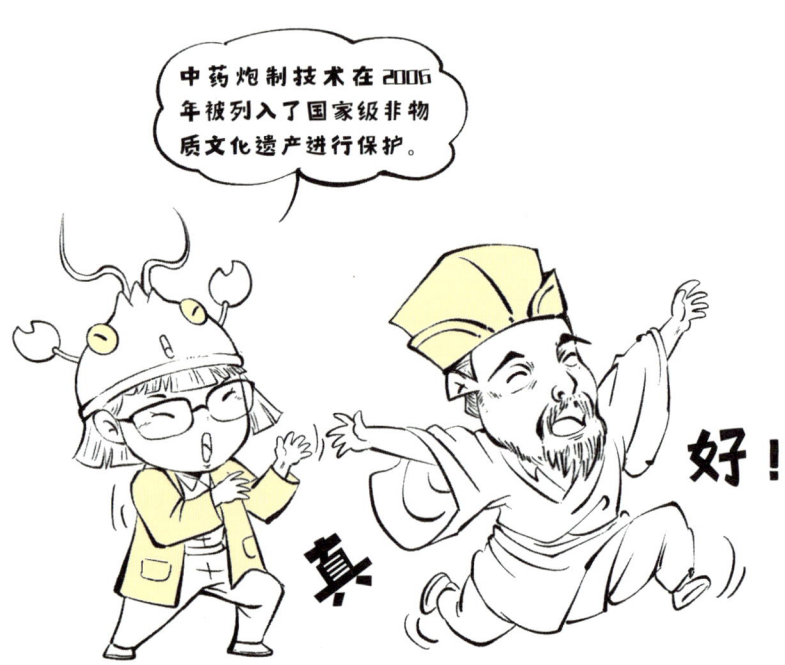

两晋南北朝的三百来年，是战乱、饥荒、疾病肆虐的三百来年。普通人都忙着生存和逃命，条件好一点的就想着吃一种叫"五石散"的药当神仙。

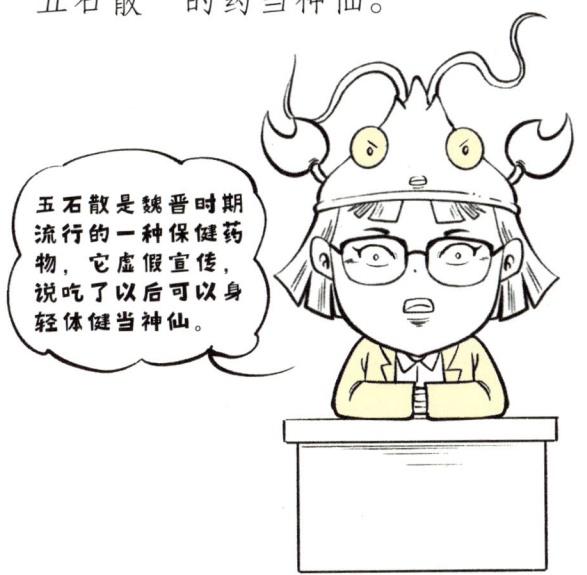

五石散是魏晋时期流行的一种保健药物，它虚假宣传，说吃了以后可以身轻体健当神仙。

这一时期，统治者无力组织人员进行大规模的医学总结和研究，医者几乎都是靠个人力量完成研究和著作编写的。

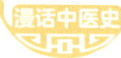

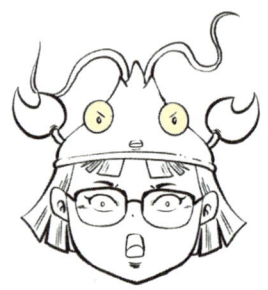

它主要是由石钟乳、石硫黄、白石英、紫石英、赤石脂这五种矿物粉制成，虽然看起来成分健康，但长期服用对身体危害极大。五石散流行时间长，一直到唐朝才被完全禁绝。

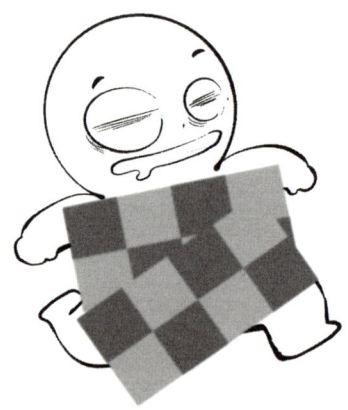

第六册 两晋南北朝：乱世中医提灯人

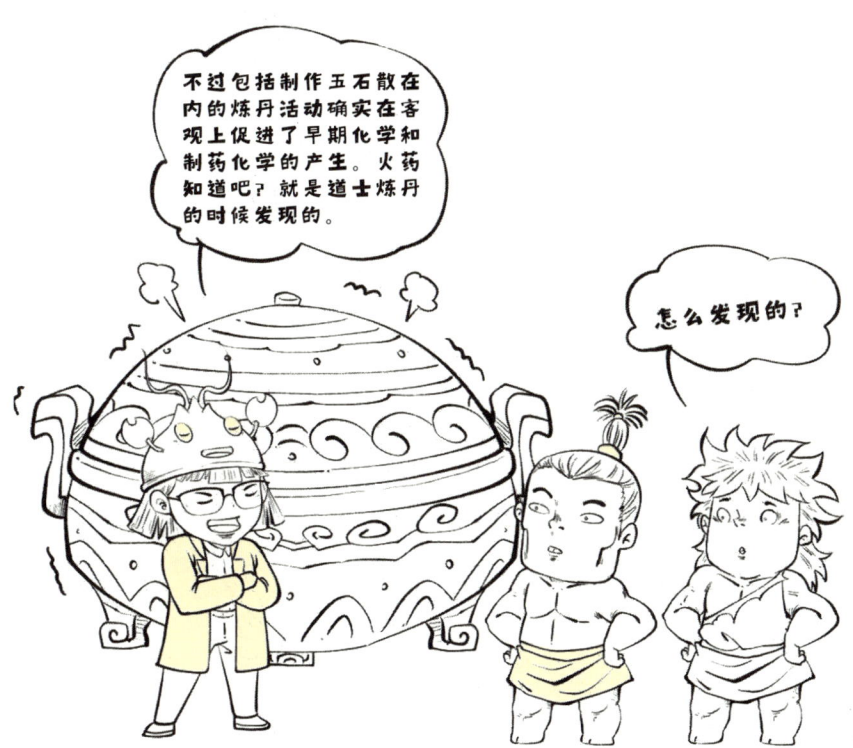

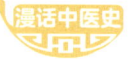

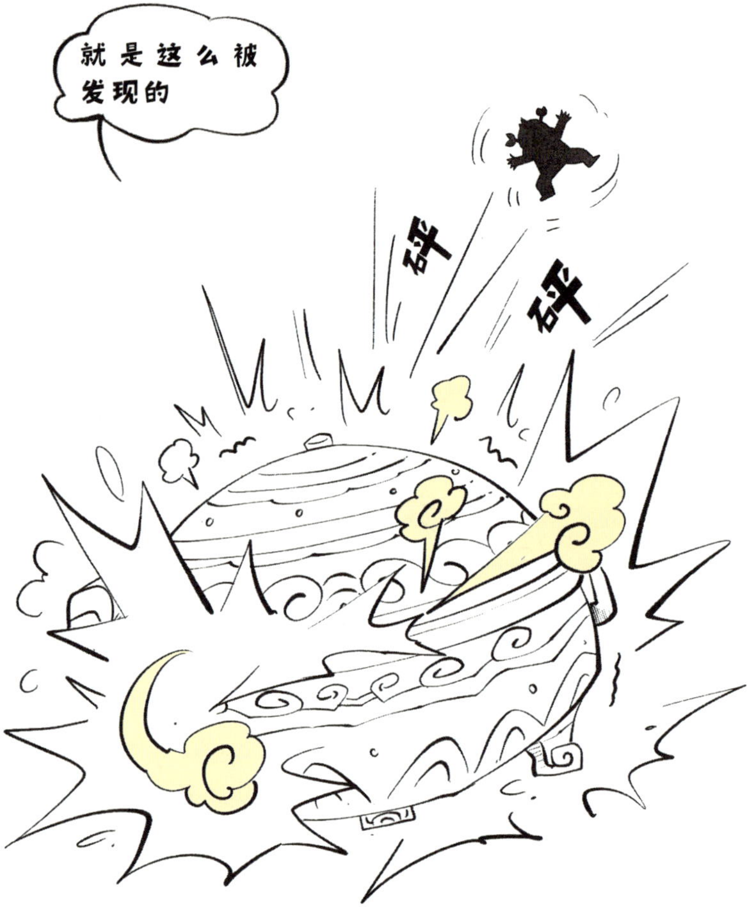

朋友们，说实在的，咱们在本册中介绍的中医提灯人真的太少太少啦，他们和他们所代表的医者群体其实还值得更多书写和赞扬。

他们在那个混乱的世道中拒绝逃避和幻想，他们斥责五石散害人，他们脚踏实地思考着治病救人，并且为之奉献了自己的一生。

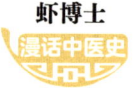

借用鲁迅先生的话来说,他们"有一分热,发一分光",他们没有"等待炬火",因为他们已经下定决心做这乱世医道中的光。

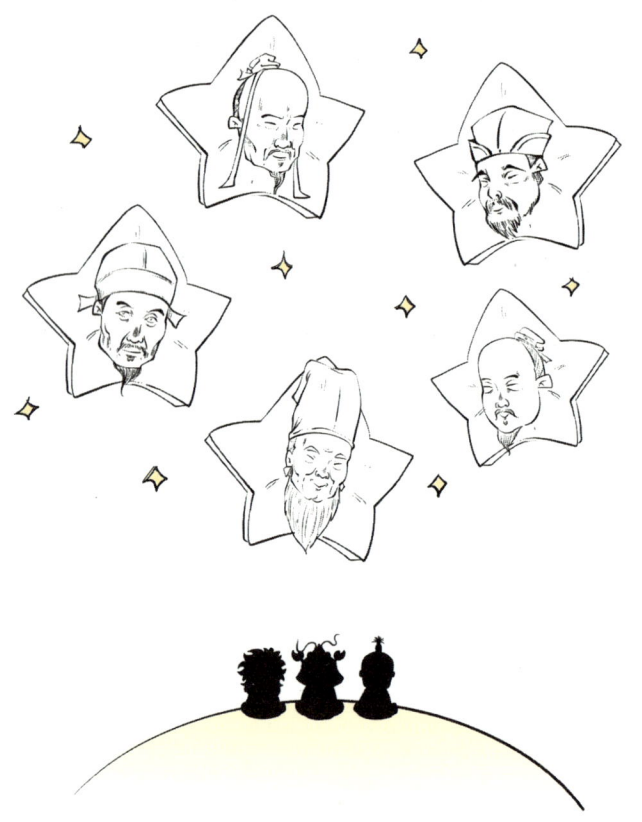

好了，朋友们，本册到此就告一段落了。

老规矩——

欲知后事如何
且看下回分解

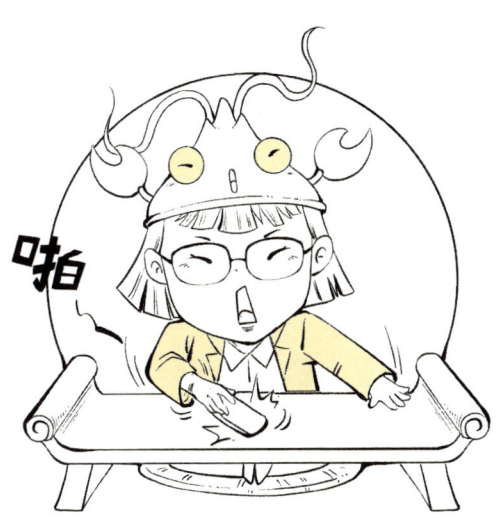

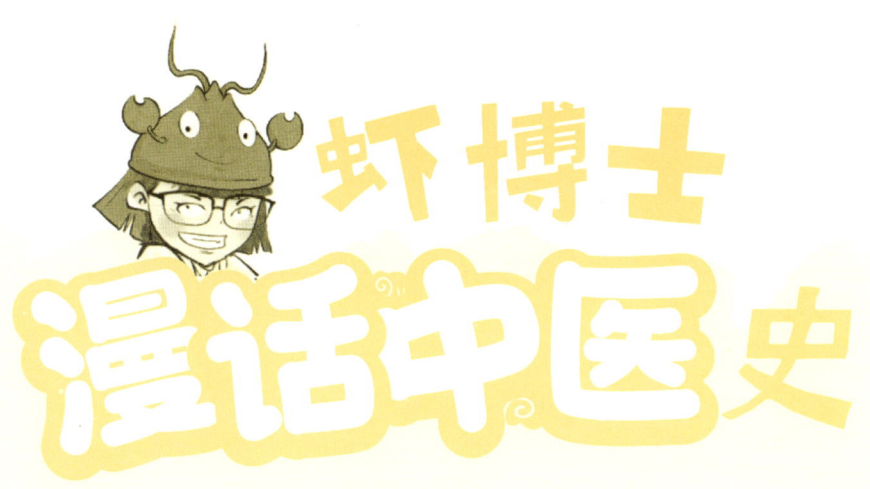

隋唐五代：
中医要做大！做强！

胡晓霞 / 著　　田　野 / 绘

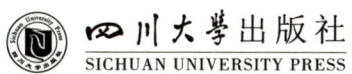
四川大学出版社
SICHUAN UNIVERSITY PRESS

 第七册

隋唐五代：
中医要做大！做强！

朋友们，经历了三国、两晋和南北朝的战争和混乱，隋唐大一统时代即将来临！

真·分久必合·合久必分

尽管随后五代时期又会陷入战乱，但咱们先看好的——繁荣时代不仅会产生文学和艺术高峰，还会促进社会各行各业的发展。医学界嘛，当然也在其中了。

第七册　隋唐五代：中医要做大！做强！

这一时期，中医有了较好的发展环境，就不得不正视遗留至此的两个棘手问题——

如何做大？

如何做强？

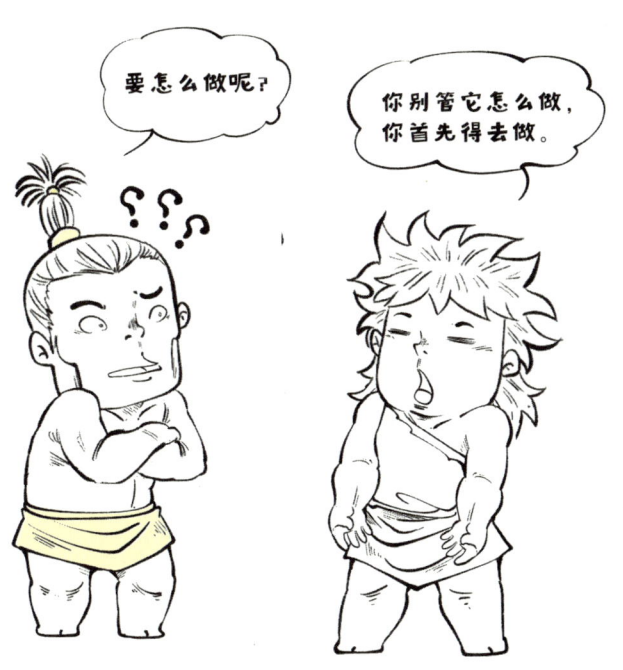

回答这个问题可能有点难，但如果我们把中医的发展看作一场"打地鼠"游戏就简单多了。

啊？这还能有关系？

没错，听虾博士来给你们细讲一番。

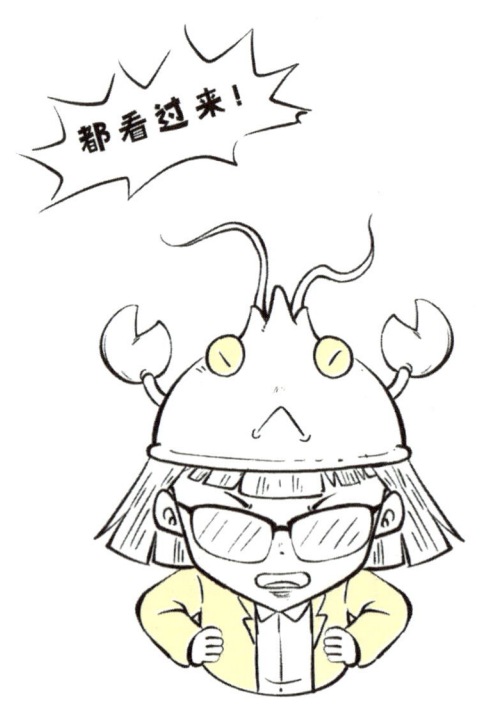

中医"打地鼠"之干就完了!

没玩过"打地鼠"游戏的朋友也别着急。

"打地鼠"游戏简单说来就是要把从地洞中冒出来的地鼠打回去。只要每一次都打回去你就赢了。

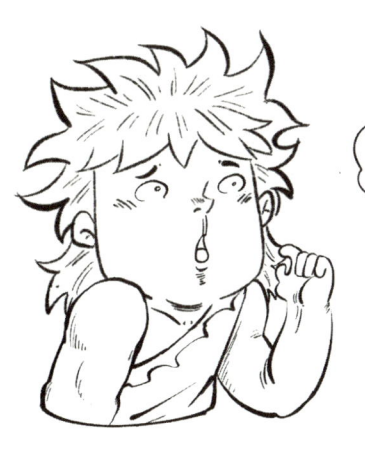

怎么说?

这就跟我们解决问题的一般思路是一样的——发现某个问题,就去解决这个问题。

比如 5+3，你如果说等于 7，那就错了，得改成 8。

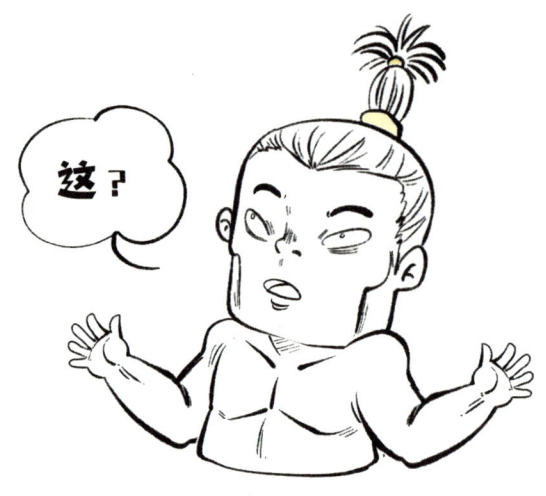

比如"垂死病中惊坐起"的下一句填成"无人知是荔枝来"也错了，得改成"暗风吹雨入寒窗"。

中医对抗疾病的主要思路也是如此。

生病了→痊愈了→得到经验→下次生这种病就有办法了。

如果把所有经验都搜集起来，不就能解决所有疾病问题了吗？

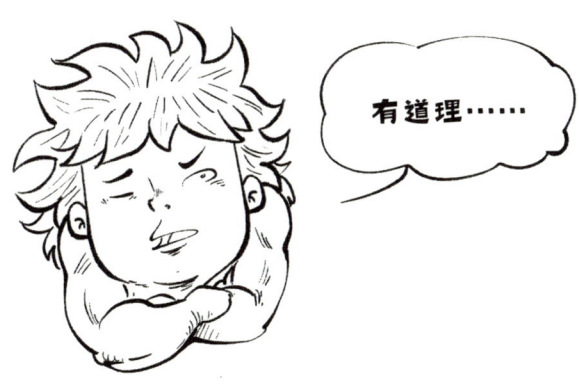

可有没有什么一劳永逸的办法呢？

比如说关掉"打地鼠"游戏机的电源——直接从根源上找到人类发病的原因和机制？

没毛病，但是直到现在也没关得了。

尽管前面咱们说过医缓提出了"六气致病说"，《黄帝内经》又对"六气致病"有了进一步解释和说明，另外咱们马上还会讲到巢元方的《诸病源候论》，总之无数医者都想找到引发疾病的最根本原因，但这就好像你在古代想要坐高铁，在现代想要坐宇宙飞船飞越银河系一样，想法是好的，就是一时半会儿实现不了。

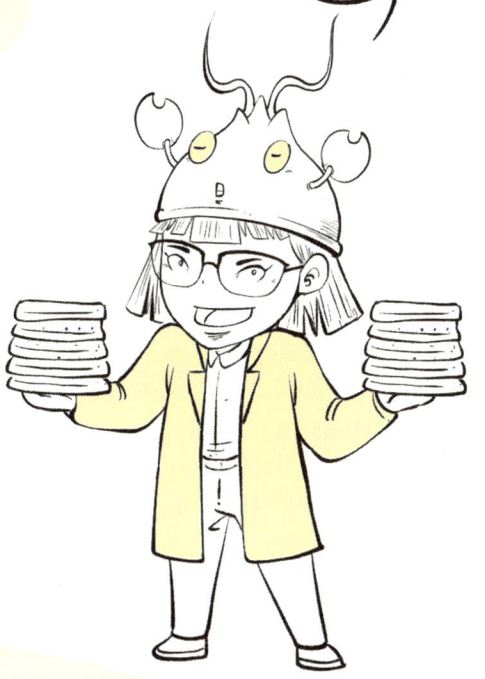

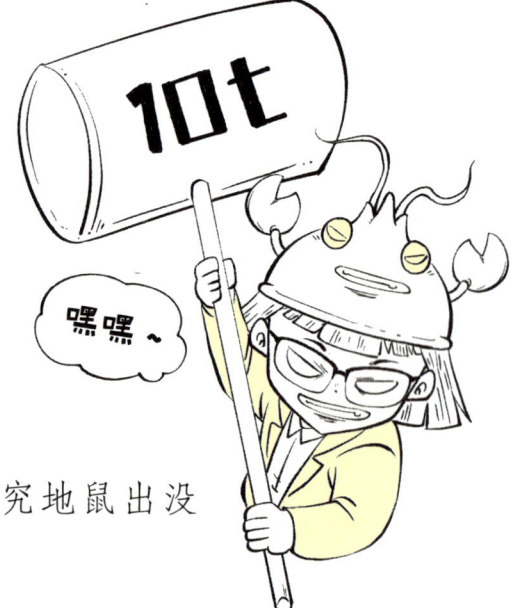

另外,还可以研究地鼠出没的特点。

1号洞地鼠出现以后,9号洞地鼠就容易出现。

2号洞地鼠出现以后,4号洞和6号洞地鼠就容易同时出现。

找到这样的联系后,你就能提前准备好大锤等着地鼠了。

第七册 隋唐五代：中医要做大！做强！

中医对抗疾病的第三种思路也是这样——研究疾病发生的征兆和特点。比如咱们上一册就讲过王叔和归纳脉搏跳动的24种情况，每一种跳动模式都对应了特定的病证。这样一来，在疾病还没有完全展现出症状、不那么严重的时候就能处理了。

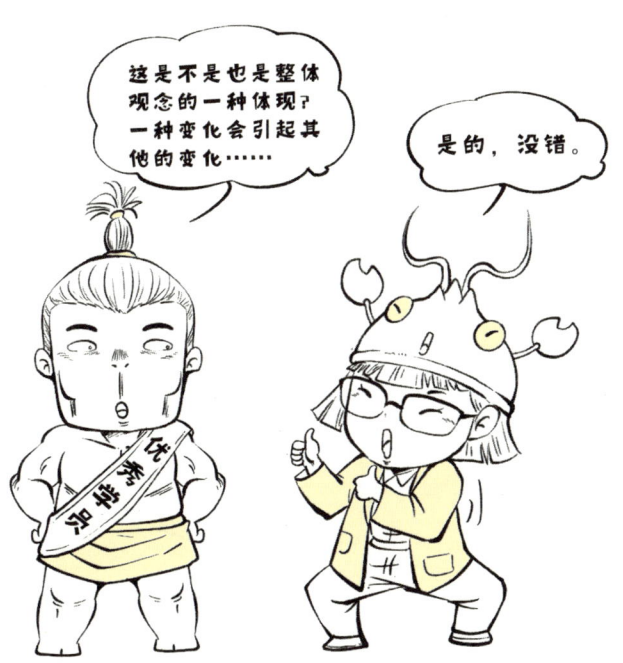

以上就是中医"打地鼠"应对疾病的三大主要思路。这三种思路几乎贯穿了所有中医经典著作,《黄帝内经》《伤寒杂病论》《神农本草经》……反正你能想到的所有医书里都能找到这三种思路,只是各有侧重而已。

隋唐时期的医学界也不例外,这一时期不管是"拔插头""一网打尽"还是寻找规律,都取得了重大进展。而且跟之前不同的是,自隋唐开始,历朝政府更多地参与到医学发展中来,客观上为中医的发展贡献了强大的助力。

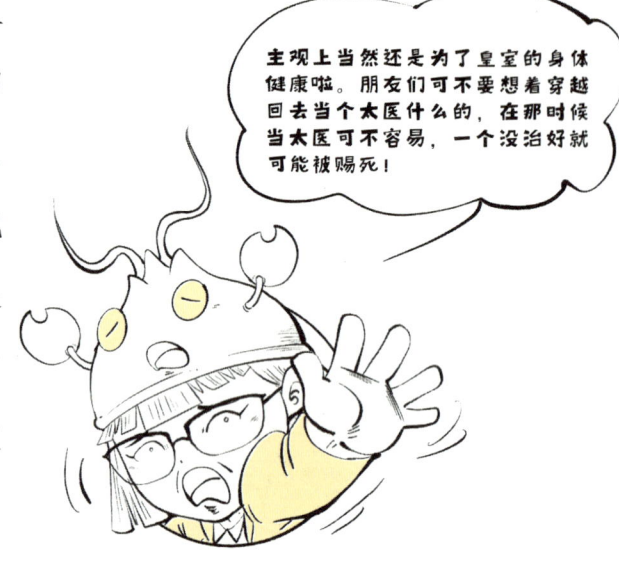

主观上当然还是为了皇室的身体健康啦。朋友们可不要想着穿越回去当个太医什么的,在那时候当太医可不容易,一个没治好就可能被赐死!

"拔插头"派：《诸病源候论》

《诸病源候论》是"拔插头"派的代表之一。

它是隋代太医博士巢元方主持编纂的。这时候的博士大概相当于咱们今天学校里的教授。

插播一句，隋代跟秦朝一样短命，只传到第二代就灭亡了，而且葬送隋朝的隋二代隋炀帝也跟秦二世一样刚愎自用。但是隋炀帝还真是对医学做出了不小贡献。他主持编纂的医书《四海类聚方》共计2600卷！

巢元方编纂的《诸病源候论》也是在隋炀帝的支持下完成的，它是我国历史上第一部系统论述病因和疾病发展阶段性表现的著作。

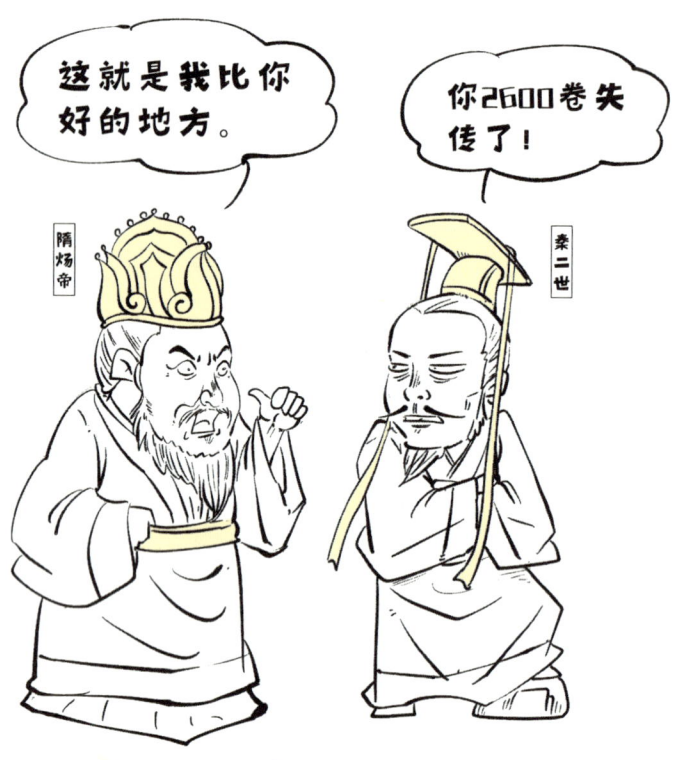

第七册 隋唐五代：中医要做大！做强！

前面咱们说对付疾病就跟"打地鼠"游戏一样，可以选择"拔插头"，也就是从根源上找到致病原因，彻底消灭疾病。《诸病源候论》就在非常努力地做这样一件事。

它取得了一些成果。比如说书里指出绦虫病是因为人吃了生肉，过敏是因为个人体质等。这些认知都是正确的。《诸病源候论》对病因的讨论在前人基础上有所突破，但它还是受到时代限制，没法找到真正的原因。

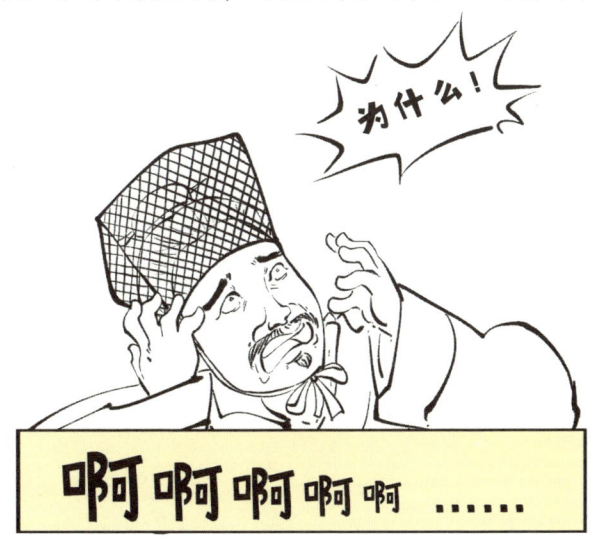

> 虽然看起来不可能,但不断有医者去探究,不可能就能变得可能。

《诸病源候论》最有价值的地方在于它总结了许多疾病原因、症状和发病特点,其中还涉及外科手术方法和缝合理论,比如缝肠术和拔牙术等。

第七册　隋唐五代：中医要做大！做强！

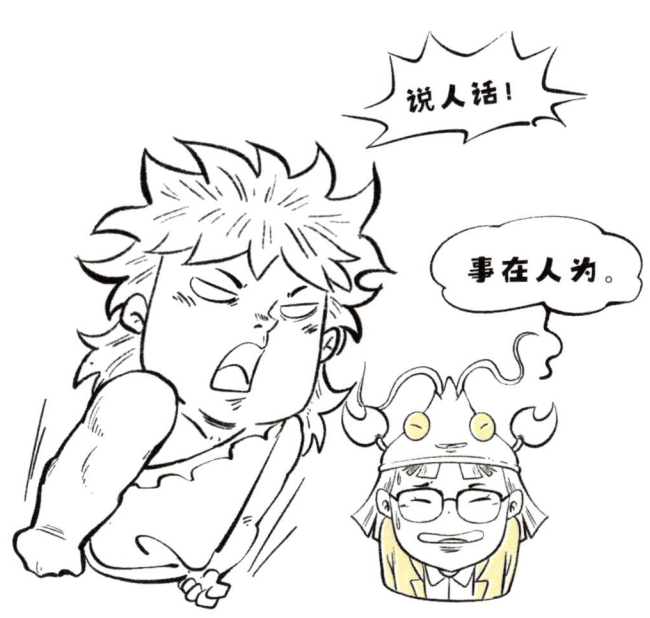

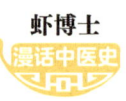

"一网打尽"派：《新修本草》

主攻"一网打尽"的人们也仍在继续努力，前面提到的《四海类聚方》就是一例，关于《黄帝内经》的各种整理研究成果也层出不穷，还有王焘历经二十余年整理的《外台秘要》，藏族的《四部医典》等少数民族医学经典的汇总和整理……

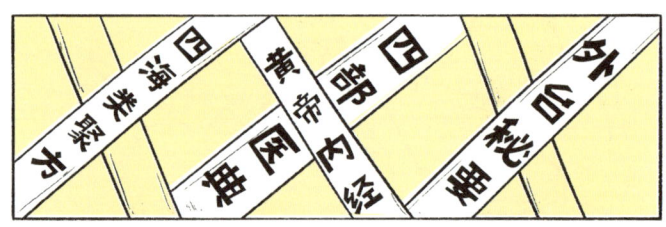

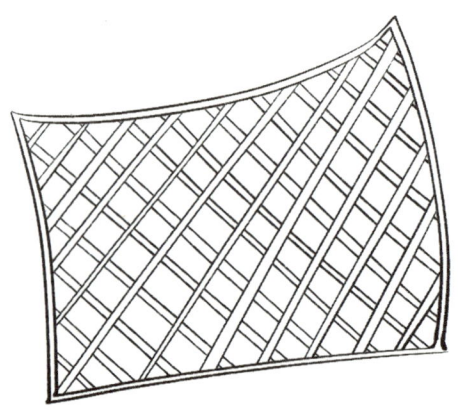

而且这一时期还出现了针对某一类疾病的专科著作。比如"仙"医蔺道人的《理伤续断方》就是专门论述骨折治疗方案的专科书籍。

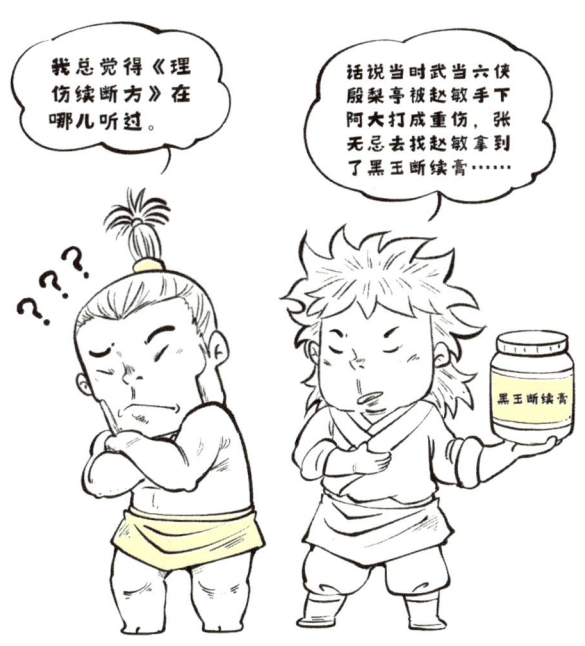

因为蔺道人对骨折治疗的高见卓识，再加上他是个隐居避世的道士，所以很多人都认为他是神仙，《理伤续断方》也被称作《仙授理伤续断秘方》。

不过"一网打尽"派的最佳代表还得是《新修本草》。

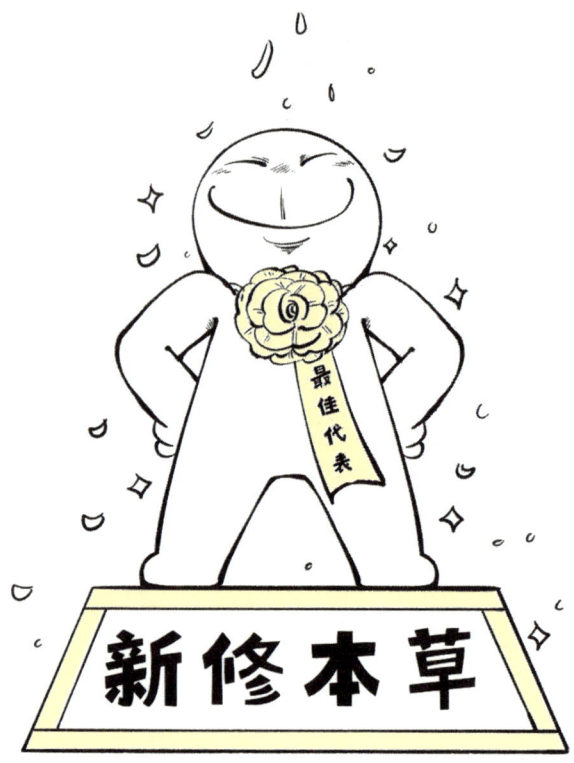

第七册 隋唐五代：中医要做大！做强！

关于本草，大家肯定不陌生了。前面咱们讲过的就有《神农本草经》和《本草经集注》。不过《神农本草经》和《本草经集注》这些著作都是个人努力或者说世代医者研究的结果。

俗话说，一根筷子易折断，十根筷子抱成团。《新修本草》得到了大唐皇室的大力支持，它由朝廷出面组织、编撰、修订和传播，相比个人力量，收集的范围更大、时间跨度更长、所得经验也更加可靠，因此它又被称作《唐本草》。

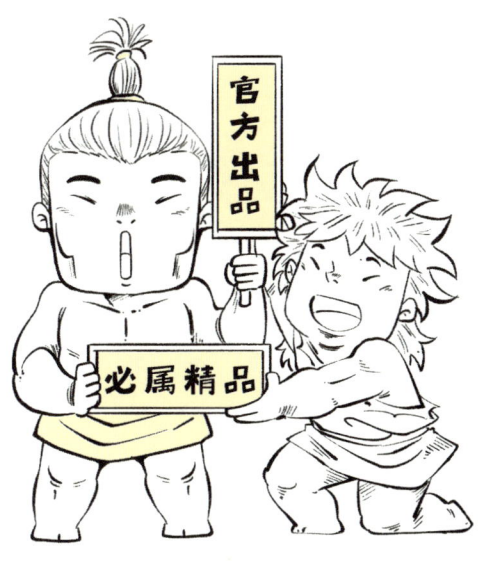

《新修本草》在之前本草类著作的基础上，一共收录药物844种。全书分为正经、药图和图经三部分。

　　正经主要记录的是各种药物的名称、性质、气味、主治病症和用法，一共有20卷，目录单设1卷。

　　药图是指药物图，是朝廷下令各地按照药材本来的样子绘制的，非常具有参考意义，一共有25卷，目录单设1卷。

图经部分则详细描述了药物的形态、采集及炮制方法，一共有7卷，目录单设1卷。

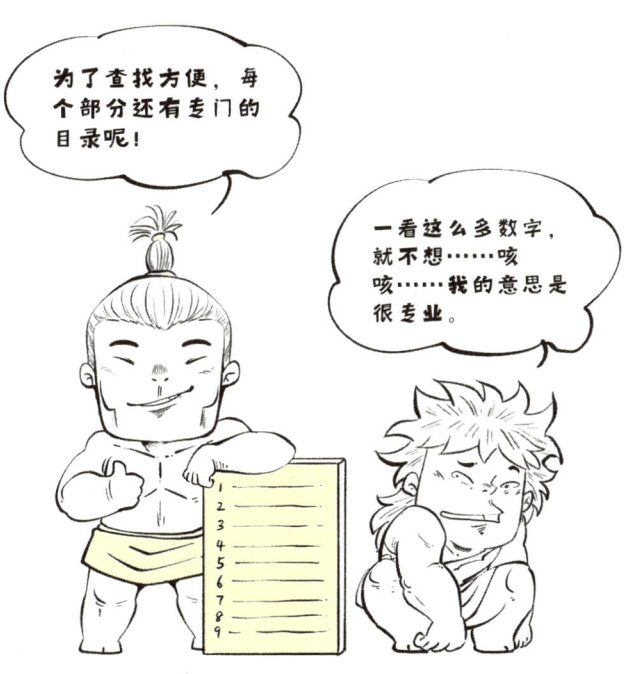

《新修本草》系统总结了唐代以前的药物学成就，它图文并茂，内容十分丰富，在颁行以后，很快就成为医者用药、商人制药的规范和标准。而且它流传广泛，在当时的日本也成为医学生的必读书籍。

算起来，《新修本草》可要比被公认为世界第一部药典的《纽伦堡药典》早八百多年！

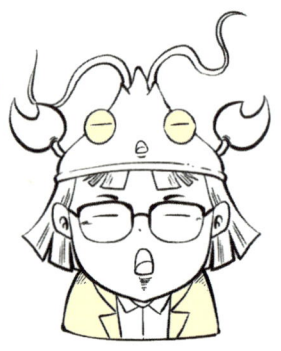

不过因为战乱等，《新修本草》没有被完整流传下来，好在接下来的《千金翼方》等书籍收录了其中大部分内容。

寻找规律派：《千金方》

主攻寻找规律的医者也不甘人后,下面有请知名代表——《千金方》！

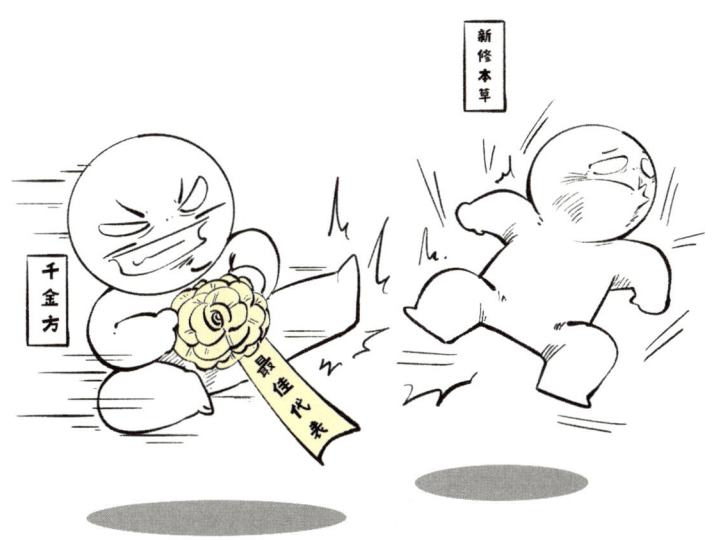

《千金方》是我国历史上第一部临床医学百科全书,它是由《备急千金要方》和《千金翼方》两部组成。其中《备急千金要方》是孙思邈在 70 岁之前写成的,《千金翼方》则是他晚年所作,用来补充《备急千金要方》的不足。

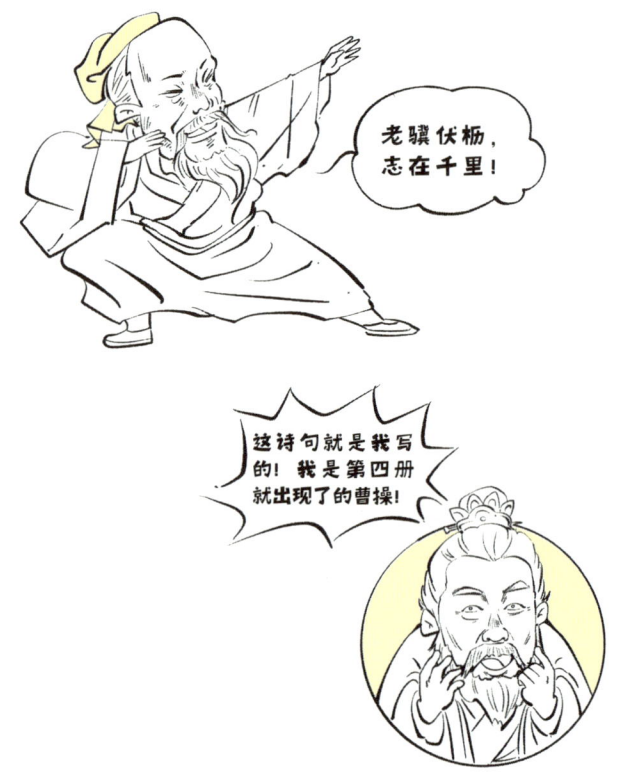

那《千金方》到底厉害在哪里呢?

名字取得好,还是因为老爷子太老?

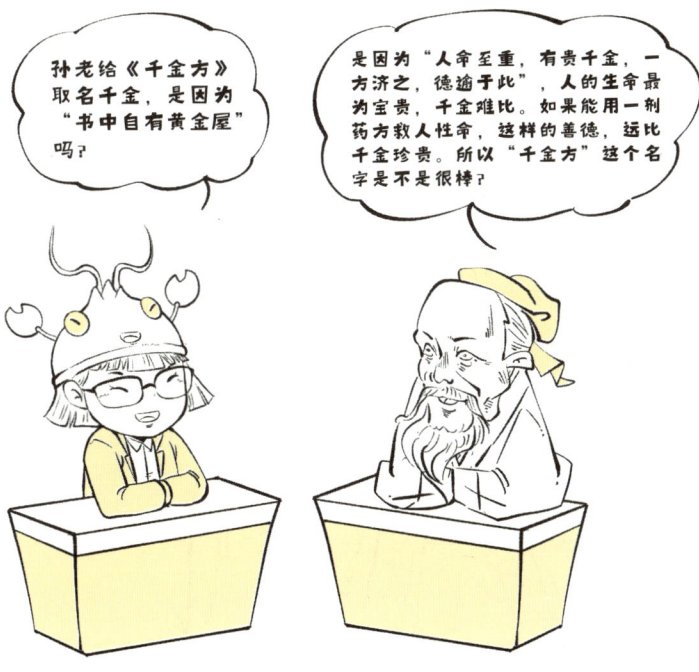

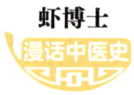

请看下面一组数据：

《千金方》记录了6500余个药方，收录了唐代133个州县共计519种地道药材。

要知道古代车马慢，孙思邈既不是朝廷官员也不是大富人家，这些信息都是他一点点收集和积累的！

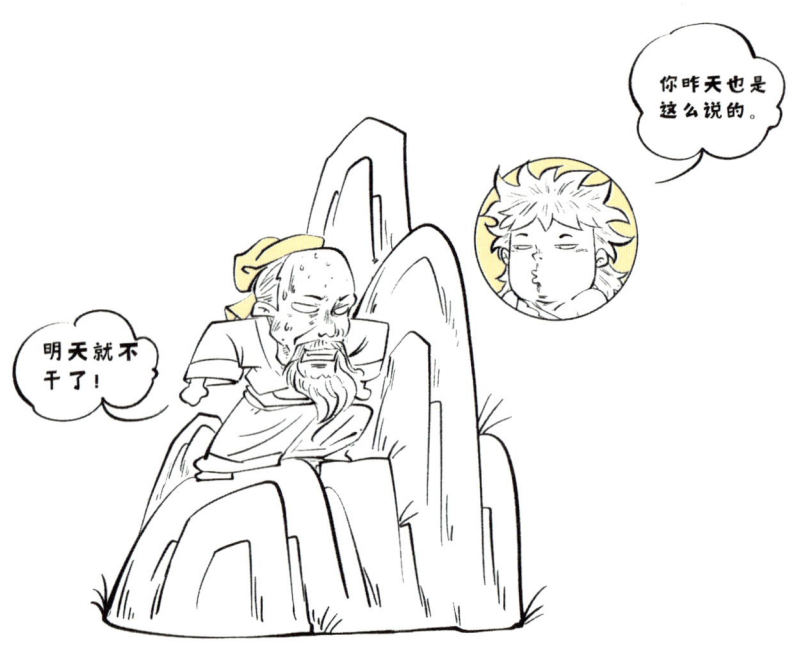

同时，《千金方》还对一些疾病治疗有了开创性的贡献。比如发现消渴病（糖尿病）导致疖痈（化脓性感染），瘿病（甲状腺肿大病，俗称大脖子病）可以吃海产食品缓解，夜盲症多吃动物肝脏可以改善，等等。

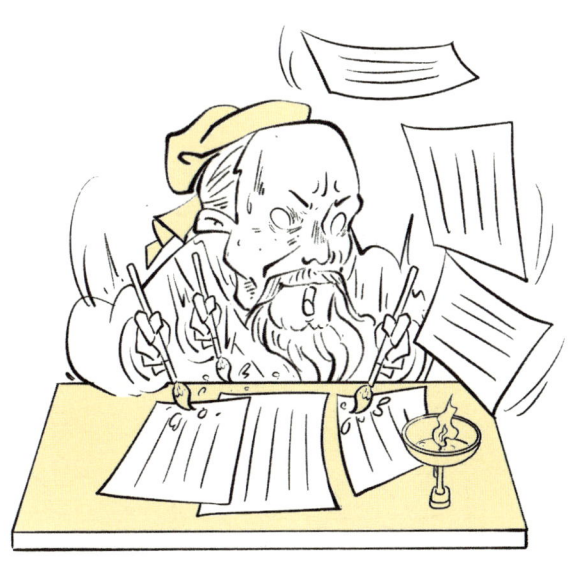

另外,《千金方》对妇科、儿科、预防保健、诊疗方法等科目也都有深入思考和创新之处……

总之,可以负责任地说,没有一部《千金方》在手,你在大唐医界就完完全全地落后了!

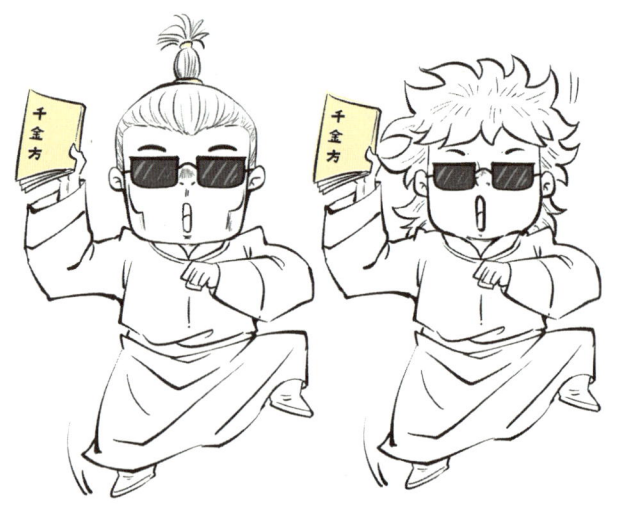

第七册　隋唐五代：中医要做大！做强！

最后值得一提的是，孙思邈在《千金方》中提出了医者应该遵守的道德规范——"大医精诚"。

他说医者应该有精湛的医术和慈悲心，不论患者是什么身份、地位和相貌，都应该一视同仁。

他说医者的理想应该是救死扶伤，而不是为了名利钱财。

他说医者应该广泛学习，刻苦钻研。

孙思邈不仅是这么说的，他的一生也这么做了。为了学习更多知识，他的足迹遍布天南海北；为了能救更多患者，他两次拒绝朝廷征召……

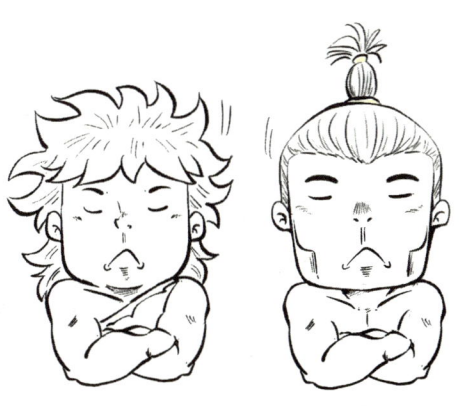

所以，《千金方》果然不愧其名吧？

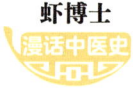

那除此以外还有别的方法吗?

"拔掉插头"的进展太缓慢了。

"一网打尽"和寻找规律也快不到哪里去。

一抬眼,无数疾病还在像地鼠一样不断冒出来。

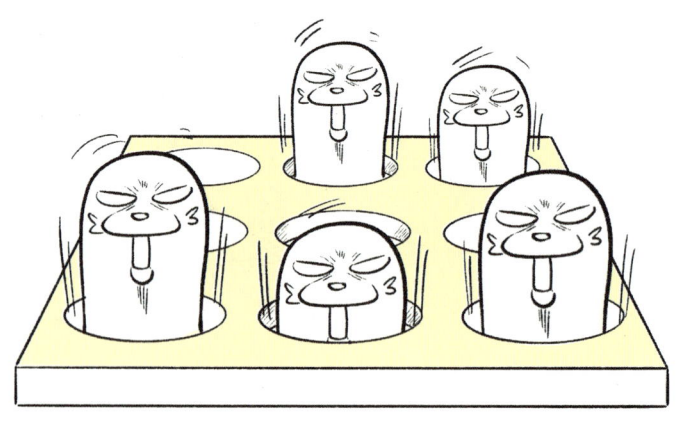

哈!

打不过干脆就加入!直接变成地鼠!

开玩笑的!

不过如果有更多人加入打地鼠游戏,也就是说,如果职业医者足够多,那么在应对疾病的时候会不会更有优势呢?

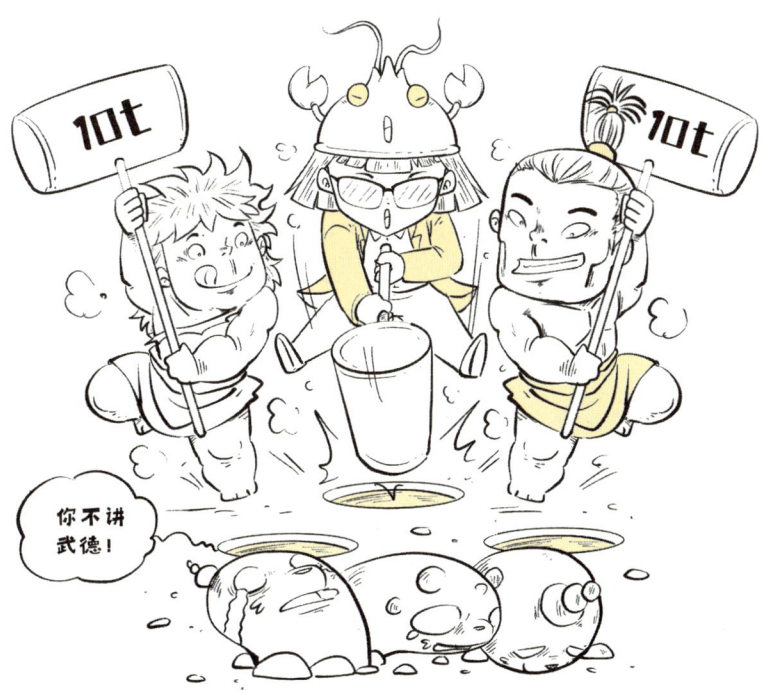

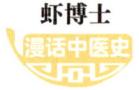

中医"打地鼠"之人多力量大，柴多火焰高

不用说，人多当然会更有优势了。

可是要培养更多职业医者，在战争和混乱时代当然不行，另外，只靠传统的师带徒、父带子模式也行不通。

为什么？

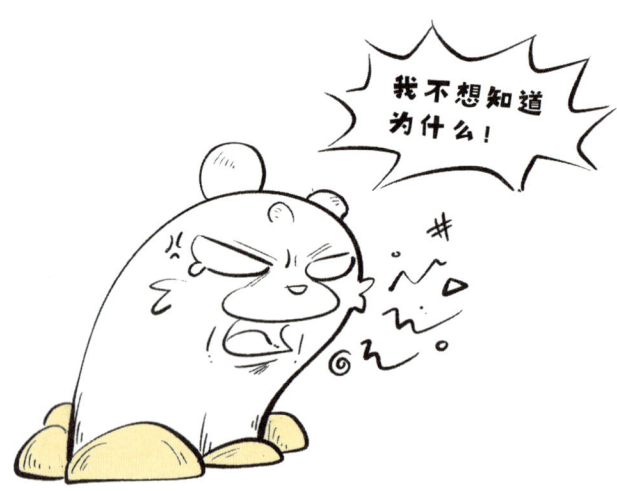

你知道孔老夫子吗？他教授三千弟子，最后学成"礼""乐""射""御""书""数"这"六艺"的只有七十二人。

所以明白了吧？一个老师就不适合管太多学生。

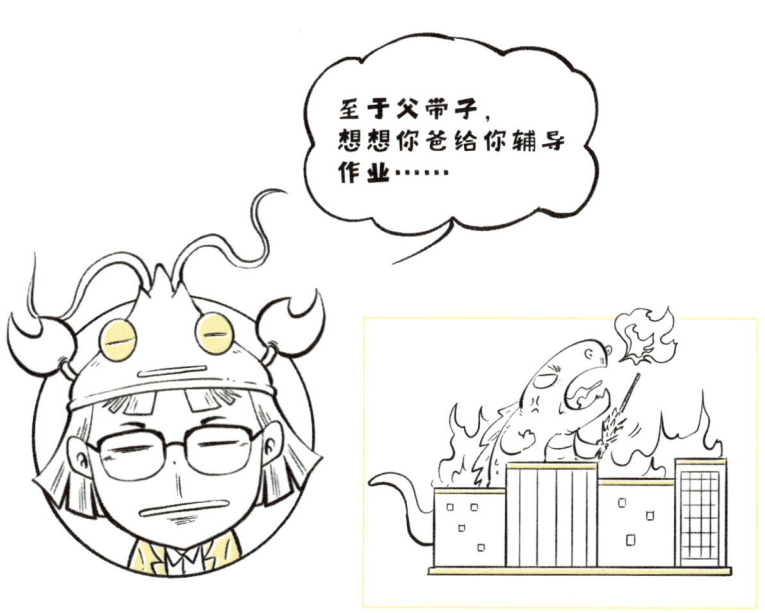

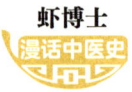

那……有更多老师不就好了吗?

啊,对!开个学校!

恭喜你,答对啦!

建立中医院校就能培养大量职业医者啦!

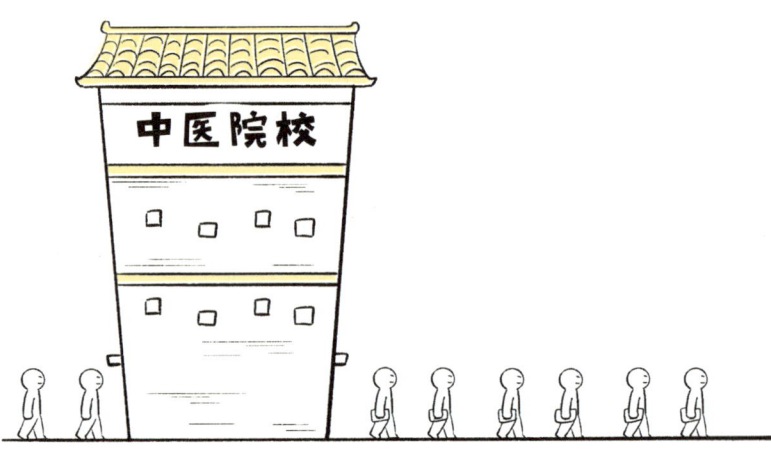

第七册 隋唐五代：中医要做大！做强！

> 医学教育机构的发展是一个慢慢完善的过程，最早的医学教育可以追溯到南北朝时期的**太医署**。

如果说师带徒、父带子模式就跟学校门口的小卖部一样，不仅老师传授的知识有限，培养学生的质量也不好说，而且速度还很慢，那自唐代之后，以国家为主导的医学教育就逐渐像"连锁超市"一样全面和丰富了——

当时，朝廷在中央设置了"太医署"主管皇室健康和全国医疗发展，地方上也兴办了许多医学机构培养医学生，虽然医学生需要一边工作一边抽时间学习，但当时这样的机制在世界范围内都是很先进的。

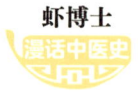

唐代太医署的规模很大,按照文献记载,在校的师生多达三百余人。

而且它的学制很健全,内外妇儿等科目各设有学习年限。

考核和晋升的规定严格又合理,比如不仅有月考、季考、年考和毕业考,还提到表现优秀者可以提前毕业,一时不能完成学业的有两年补考机会。不过留级两年仍然不能毕业者,就必须被除名了。

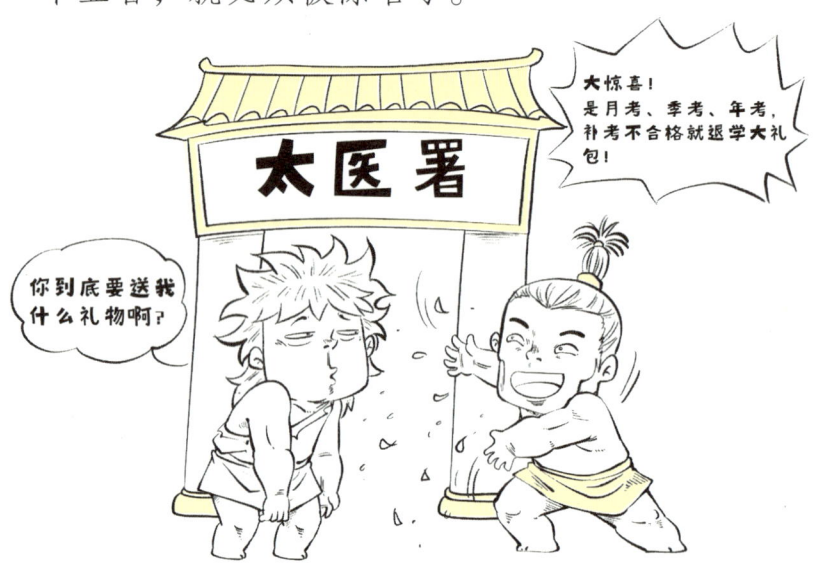

而且太医署下还设有专门的药用植物园!

这可不是种种花草的小花园。据记载,唐太医署的药园在京城就有良田300亩。

而这个药园虽然叫药园,但实际上不仅是种植药物的园子,它类似今天大学教育中的药学院,是国家培养药学人才的基地。里面主要由药学师授课,会讲授各类药物种植和收集采摘的时间和方法,以及如何辨别药物气味、作用和如何炮制储存,等等。

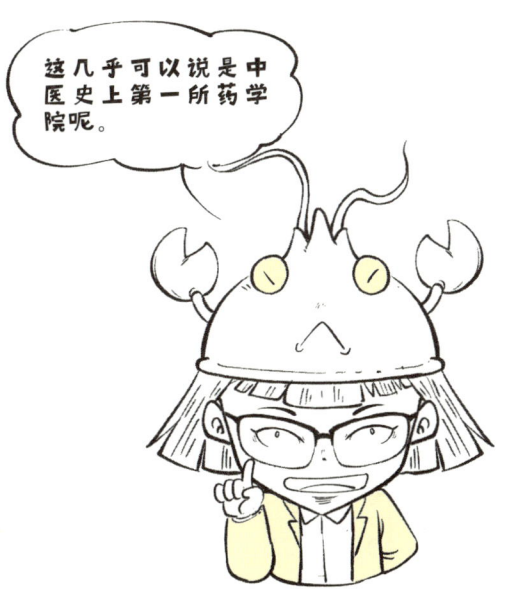

这几乎可以说是中医史上第一所药学院呢。

好了,中医"打地鼠"绝招到这里就要讲完了,我们再来回顾一下。

一般思路有:"拔掉插头""一网打尽"和寻找规律。

其中,"拔掉插头"是指找出致病原因,主要代表是巢元方的《诸病源候论》;"一网打尽"的主要代表是《新修本草》,以及《四海类聚方》《外台秘要》《四部医典》《理伤续断方》这些我们简单提及的著作;寻找规律的主要代表是《千金方》。

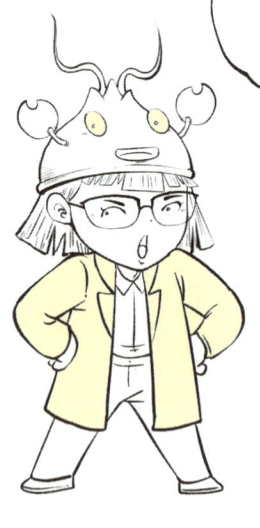

当然,我还要再重复一遍,实际上这些书里三种思路都是使用了的,而且我们在此只是列举了其中一小部分代表。

特殊方法有：再来一群。

这一时期的中医院校教育为中医"打地鼠"队伍建设贡献了巨大力量。官方学校比以前师带徒或者父带子模式培养出来的医者要多得多，而且学制、学习科目、考察方法都逐步完善，这就为扩充高质量医者队伍提供了强有力的支持。

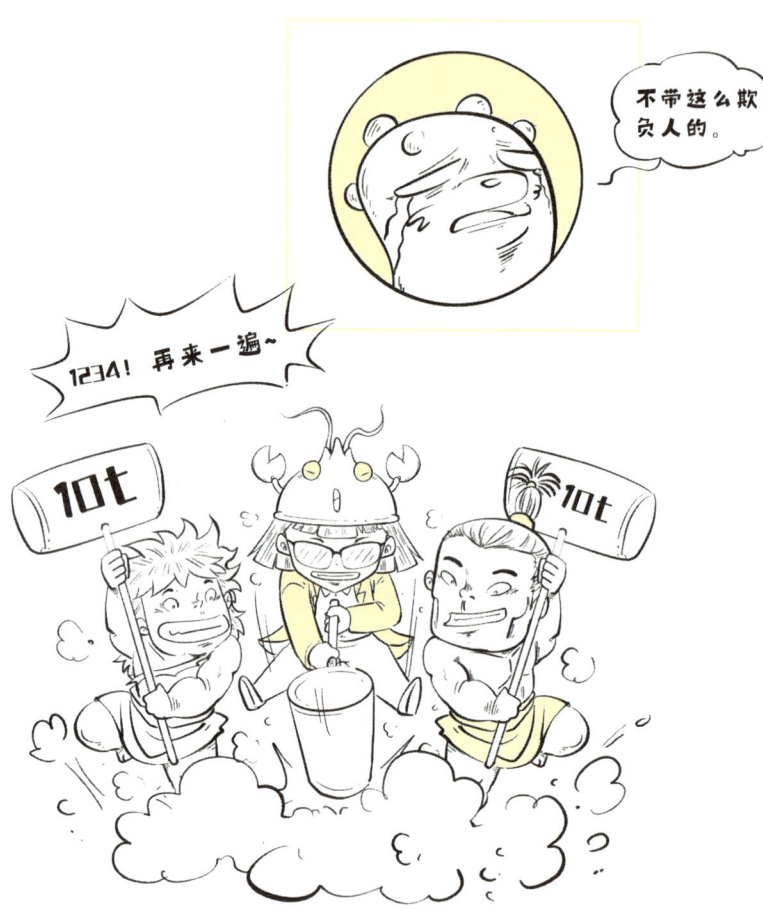

总的来说，隋唐大一统时代做大做强了中医。这一时期是中医发展的集大成阶段。

还记得咱们说要吃火锅吗？现在火锅店门面有了，工具有了，火锅底料炒好了，中医院校的发展又培养了一大群"服务员"，可以说是万事俱备，只等开锅涮菜了……

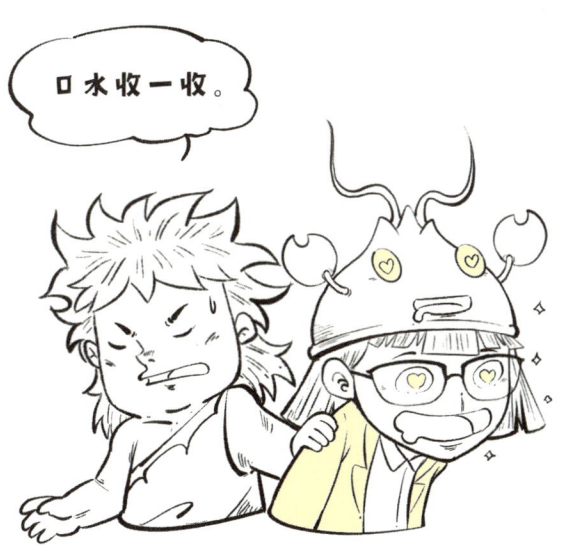

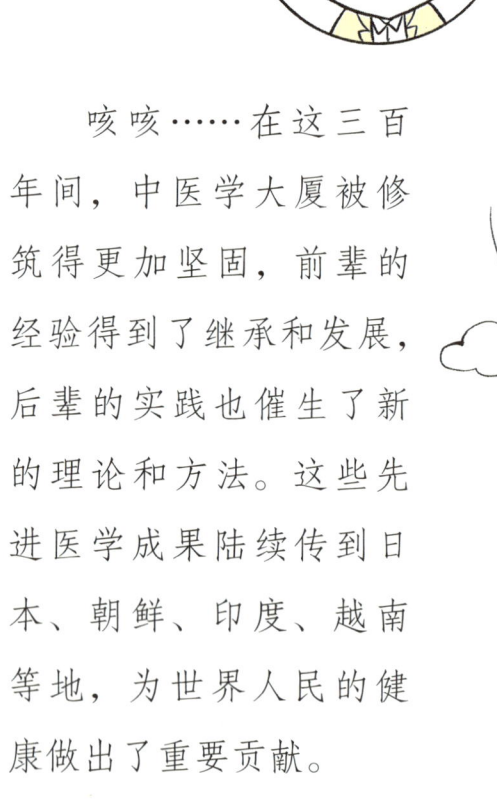

咳咳……在这三百年间，中医学大厦被修筑得更加坚固，前辈的经验得到了继承和发展，后辈的实践也催生了新的理论和方法。这些先进医学成果陆续传到日本、朝鲜、印度、越南等地，为世界人民的健康做出了重要贡献。

隋唐三百余年是中国古代历史上极具开创性和转折性的时期，被视为中国封建社会的鼎盛阶段之一。

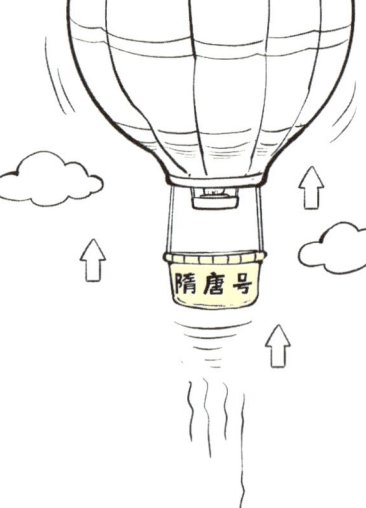

第七册 隋唐五代：中医要做大！做强！

紧随隋唐之后的就是五代十国啦。听听这名就感觉混乱，对不对？

五代十国时期的医学发展虽然缓慢，但仍有进步，比如有个叫李珣的医者著有《海药本草》，韩保升著有《蜀本草》。

但是五代十国时期由于王朝更替频繁，不仅医学界，整个社会经济文化的发展都要比隋唐时代逊色许多。在这里我们就不细讲了，有兴趣的朋友可以自行查找资料哦。

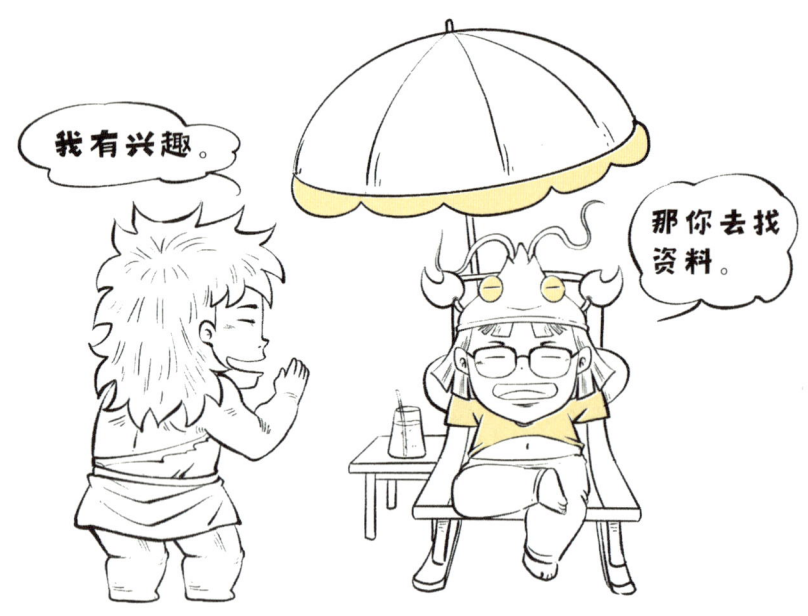

分久，那接下来就是——

对，必合！

所以，想知道五代十国之后的医学界又会有什么样的发展吗？

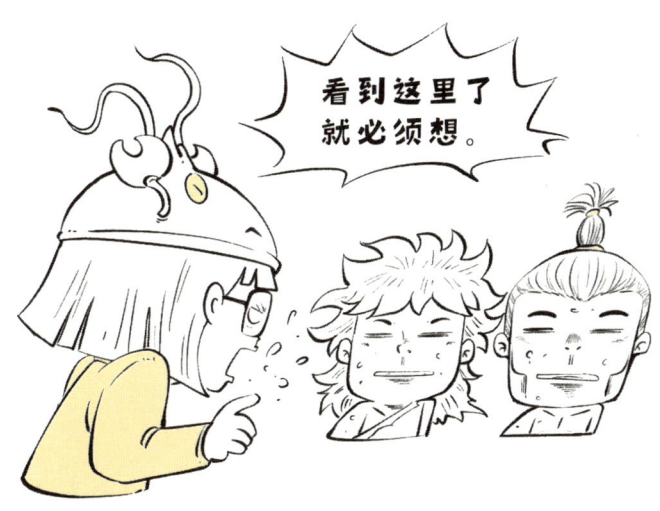

老规矩——

欲知后事如何
且看下回分解

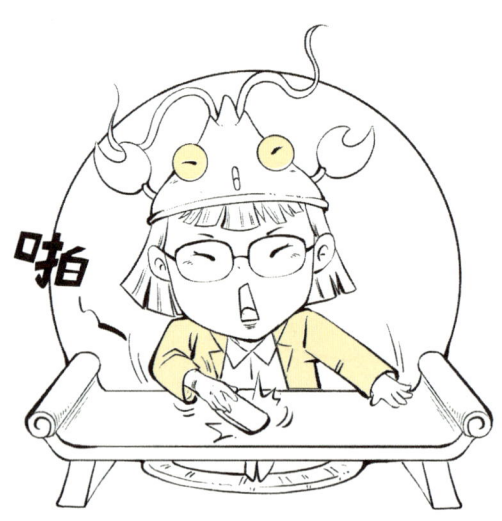

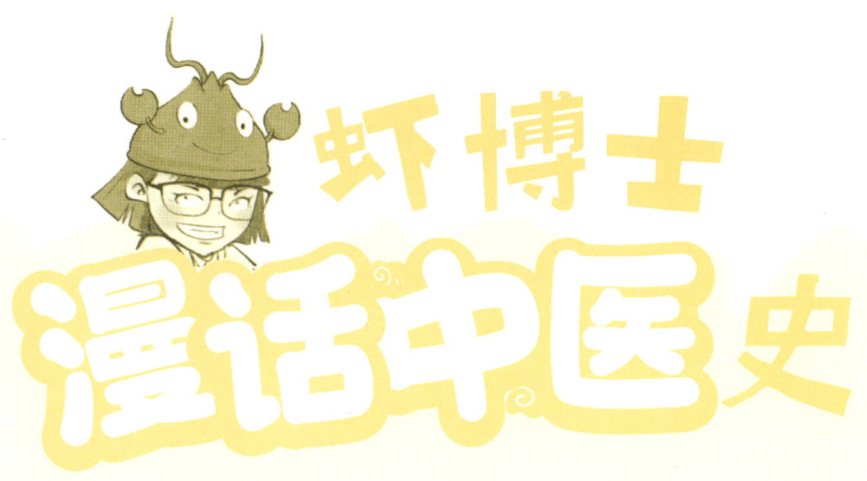

两宋：中医风云时代

胡晓霞/著 田野/绘

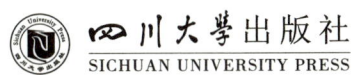
四川大学出版社

第八册

两宋：
中医风云时代

经历五代十国的战乱后，中医就进入两宋全面大发展时期了。这一阶段，医学发展迅速，知识点密集，重要事件层出不穷，就连中医学生背起来也是叫苦不迭。

但不用担心，毛主席曾经说过"一分为二，这是个普遍现象"。如果我们可以把两宋时期的中医发展情况也一分为二……

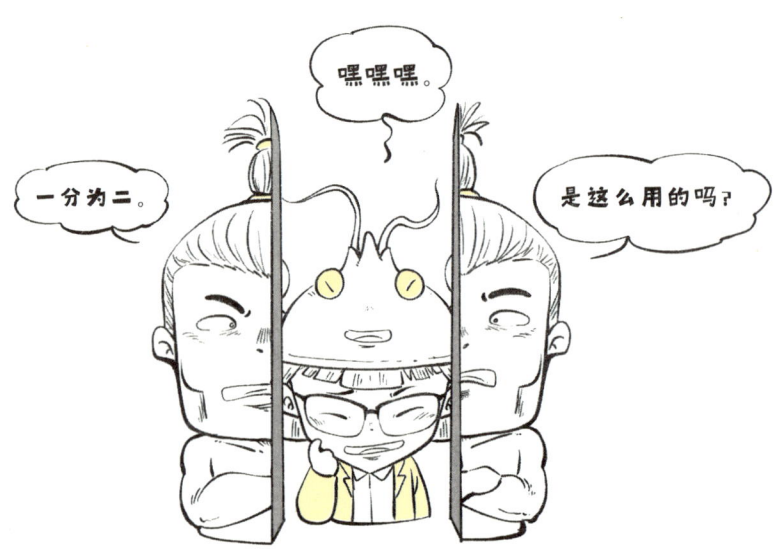

一分为二？

就是北宋和南宋嘛。

不，不，不。

但话都说到这里了，不讲一下两宋的发展特点也不合适。毕竟大家已经学会了"整体观念"，知道医学界的进步和社会经济的发展可分不开。

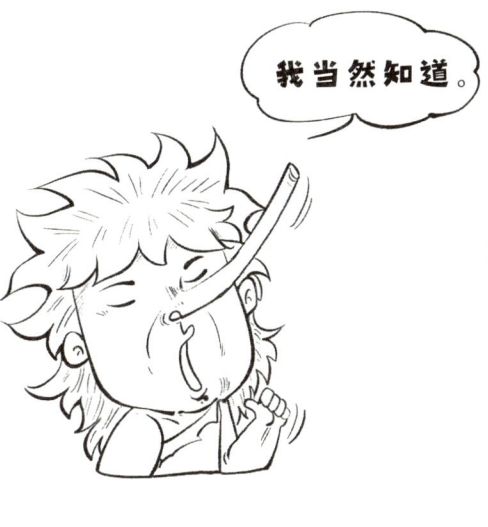

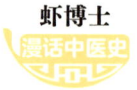

需要说明的是，两宋王朝其实并不算大一统国家。

因为跟北宋同一时期的有西夏国和辽国等。

跟南宋同一时期的有西夏国、金国和蒙古国等。

你要问武力上谁强，反正宋徽宗和宋钦宗是被俘过的。

不过在经济和文化上，两宋十分繁荣！

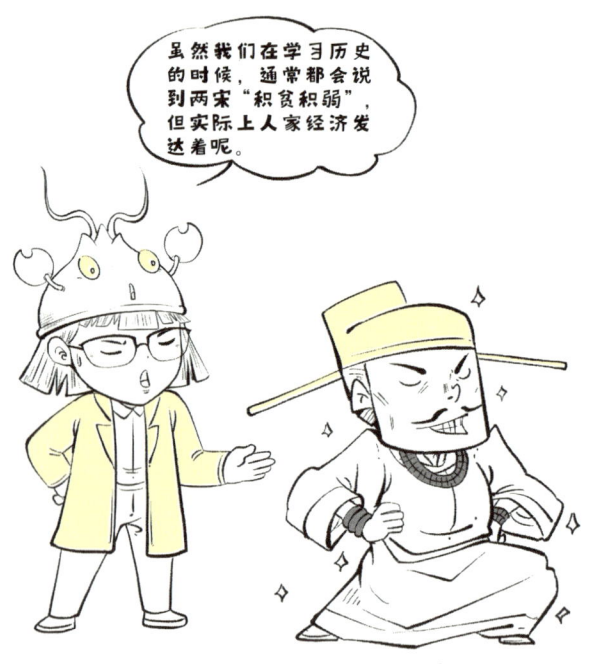

当然，两宋这么富裕，归根结底还是人民勤劳勇敢。

除此以外，非常重要的原因之一是土地制度。

在两宋之前，土地大多数掌握在门阀士族手里面，农民仅能保留极少的劳动成果。

从唐代开始，原有的门阀士族逐渐解体变成了小地主；小地主权力有限，和农民之间的关系就变成了雇佣关系。当劳作的成果只用上缴一部分给小地主，剩下的都是自己的时，农民的生产积极性就大大提高了！

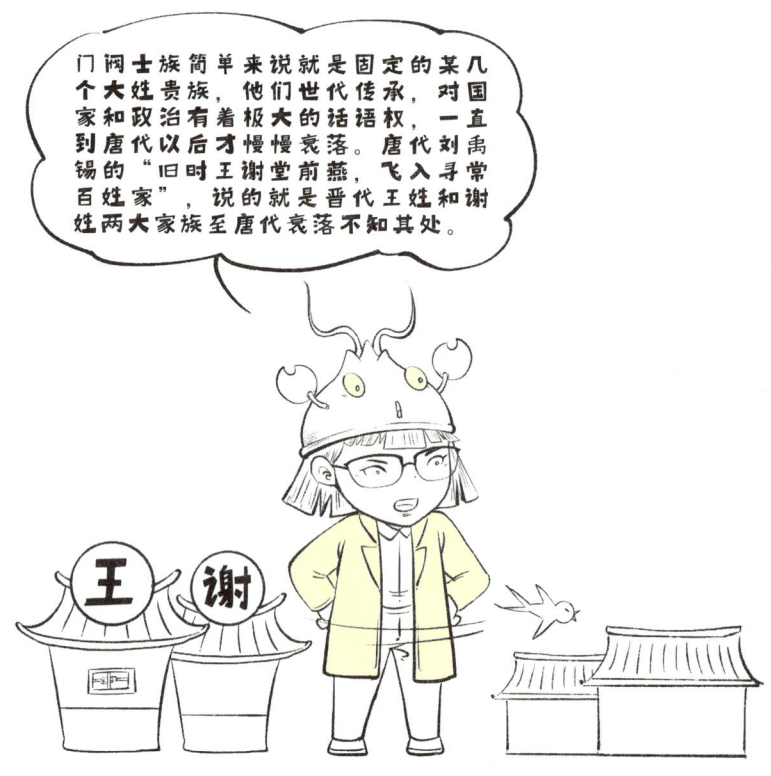

门阀士族简单来说就是固定的某几个大姓贵族，他们世代传承，对国家和政治有着极大的话语权，一直到唐代以后才慢慢衰落。唐代刘禹锡的"旧时王谢堂前燕，飞入寻常百姓家"，说的就是晋代王姓和谢姓两大家族至唐代衰落不知其处。

知道了这一点，接下来就是见证奇迹的时刻了——

农民积极性提高会促进生产力大幅度增长。

生产力的大幅度增长会促进人们生活水平提升。

生活水平提升了，大家安居乐业，人口增长就快。

人口增长快了，原本的土地不够用，就有人想办法做生意。

有人想办法做生意，做各种各样的生意，经济就盘活了。

经济盘活了，人民生活水平就进一步提升了。

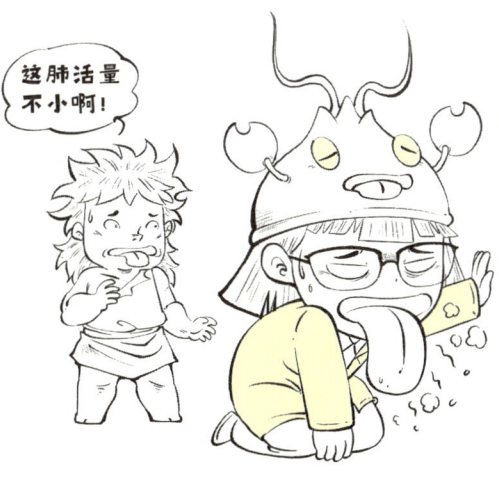

…………

于是到了两宋时期，经济就跟鸡生蛋、蛋生鸡、鸡生更多蛋、蛋生更多鸡一样，全面繁荣起来了。

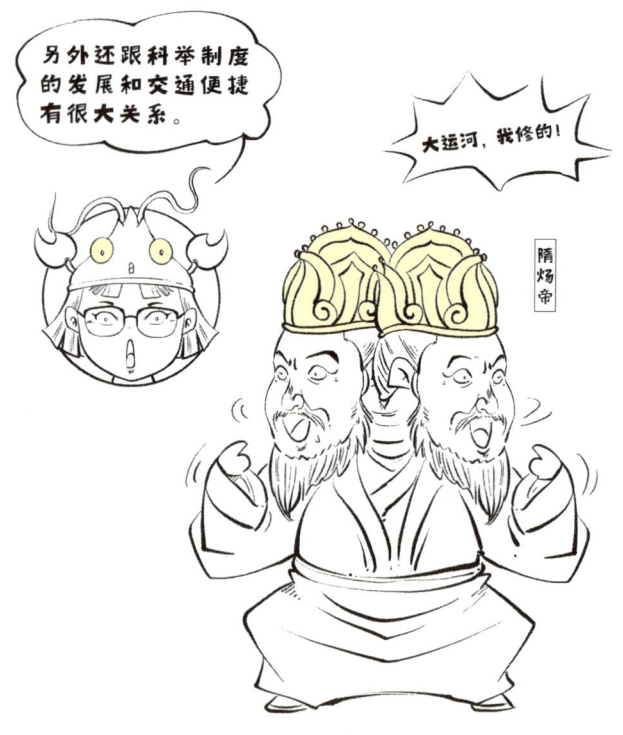

经济繁荣和人口增长就这样带动了医学的发展。

好的,终于绕回来了,那我们马上就来看看两宋医学是怎么一分为二的吧!

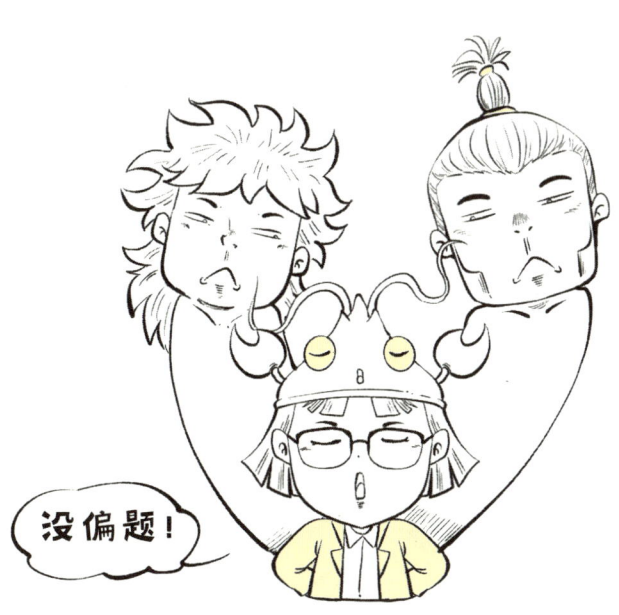

一分为二之皇帝重视！

两宋皇帝非常重视医学发展。

朝廷上下掀起了学医的风潮。

与此同时，受这一时期儒学发展影响，许多文人都认为要侍奉父母就必须了解医学常识。不过集体努力创新高还得从"新"字入手。

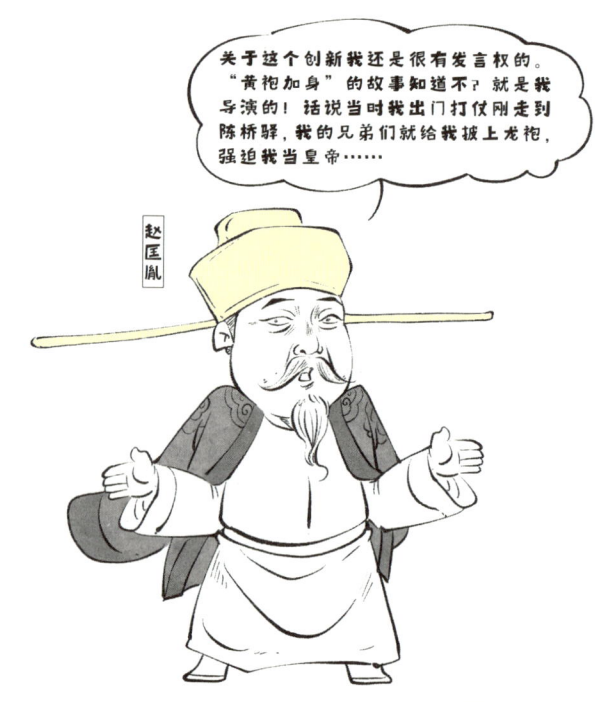

其一，刊行医书

让我们先回忆一下中国的四大发明：指南针、造纸术、火药和活字印刷术。

知道其中哪一个是两宋时期发明的吗？

没错，活字印刷术。

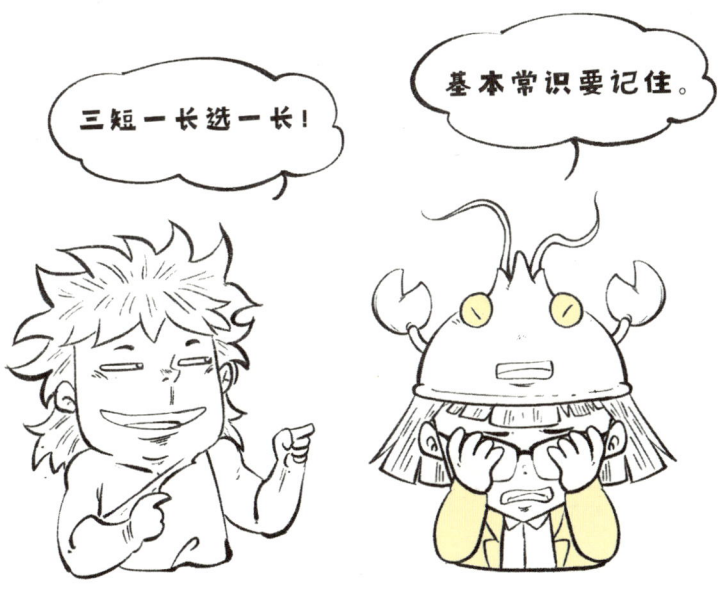

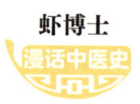

活字印刷术的发明为书籍的大规模印制创造了前提条件。以前书籍都是靠手抄笔录，因此错漏多并且容易失传，现在有了活字印刷术，印书就更轻松了。

印刷医书当然也是如此。

于是在宋仁宗时期，朝廷设立了"校正医书局"，由韩琦等高官负责，先后完成了《素问》《伤寒论》《金匮要略》《针灸甲乙经》《诸病源候论》《备急千金要方》等医学经典的校订和印行工作。

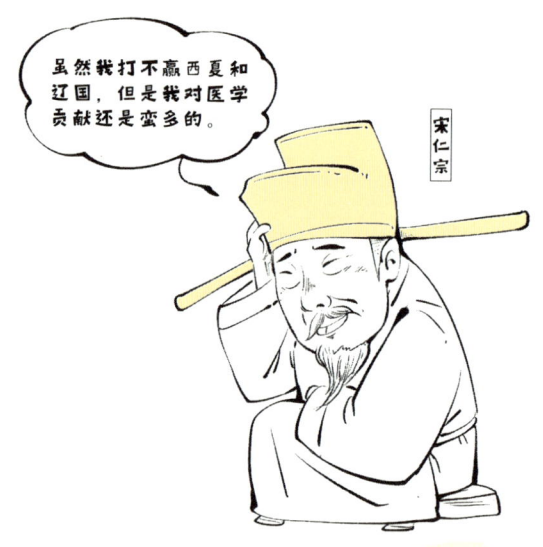

而"文艺青年"宋徽宗不仅关心书法、画画和石头,还下诏编纂了《和剂局方》和《圣济总录》两本大部头方剂书。

方剂书是什么意思呢?

方剂书就跟习题册后面的答案簿一样,上面记载了应对疾病的药方。当有病症出现的时候,来对答案就可以了。

其中《圣济总录》内容非常丰富，堪称宋代医学全书。

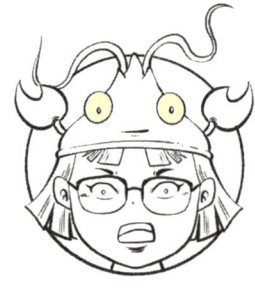

没来人抢给宋徽宗也还过宋国还打金国们将宋钦宗《圣济总录》就人当然，他甚至连宋钦宗总录》了。只抢他儿子可惜《圣济总录》印，金国抢走了也不和金宗一并俘获了。金银财宝，

第八册 两宋：中医风云时代

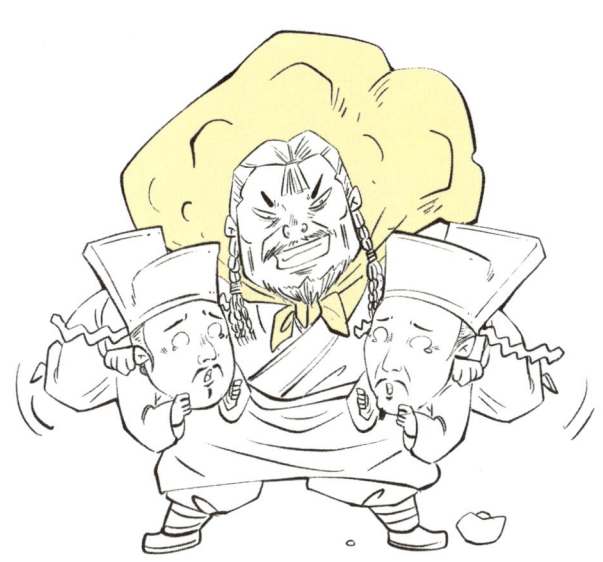

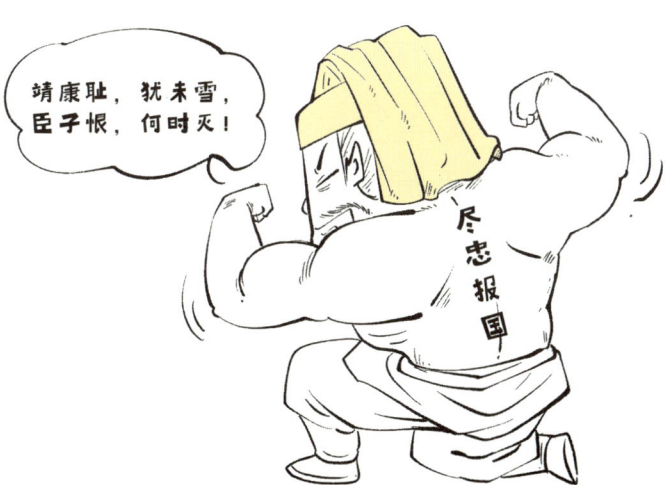

要知道在这之前，医者们想要看到医书可不是那么容易的事情。

医书抄本都被收藏在皇室贵族或者有钱人家中。一般人想看的话就得抄，而且还不一定抄得到。唐代虽然产生了雕版印刷术，但刻一张板的成本不低。

现在有了活字印刷术，医书的制作变得更方便、更快，价格更是"大跳水"！这样一来，医者们买得起书，医学教育也用得起书，医者队伍的知识储备就更多了。

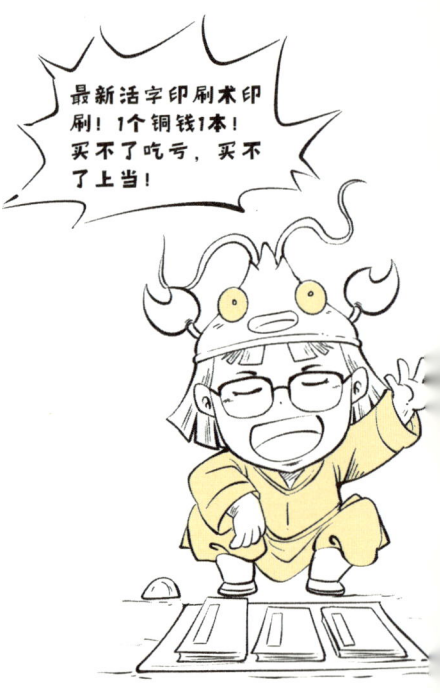

其二，铸造针灸铜人

中国历史上用金属铸人的事情并不少见。

咱们前面还说过秦始皇登基的时候就造了 12 个铜人，不过铸造铜人来给医者练手扎针，这还是第一次。

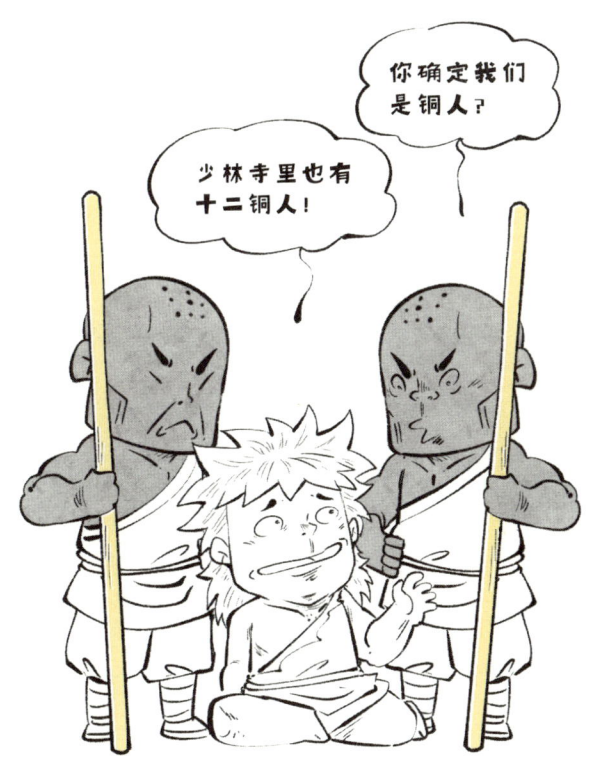

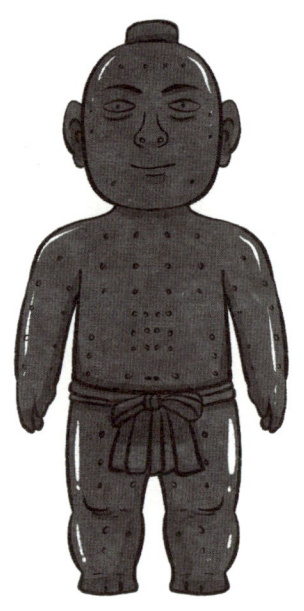

针灸铜人是北宋医官王惟一在宋仁宗的支持下设计铸成的。

铜人身体大小和成年男子一样,躯体外壳可以拆卸,胸腔、腹腔能够打开,打开后里面还装有内脏器官,它们的位置、形态、大小比例跟真实器官类似。

另外在铜人身上还刻有14条经络循行图,各条经络上依次标注了穴位位置和名称。

针灸铜人构思巧妙，制作精良，是非常珍贵的教学模型，可惜后来在战乱中遗失了。

根据文献记载，在医学生考试的时候，铜人会派上大用场——

先在铜人皮肤上涂上一层蜡，这样就封闭并且覆盖了体表的穴位，然后再在体腔内注入水。

如果医学生一针刺下去有水出来，考试就可以通过了。如果没有水出来的话，那就准备补考吧！

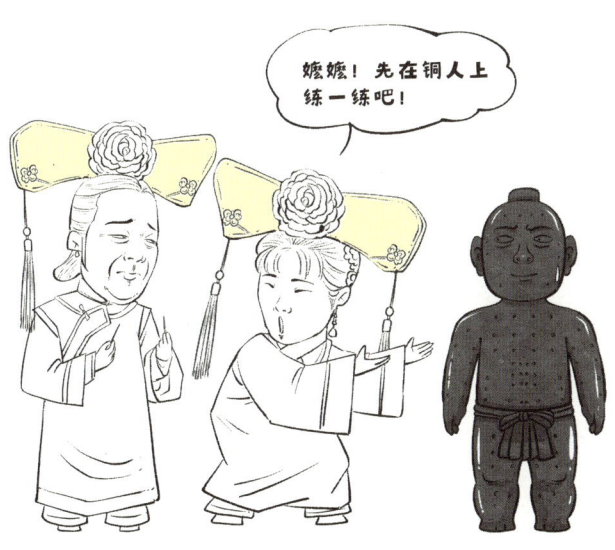

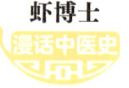

这样优质的教具一经发明很快就在全国范围内推广。在明代，有个叫高武的针灸学家就铸造了男性、女性、儿童针灸铜人各一具。

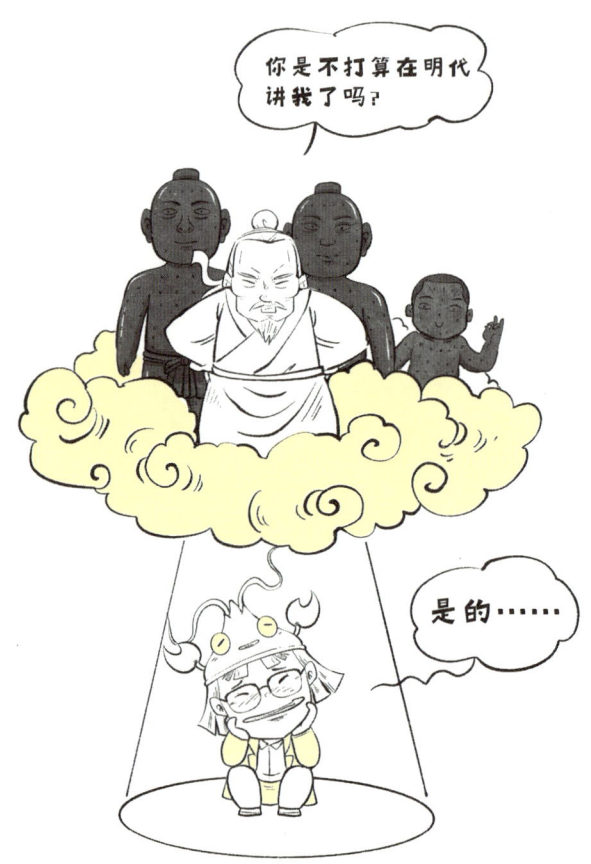

第八册　两宋：中医风云时代

其三，建立太医局卖药所

太医局卖药所是由王安石建议设立，宋神宗批准推行的，属于王安石变法的重要内容。

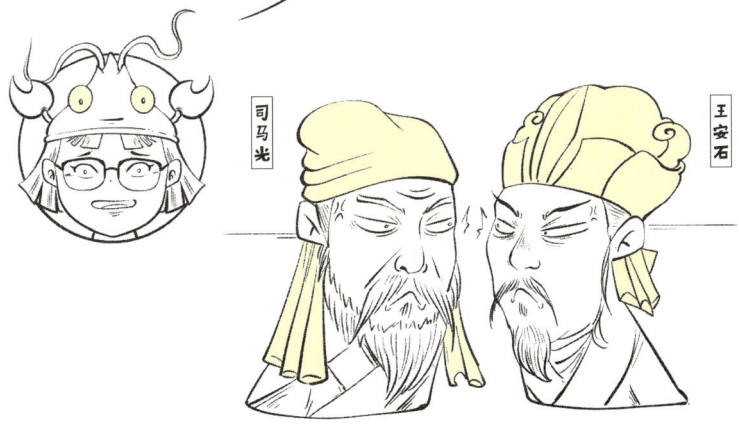

插播一句，王安石变法就是为了改善北宋"积贫积弱"的情况，想要富国强军打败西夏和大辽国。他的"死对头"就是那个砸缸的司马光！

司马光　王安石

当时，由于缺少监管，许多药商只顾追求利益，他们操纵药材市场，故意制造药材不足的局面，还会以次充好、以假乱真。因此，朝廷就设立太医局卖药所把买卖药材的事收归国有，由国家负责专门经营。而除了买卖药材，卖药所还负责药物的炮制和加工，经炮制、加工之后的药物又被称为熟药。

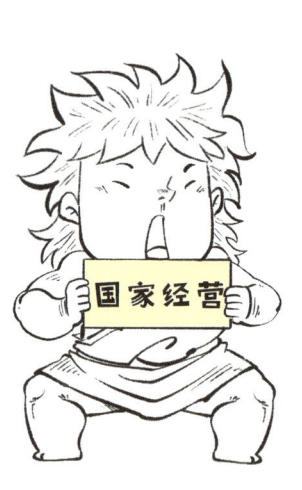
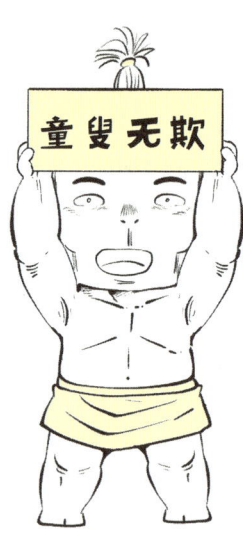

太医局卖药所的设立大大促进了北宋医学的发展。

想想看，太医局卖药所统一了药材市场，药材的品质就有了保障，而熟药比生药更方便，尤其是药丸和药粉，患者买来后就可以直接使用，非常方便。

另外，太医局卖药所作为一个官方机构，设立有药品检验、施药济贫赈灾等制度。这些制度就为后来的制药行业树立了标准。

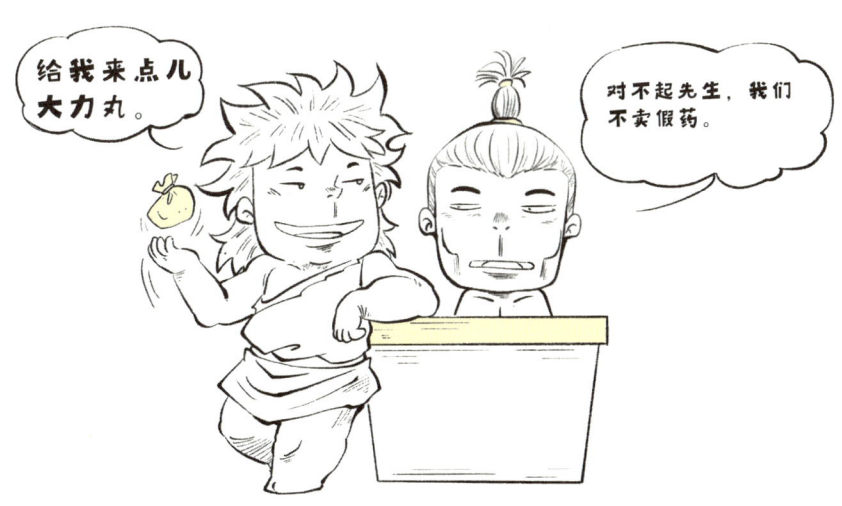

其四，改革医学教育

咱们讲过在隋唐时期医学教育已经大大发展了，不仅规模很大，而且学制健全。

不过那时候的医学生要一边学习，一边给病人治病。但医学生毕竟还只是学生，所以经常会闯祸和惹麻烦。

第八册　两宋：中医风云时代

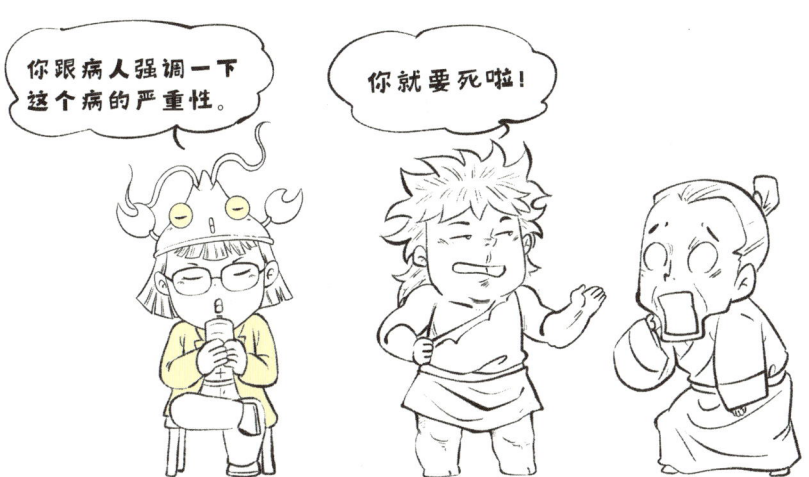

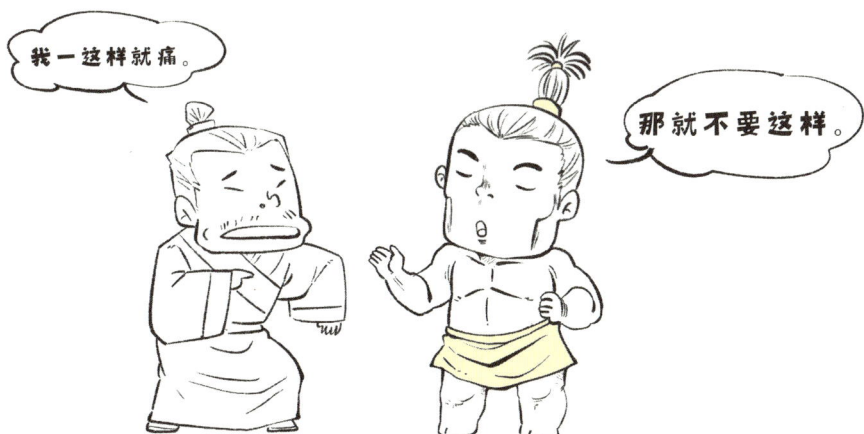

于是，王安石在变法的时候就把医学教育从医疗系统中独立出去。朝廷规定医学生需要集中接受教育，经过各项考试后才能行医。与此同时，医学生在学习过程中还有实践考核。他们会为太学生、武学生或者军营士兵诊治，到年底统一考核。这样既减少了医学生打杂的时间，又大大降低了医学生直接参与治病救人的风险。

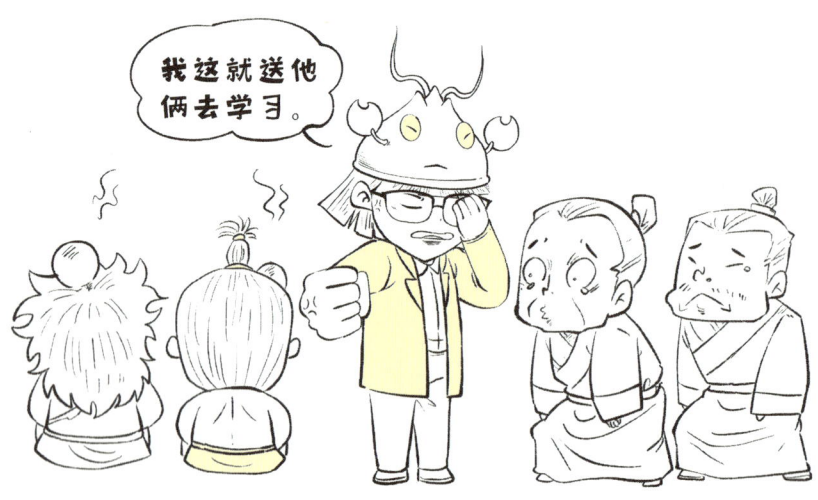

另外,医学教育沿用了太学中的"三舍教育制度",它把学生按能力从低到高分成外舍、内舍、上舍三等,然后定期考试,学业考核优秀的学生可以从外舍升为内舍,之后升为上舍。所有学生在通过公试后才能担任医师。

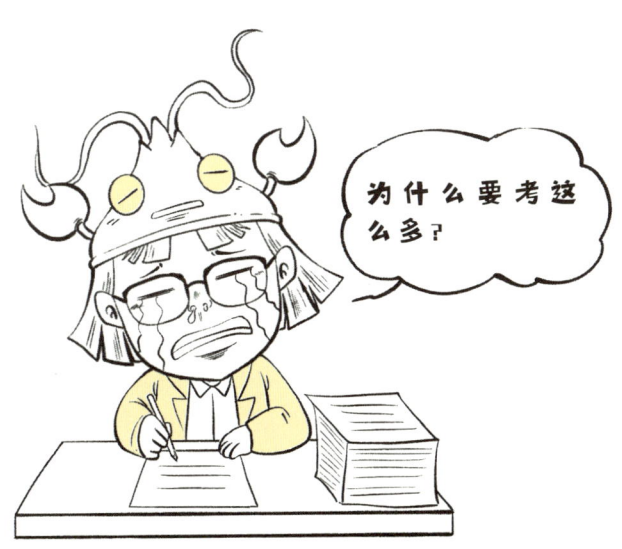

所以说在两宋时期,尤其是在北宋,因皇帝重视,整个社会都非常关注医学的发展。宋太祖赵匡胤下诏尊重医者、编著《开宝本草》;宋太宗赵光义下令编纂了《太平圣惠方》;宋仁宗创设了"校正医书局"、支持铸造了针灸铜人;宋神宗下令改革医学教育、创办太医局卖药所;宋徽宗主持印制《和剂局方》和《圣济总录》……

第八册 两宋：中医风云时代

有皇帝们带头鼓劲，中医在这一时期取得了突飞猛进的发展。两宋的普通医者继承先辈救死扶伤的精神，也在追梦路上努力着。

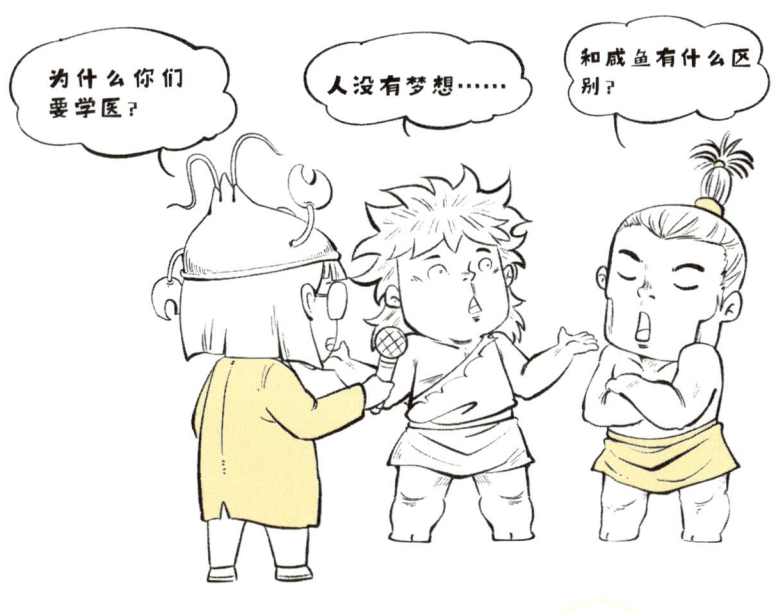

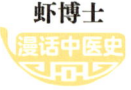

一分为二之普通人的梦想

其一，走医者的路，让别人当宰相去吧！

两宋社会对医生职业的看法开始转变了。

这跟两宋经济繁荣发展有关，跟皇帝重视医学发展有关，跟儒学的发展有关，也有可能跟名人效应有关。

北宋政治家、文学家范仲淹就曾说过"不为良相，便为良医"，同为文学家，且在政治领域名气更大的王安石更是热心医学教育和改革。

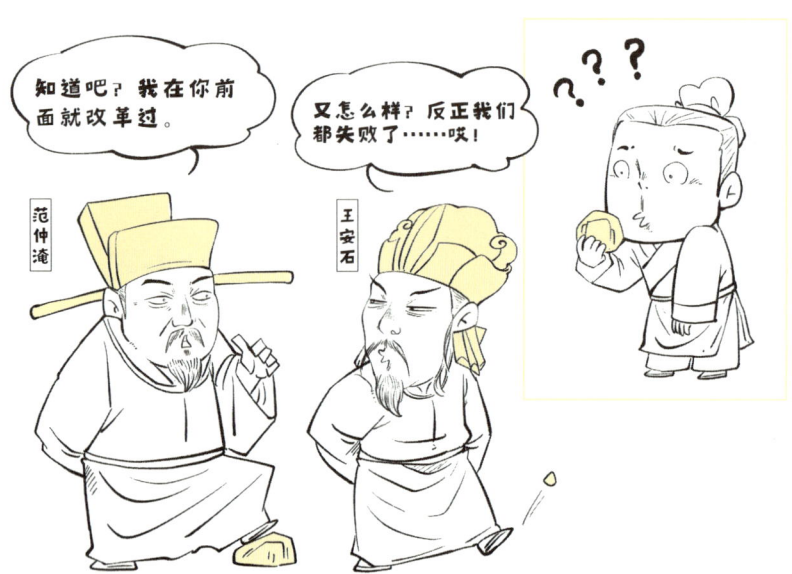

第八册　两宋：中医风云时代

> 儒医的大量出现不仅扩充了医者队伍，还提升了医者队伍的整体文化素质。

虽然他俩宰相没做几年，也没有真的成为良医，但大家开始觉得医生救死扶伤非常崇高，许多读书人在科举失意后开始钻研医学，他们希望通过治病救人实现治国平天下的理想。我们就称这一批人为"儒医"。

在专职儒医中，除了前文提过的王惟一，还有施发、王执中、林亿、掌禹锡等人。在此我们简要介绍一下施发。

施发是一位研究切脉的专家，他年轻时想考科举，等到大一些的时候就放弃考科举专门学医了。

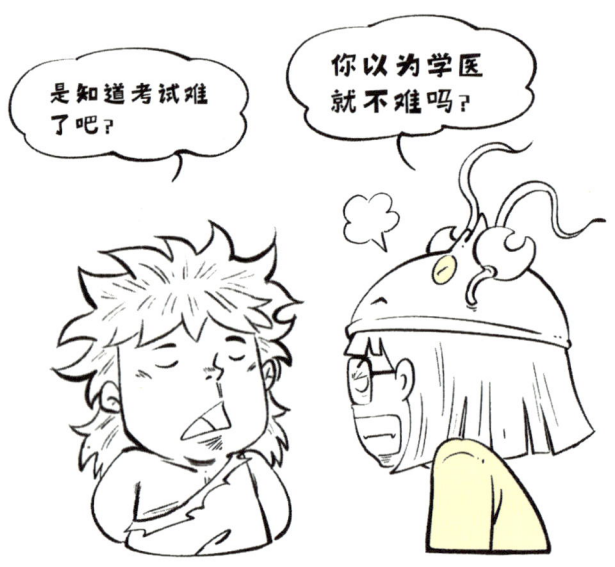

切脉，咱们前面讲过，就是靠感受脉搏跳动特点诊断身体疾病的一种方法。但就连写过《脉经》的王叔和也说切脉是"心中了了，指下难明"，就是说知道是一回事，做又是一回事。医者很难通过实际感受判断是什么脉象。

于是施发写了一本叫作《察病指南》的书，里面专门画了33种脉象图供大家参考。

这些脉象图非常形象，可以帮助读者进一步理解和掌握脉象的特点，为医者学习切脉提供了有效参考。

书里除了对脉象的论述，还对听声音、看面色和闻气味等其他诊法有所论述。

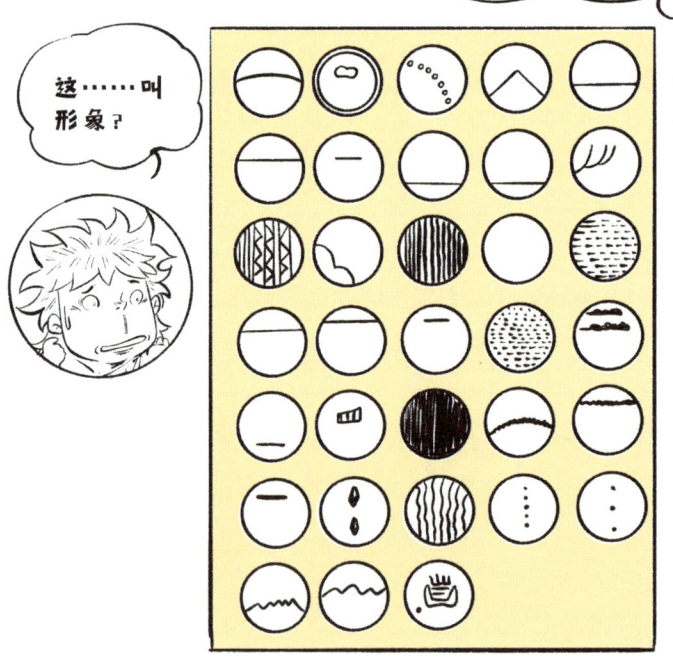

那既然有专职,肯定就有兼职的啦。

随便说俩,你们肯定都想不到。

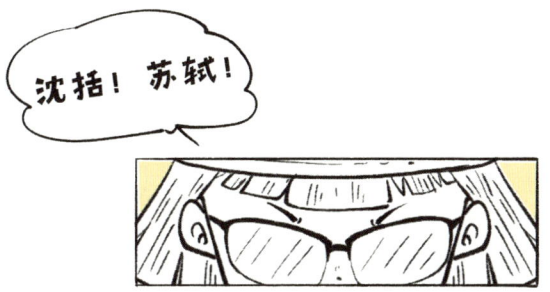

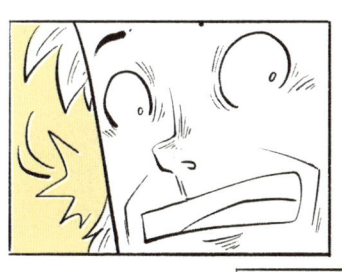

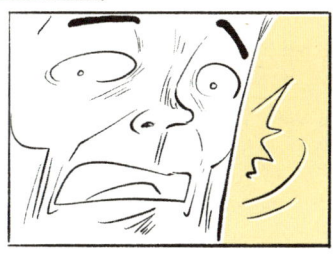

有的朋友可能不太了解沈括,他是北宋著名的科学家,关于他的事迹,你不查不知道,一查保准吓一跳,他在天文、地理、医学等多个领域都有辉煌成就。至于苏轼嘛,大家多少都听说过这个大文豪的名头,我们在这里就不过多介绍啦。

沈括和苏轼都喜欢收集医方。先是沈括编著了一本《良方》,等后人把苏轼收集到的医方也加进去,书名就改成了《苏沈良方》。

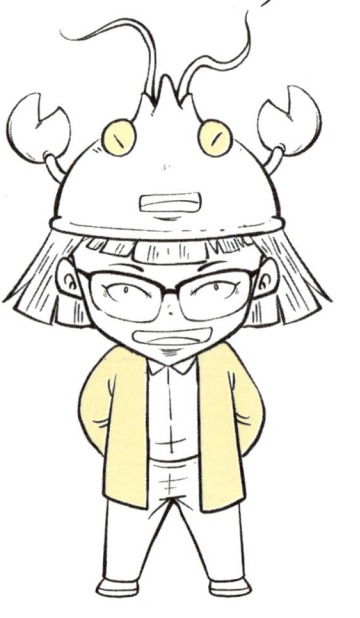

《苏沈良方》里的医方非常实用,比如沈括详细讲述了如何从尿液中提取"秋石"这种药物,可以说是对现代制药技术的重要贡献。

其二,走医者的路,别的就不想了!

而专职儒医其实还包含了这样一批人,他们学习儒家经典并不是为了做官,而是想要更好地掌握医学知识,成为了不起的医者。这一批人也非常多,在此我们只能为大家挑一些代表进行介绍。

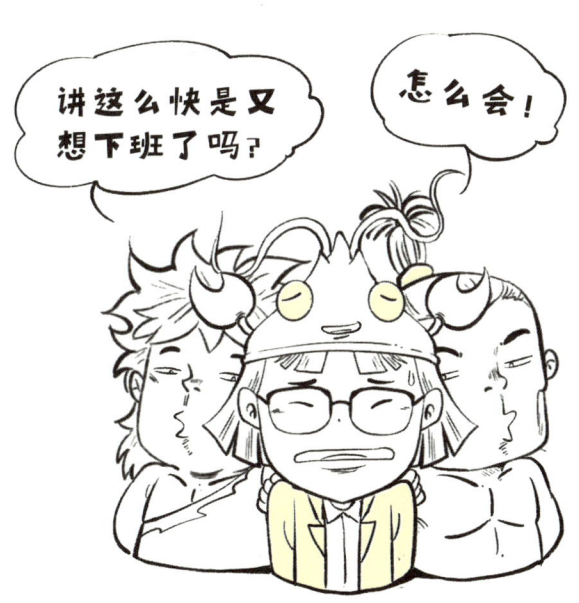

妇女之友

咱们之前说过,在古代,女性看病很难,但仍然不断有医者愿意为之努力。

四川人杨子健就写下《十产论》,详细论述了各种难产的诊断要点和治疗方法,尤其是他提到的异常胎位转位术,在那个时代挽救了许多妈妈的性命。

还有一位医者叫陈自明,他家三代以来都是医者,他自己也学识渊博。

在《十产论》等前人著作的基础上，陈自明编成了《妇人大全良方》，书里详细讲述了各种妇科病症和生产相关内容，是我国第一部完善的妇产科专著。

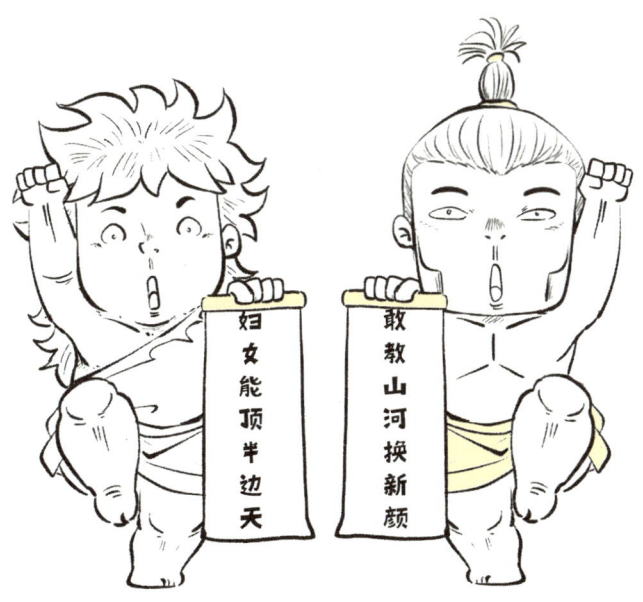

儿科圣手

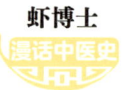

> 祝全天下的小朋友都健健康康!

中医学中关于儿科的论治应该说早就有了,比如《颅囟经》等书,但这些书要不过于简单,要不就是早已失传。一直到钱乙的《小儿药证直诀》才算有了第一本儿科专著。

钱乙是个苦命孩子,从小父亲失踪,3岁的时候母亲又去世了。不知道跟这段经历有没有关系,反正钱乙长大后就专门研究儿科。他为孩子们治病时不受限于古人经验,总是在认真观察的基础上合理创新,效果显著,很快就成为当世名医。

《小儿药证直诀》是钱乙弟子阎孝忠根据钱乙40年行医经验整理而成的。书里不仅讲了许多儿科常见疾病的诊疗方法，还讲了儿科常见传染病麻疹、水痘和天花等，对中医儿科的发展做出了重要贡献。

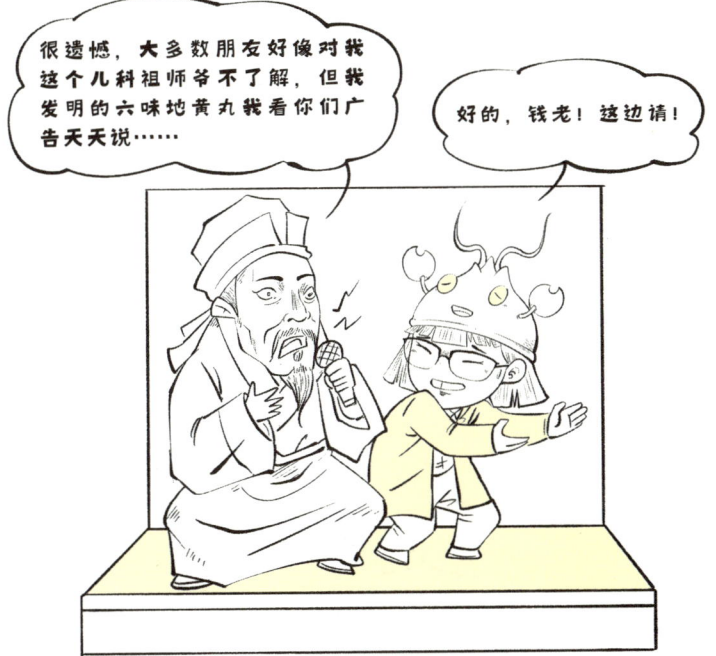

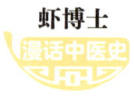

外科名家

前面几回咱们就说过外科学,对吧?可是以"外科"命名的专著还得看两宋,比如齐德之的《外科精义》,陈自明的《外科精要》,等等。

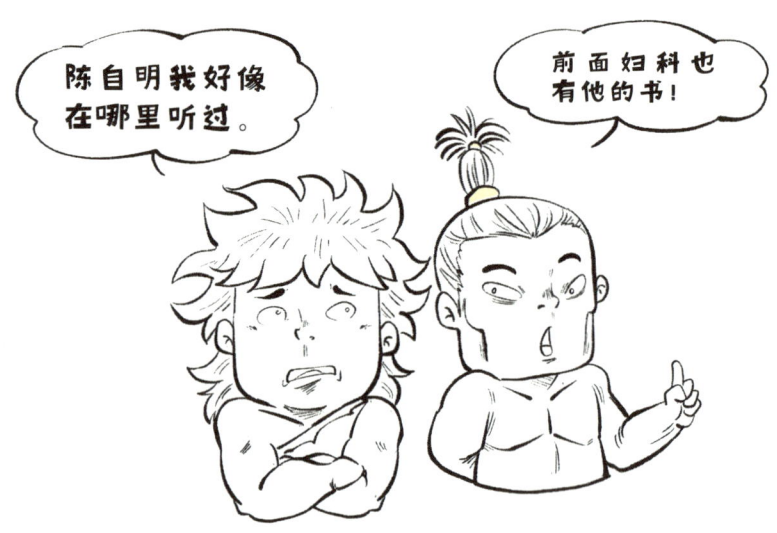

在这些医者和著作中，最值得一提的是东轩居士的《卫济宝书》。不过作者既然叫东轩居士，大家也就知道历史上没有记载这个人真正的名字了吧。不过这不要紧，重要的是内容。

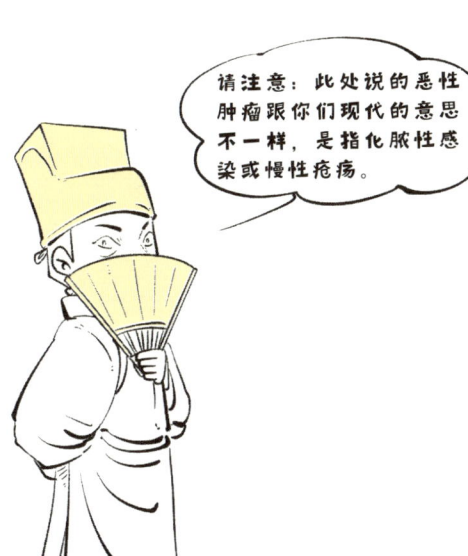

请注意：此处说的恶性肿瘤跟你们现代的意思不一样，是指化脓性感染或慢性疮疡。

《卫济宝书》的厉害之处在于它正确描述了恶性肿瘤的形态特点，用"癌"来命名恶性肿瘤就是从该书开始的，而且书里还画有形象的癌原图。最值得一提的是该书记录的"验透胸膜法"可以用来分辨胸背部化脓性感染是否穿透胸膜，这在没有X光等检验手段的古代，可以说非常有效且实用。

法医标杆

法医学是医学领域的一个分支，主要是指运用医学知识和技术判断犯罪行为的一门学科。

两宋以前虽然也有关于法医学的著作，但大多都是案例记录，一直到宋慈的《洗冤集录》出现，才算有了系统、专门的法医著作。不仅在国内如此，《洗冤集录》放到世界法医史上也是第一部。

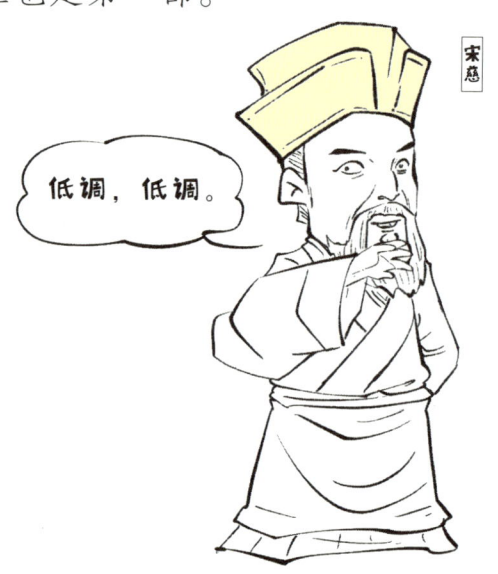

《洗冤集录》里详细论述了尸体检验和鉴别伤亡原因的各种经验。

比如说，如果尸骨表面上看起来没有伤痕的话，可以给尸骨泼上醋，然后迎着阳光隔伞查看，一些肉眼观察不到的伤痕可能会显示出来。这跟现代法医学用紫外线检验很类似，只是当时宋慈还说不清原理。

《洗冤集录》的记录正确可靠，很快就成为后代审案官员的必备书，而且文学作品里也会经常借鉴呢。

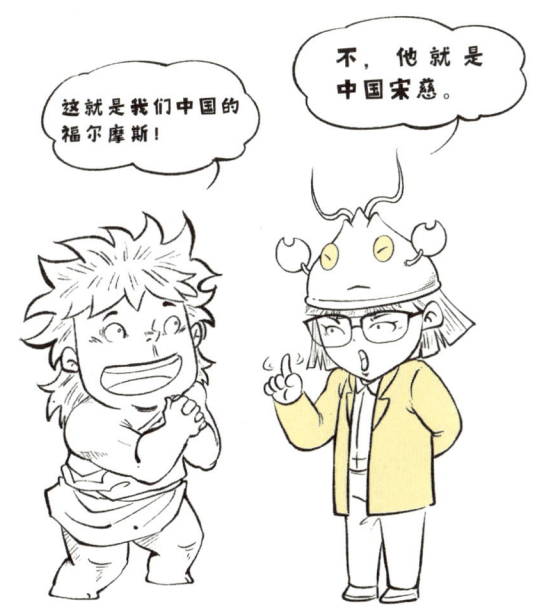

总而言之，在皇帝重视＋普通人努力，传承＋创新的热烈氛围中，两宋时期的中医学得到了全面的发展。这一时期就连人们一直非常忌讳的解剖学也取得了不小进步，比如吴简的《欧希范五脏图》和杨介的《存真图》就以图画方式标明了人体内脏器官的大小、形态和位置。

第八册　两宋：中医风云时代

如果再用咱们前面说过的火锅店来比喻的话，两宋时期的中医学不仅火锅底料味道香醇，而且招牌菜巨好吃，另外还开发了许多新菜式，什么瀑布土豆丝、火龙果虾滑啥的。店里面生意爆棚，店门外排队如龙。

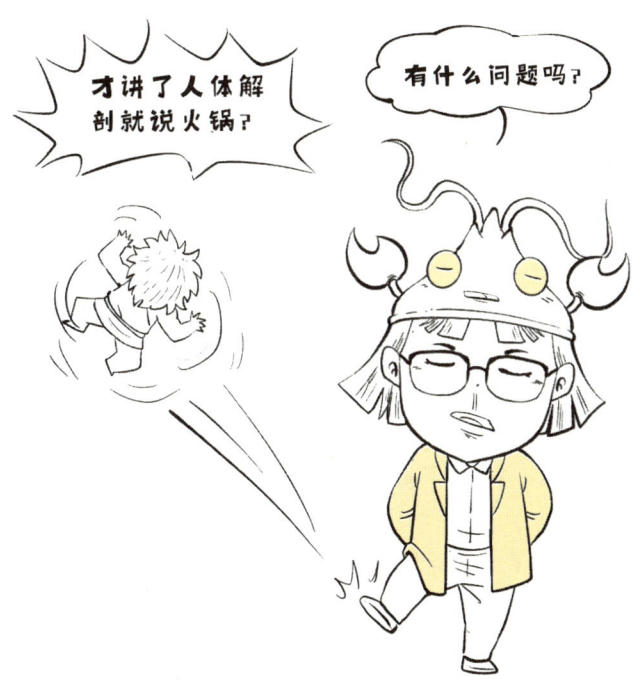

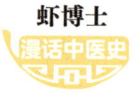

等等，这么好的发展态势不会又要因为战争停下来了吧？

还好还好，掐指一算，接下来就是大一统的元朝了。

那中医接下来会怎么样呢？

它会跟随蒙古骑兵一起开疆拓土吗？

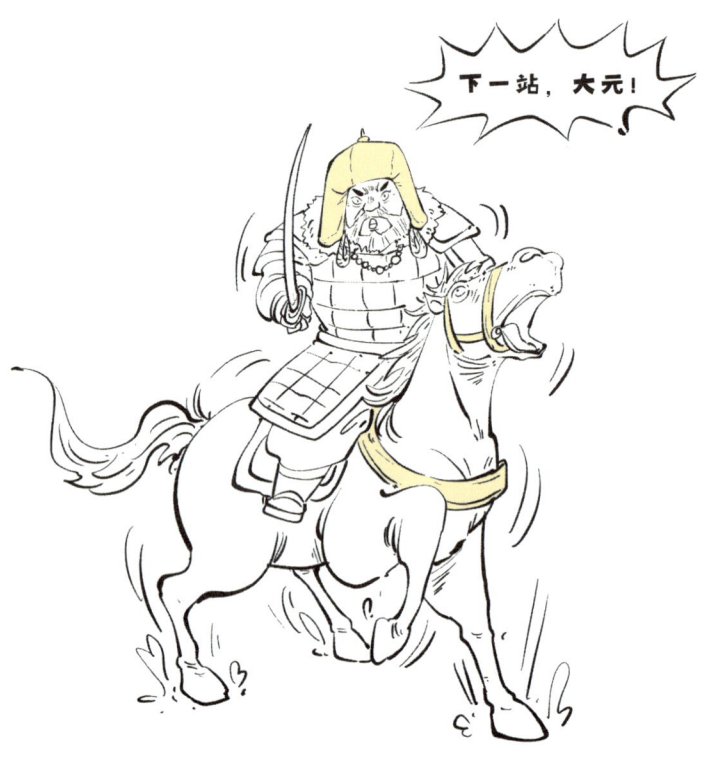

老规矩——

欲知后事如何
且看下回分解

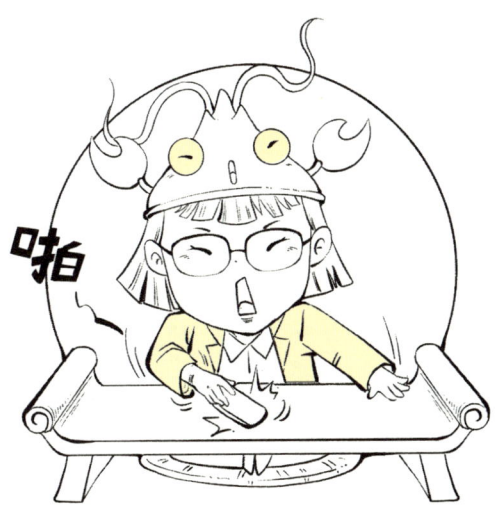

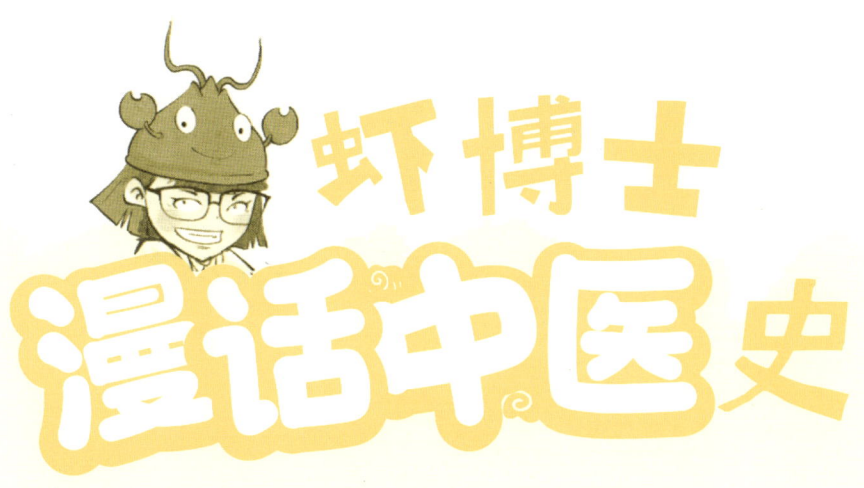

金与元：中医"华山论剑"

胡晓霞 / 著　　田　野 / 绘

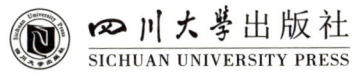

第九册

金与元：中医"华山论剑"

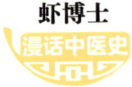

朋友们,还记得咱们上回说到的西夏、金国和蒙古国吗?

其中金国和蒙古国比较强大,打仗尤其厉害的就属蒙古国人了。

毕竟"套马的汉子你威武雄壮,飞驰的骏马像疾风一样"。

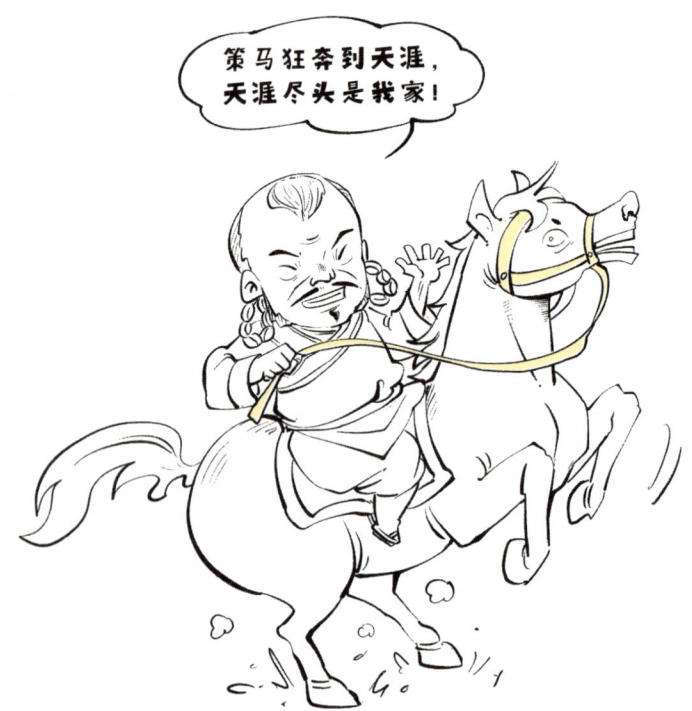

在成吉思汗和他儿子们的带领下，剽悍的蒙古骑兵四处扫荡，蒙古国一跃变成蒙古帝国，极盛时期征服了大半个欧亚大陆，成为历史上面积最大的国家。

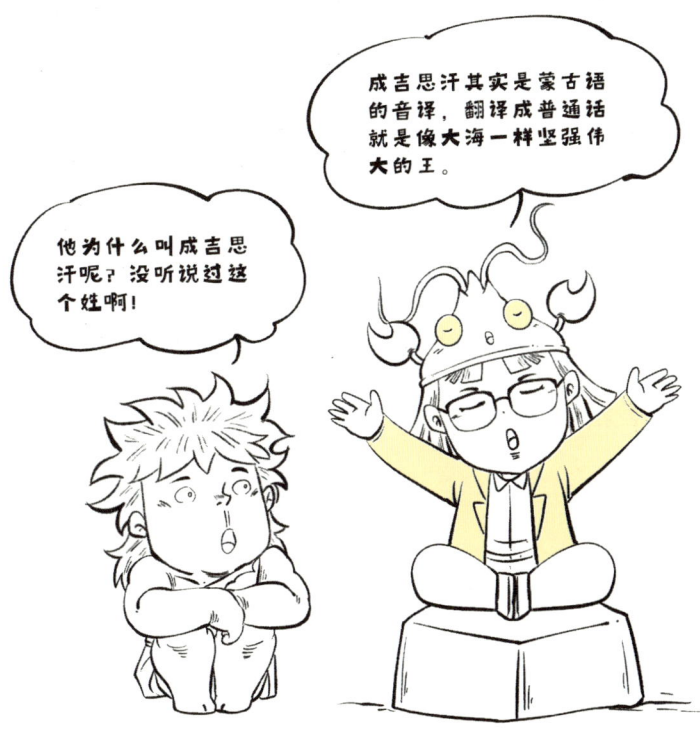

咱们前面说过医学跟其他学科一样，发展进步需要统一稳定的社会环境。金国战乱频繁就不必说了，那到了大一统的蒙古帝国，中医会不会跟蒙古骑兵一样"冲出亚洲，走向世界"呢？

很抱歉，并没有哦。

想要知道为什么，我们还是得迅速看看元朝是什么情况。

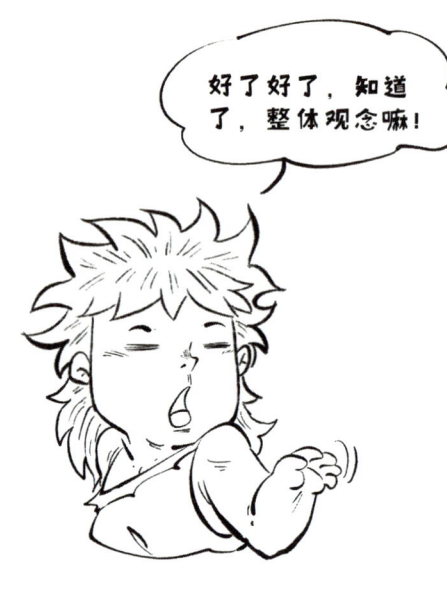

首先要告诉大家的是,蒙古帝国跟元朝不是一回事,虽然它们的确是有关系的。

蒙古帝国一共分为五块。第一、二、三、四块地盘由成吉思汗的其他子孙们管理,因为跟我们现在讲的内容没啥关系,所以大家只需要知道它们合称四大汗国就可以了。

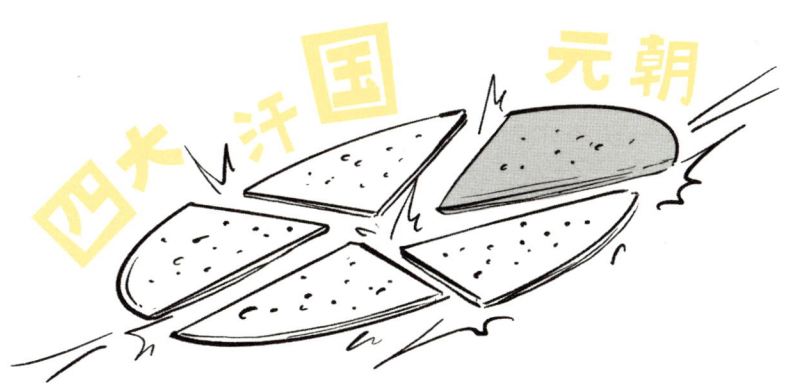

第五块，也是相当大的一块，叫元朝，它的开国皇帝叫忽必烈。

忽必烈是个很聪明的皇帝。因为元朝是蒙古族建立的嘛，这蒙古族是游牧民族，不擅长耕种，所以统一天下以后就有很多蒙古贵族提出要把全国土地都变成草场。可是忽必烈强烈反对，他认为耕种很重要，同时他还认为做商业贸易也不是什么丢人的事情。于是，在他的鼓励下，元朝初期很快就从战争中恢复过来，并且变得十分繁荣富裕。

有一个叫马可·波罗的意大利探险家就在《马可·波罗游记》中写下了元朝社会当时的盛况,不过在现实基础上,马可·波罗还对元朝进行了夸张的艺术加工,夸张到就差直接说元朝是遍地黄金的天堂了。

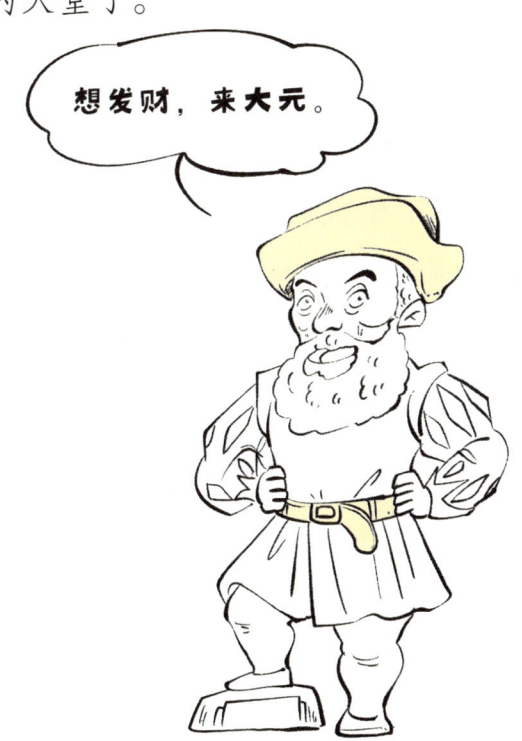
想发财,来大元。

可惜元朝开局即巅峰，后面就一直在走下坡路。

为什么呢？

因为元朝的政治制度存在极大的问题。它虽然统一了全国，却把老百姓分成了四个等级：第一等是蒙古人；第二等是色目人，也就是西域各个民族的人；第三等是汉人，就是之前的金国人和其他北方人；第四等是南人，就是原来的南宋人。

不用说，这样的分类就是为了搞不平等待遇。汉人和南人做什么都难，科举没有门路，税收更加沉重，土地无权耕种……为了反抗这样的压迫，整个元朝期间，农民起义就没有断过。

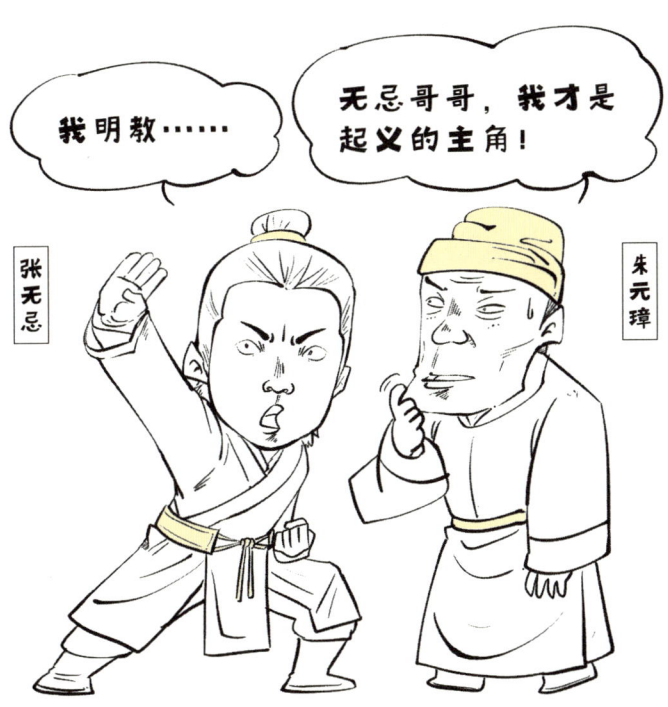

因此，中医在金朝发展不行，在元朝时也没能继续两宋的大发展。不过即便是在这些压抑和沉闷的时代，

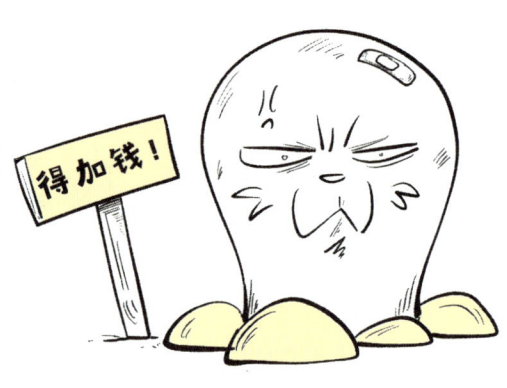

中医也仍旧没有停下脚步。

还记得咱们之前说过可以把中医对抗疾病看成打地鼠游戏吗？应对疾病时，中医一共有三种思路：

"拔插头"——找出致病原因，从根源上杜绝疾病产生。

"一网打尽"——找出所有应对疾病的治疗方法。

寻找规律——找出疾病的规律，预判疾病。

其中"拔插头"这件事最难,但是金元时期的医学界偏偏开干了。

等等,咱们刚刚不是说金元时期社会动荡,人民生活在水深火热中吗?为什么偏偏在金元时期出现了"拔插头"的人呢?

这就得跟咱们前面提到的社会环境联系起来。

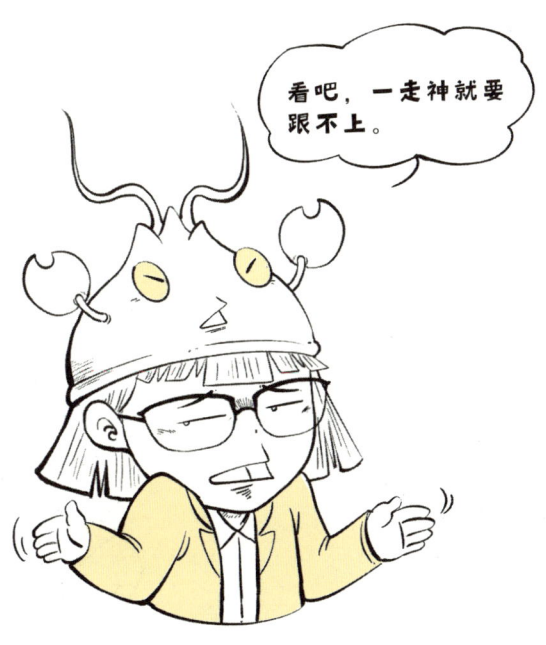

金元时期先后受战乱和民族歧视政策的影响，很多读书人，尤其是元朝时汉人和南人没法再以"治国平天下"为梦想，但是退而求其次，"不为良相，便为良医"的路子还可以走一走。

于是儒医的队伍更加壮大，医者探讨医学理论的兴趣也更加浓厚，医学界"拔插头"运动……不，现在得有个高大上的名字——医学界"华山论剑"就这样轰轰烈烈地开展起来了。

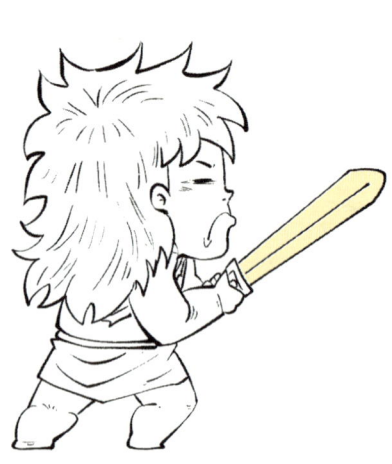
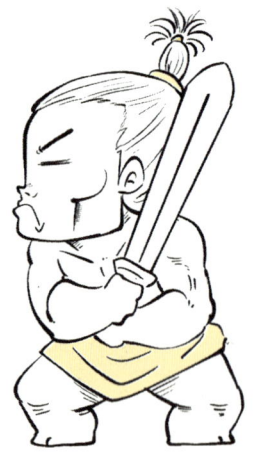

第九册　金与元：中医"华山论剑"

华山论剑之寒凉派

老大：刘完素

江湖人称："高尚先生""金元四大家之首"
主要观点：疾病起于"火热"
必杀技："寒凉"药物
创新点：防风通圣散等

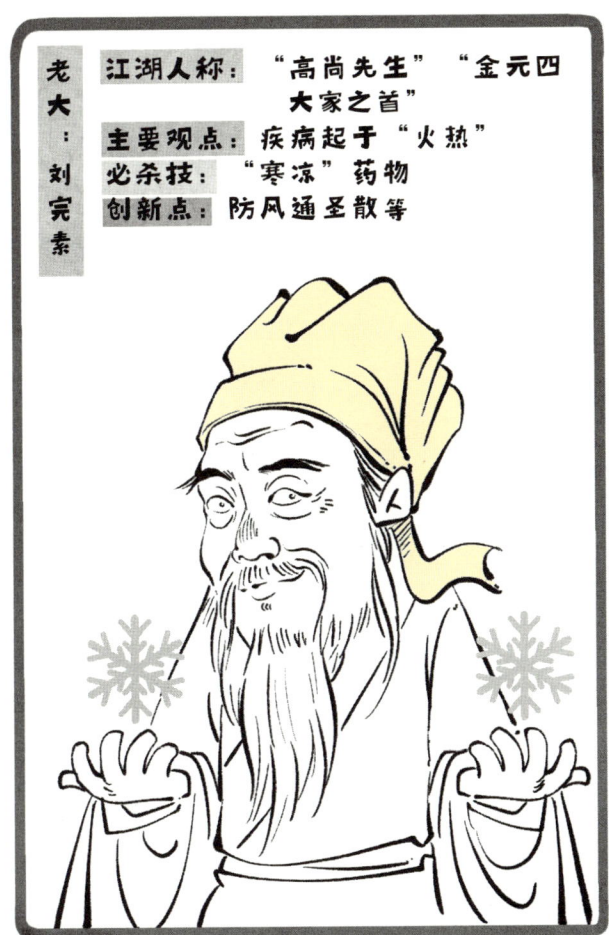

刘完素生活在金朝末期,当时战乱频繁,各种传染病流行,老百姓的日子非常难过。据说,刘完素家境贫寒,母亲生重病的时候,他去请了三次医生都没有请到。最后母亲去世,刘完素悲痛欲绝,从此开始学医,立志要为天下人解除病痛。

刘完素学习认真刻苦,行医有效,很快就闻名于当世。金朝的两任皇帝曾多次召他入宫当太医,可他都拒绝了。因为他心怀百姓,皇帝就给他赐号叫"高尚先生"。

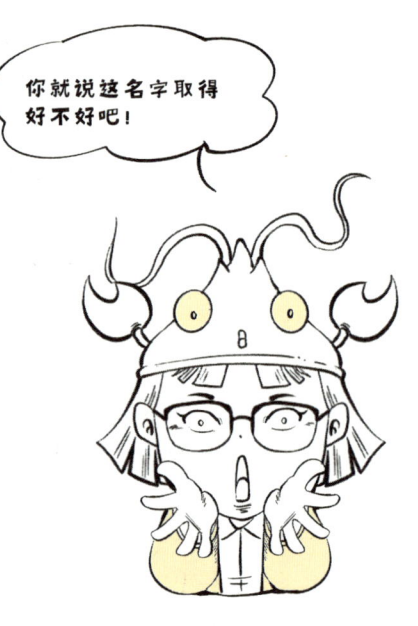

你就说这名字取得好不好吧!

当时医学界大多数医者都因循守旧，用的药方都是过去传下来的，尤其他们治什么病都拘泥于古，不知变通，一定要用"温补"的药物。

刘完素认为这样不对，他大半生都在钻研《黄帝内经》，尤其是在《素问》上下了很多功夫。他并没有像同时期其他医者一样拘泥于古人的经验、前人的药方。他认为医者只知道因袭前人，不去分析患者体质，不去辨证论治，是肯定不行的。

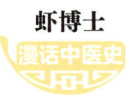

用大白话来说，当时的医学界就跟食堂一样，厨子换不少，味道都一样。而且不管你爱不爱吃，反正番茄就只炒蛋，土豆就只切丝。这样下去，迟早是要"关门大吉"的。

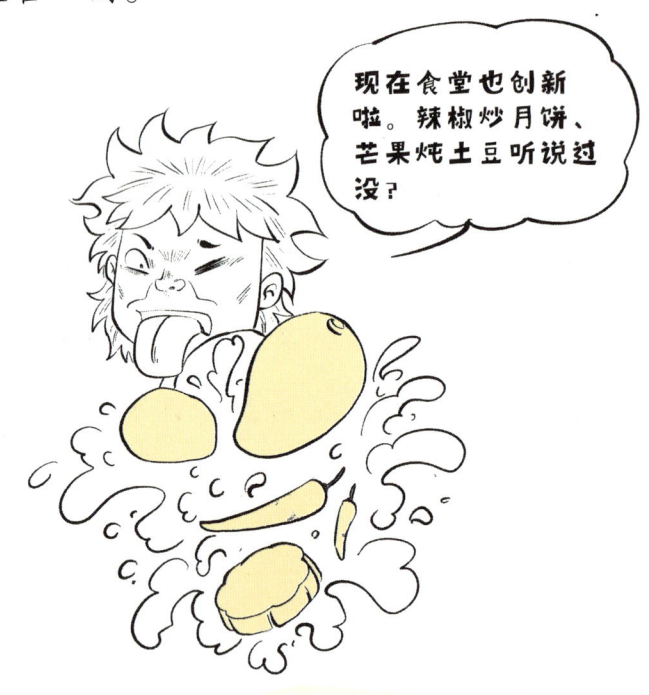

尤其是刘完素发现在治疗伤寒病的时候——

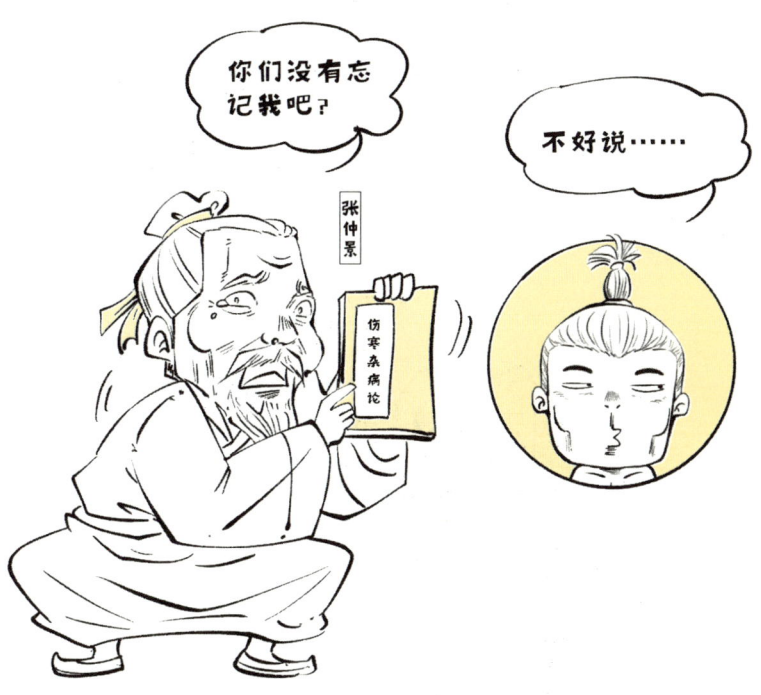

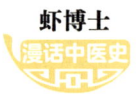

保险起见,咱们先回头抄一句:

中医学所说的伤寒是指由外部因素变化引起的,包含瘟疫等传染病在内的疾病。

刘完素观察到伤寒病,尤其是其中的瘟疫,会通过接触传染。而"伤寒病"瘟疫实际多为"热证",因此得了这类"伤寒病"就不能再火上浇油进行温补,得根据具体情况使用"寒凉"的药物。

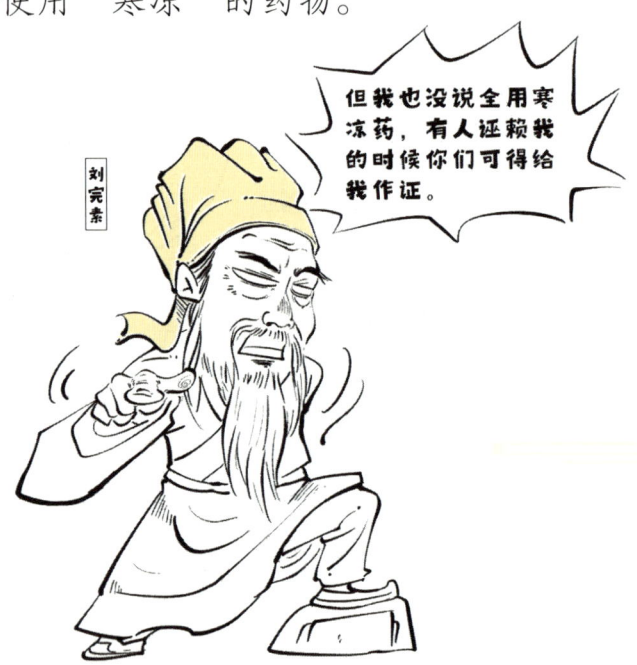

但我也没说全用寒凉药,有人诬赖我的时候你们可得给我作证。

刘完素

根据自己的实践经验，刘完素提出了一套"火热"理论，认为疾病产生的根源是"火热"，并针对"火热"发明了防风通圣散等寒凉型的方剂。

因为刘完素是河间这个地方的人，所以大家又叫他刘河间，他这一派也因此被称为河间派。

河间派对后世中医学的发展有着深刻的影响,深刻到我们后面还要继续讲。而刘完素本人也因此被称作"金元四大家之首",成功担当金元时期医学"华山论剑"的核心选手。

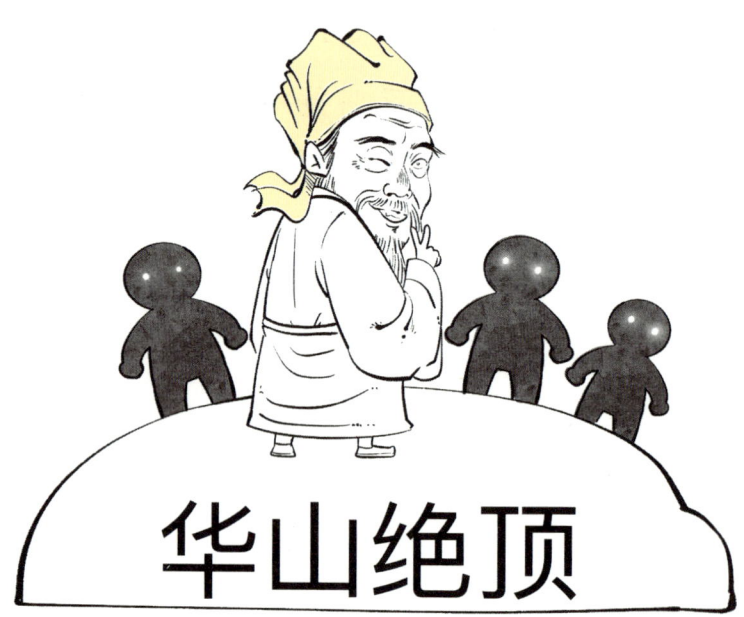

华山论剑之易水派

老大：张元素

江湖人称：张易水
主要观点：古方今病，不相能也
必杀技："温补"
创新点：药物归经理论

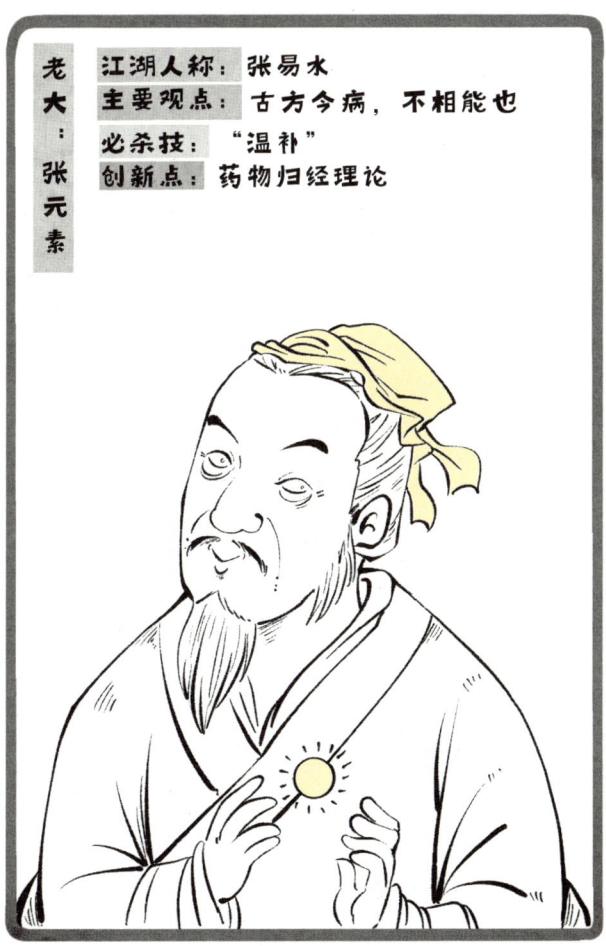

张元素在 8 岁时就通过了一种叫"童子举"的考试，结果却在 27 岁考进士时犯庙讳，也就是说不小心写到了皇帝父祖的名字，而惨遭落榜。在这之后张元素就开始弃文学医，行医救人了。

张元素生活在比刘完素稍晚一些的时代。两个人不仅名字有缘，据说张元素还曾经救过刘完素一命呢。

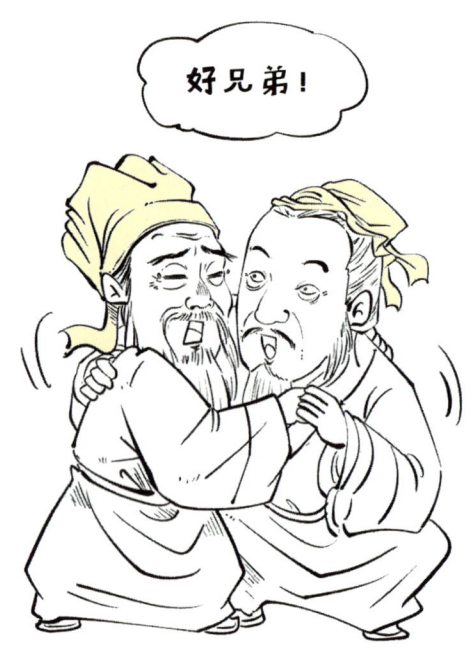

话说有一天刘完素得了伤寒病，自己调理了八天也没好转，他的弟子就请来张元素给他看病。

咱们前面说过刘完素自己就是研究伤寒病的专家，而且张元素比刘完素年轻许多，因此刘完素心里非常不满，他虽然病得起不来床，但还是挣扎着翻身面墙表达自己的抗拒。

张元素不生气也不气馁，他侃侃而谈，说起了自己对伤寒病的看法。刘完素听完很是佩服，而且在服药之后刘完素很快就有所好转。从此，张元素的声名就四处传扬开来了。

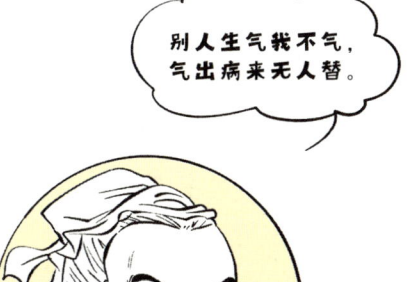

别人生气我不气，
气出病来无人替。

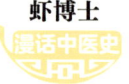

和刘完素一样，张元素也认为治病不能照抄老祖宗的经验，要根据气候的变化和患者的体质进行合理的辨证。而在具体治疗中，张元素则重视使用性质偏温补的药物。另外他还提出了药物归经理论。

药物归经理论简单来说就是根据药物的实际效果把它和身体的某个部位联系起来。比如有些药物可以治疗头痛，那它就主要归属于头部的经脉；有些药物可以治疗咳嗽，那它就主要归属于肺经系统。

打个比方：我们身体里的经脉和脏腑就像河流和湖泊，那喝下去的药物就像水流。每种药物在进入身体后都有它独特的"流向"，有的流向肝脏这条"河"，有的流向心脏那片"湖"，还有的流向其他不同的地方。这就叫药物归经。

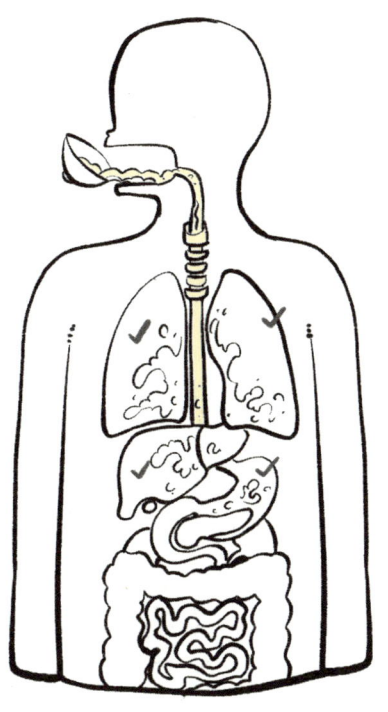

根据药物归经理论，医生在开药的时候，就可以根据病人的病情，选择那些主要归属于相应部位或系统的药物，让药物的效果发挥得更好。

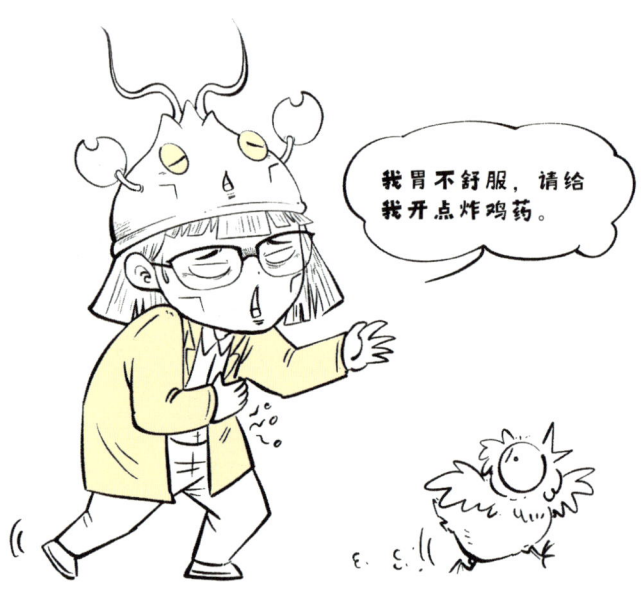

因为张元素是易水人,所以大家都猜到了吧?

没错,他这一派后来就被叫作易水学派。

明代医学大家李时珍后来称赞张元素说"大扬医理,灵素之下,一人而已",说他大力弘扬了医学原理,是自《黄帝内经》以来最厉害的医者。

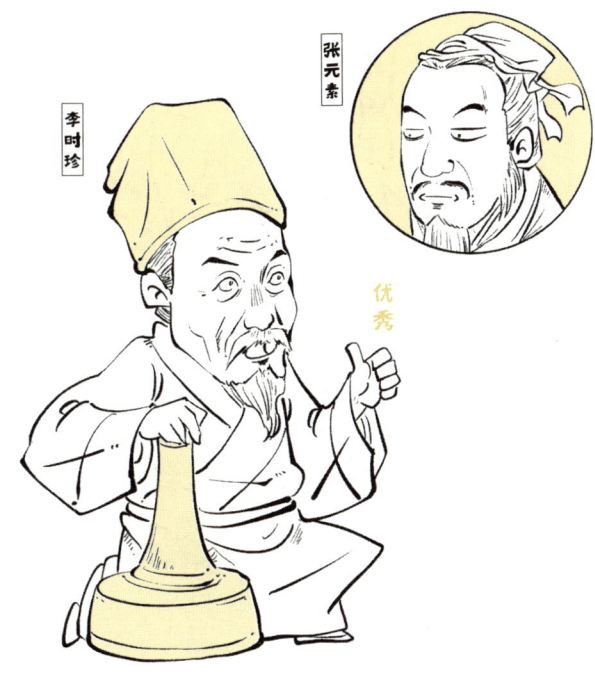

华山论剑之攻下派

老大：张从正

江湖人称：张戴人
主要观点："养生当论食补，治病当论药攻"
必杀技：汗、吐、下
创新点：汗法、吐法、下法

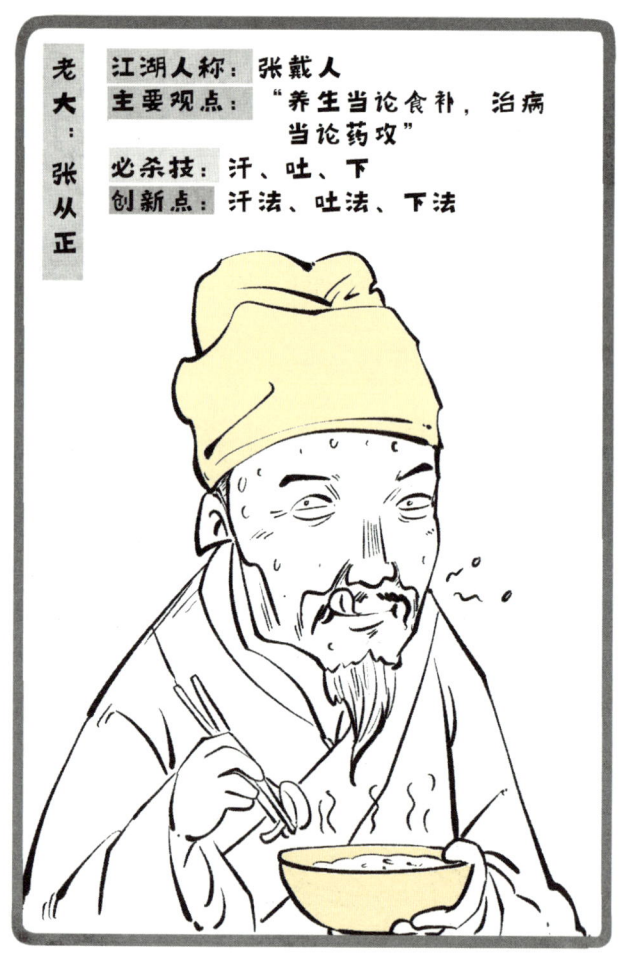

张从正自称刘完素的"私淑弟子",意思就是说他虽然不是刘完素真正的弟子,但他看的是刘完素的书,学的是刘完素的方法,宣扬的是刘完素的思想,所以他认为自己跟刘完素的亲传弟子也没什么区别。

张从正认为人之所以生病,都是因为"邪气"。一旦邪气入侵,我们要做的就是——跟它斗!

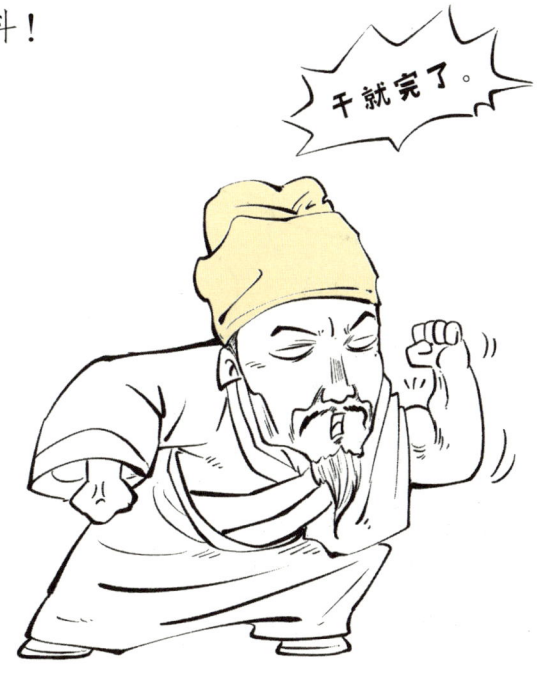

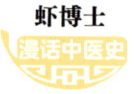

为了和"邪气"斗争,张从正提出了三种方法。

一种叫汗法,主要指通过出汗排出邪气。

一种叫吐法,主要指通过呕吐排出邪气。

一种叫下法,主要指通过大小便排出邪气。

当然,这三种方法并非我们在这里概括的这么简单。细说起来,它包含了很多具体判断方法及操作步骤。而在使用的同时,张从正也强调"补法",尤其是食补的重要性。

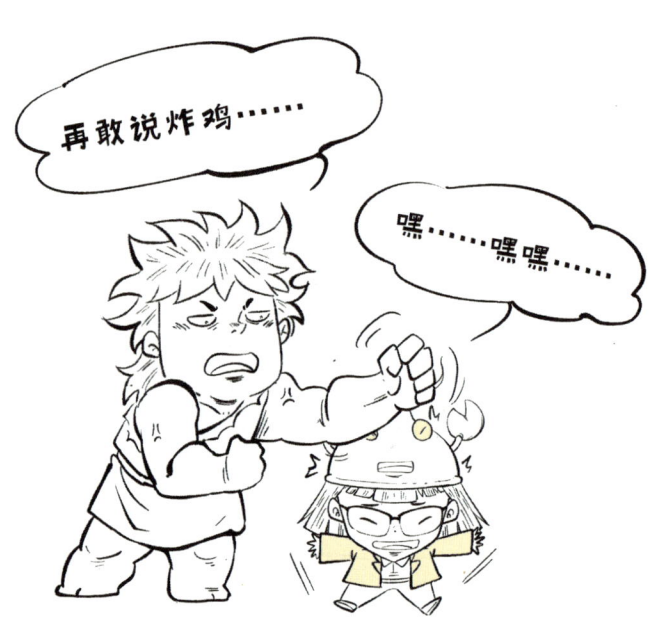

在忙着"攻下"的同时，张从正在治疗疾病时还提到要重视社会环境和精神因素对疾病的影响。

他发现战争期间人容易生病，人心情不好也容易生病。他指出这一类疾病归根结底是因为时间和空间发生了改变，因此他提出了"达时变"的治疗原则——用药要因时、因地、因人。

另外，张从正在临床治疗技术上也有过不少创新。比如说《儒门事亲》一书中就记录了他发明出一种可以伸进喉咙里取出异物的器械，这可以说是我们今天使用的食管镜的雏形。

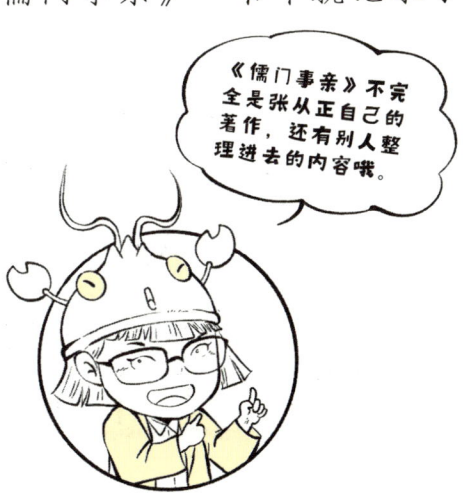

《儒门事亲》不完全是张从正自己的著作，还有别人整理进去的内容哦。

华山论剑之滋阴派

老大：朱震亨	江湖人称：	朱丹溪、丹溪翁、朱一帖、朱半仙
	主要观点：	"阳常有余，阴常不足"
	必杀技：	滋阴降火
	创新点：	大补阴丸、虎潜丸等

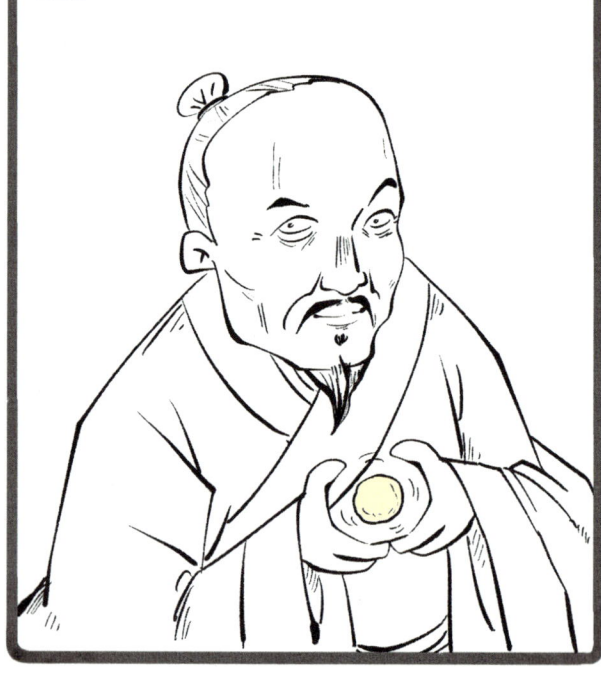

朱震亨家旁边有一条小溪叫丹溪——

所以？

没错，所以朱震亨又被叫作朱丹溪、丹溪翁。据说，因为他医术高明，很多患者只吃他一帖药就能见效，因此他又被称作朱一帖、朱半仙。

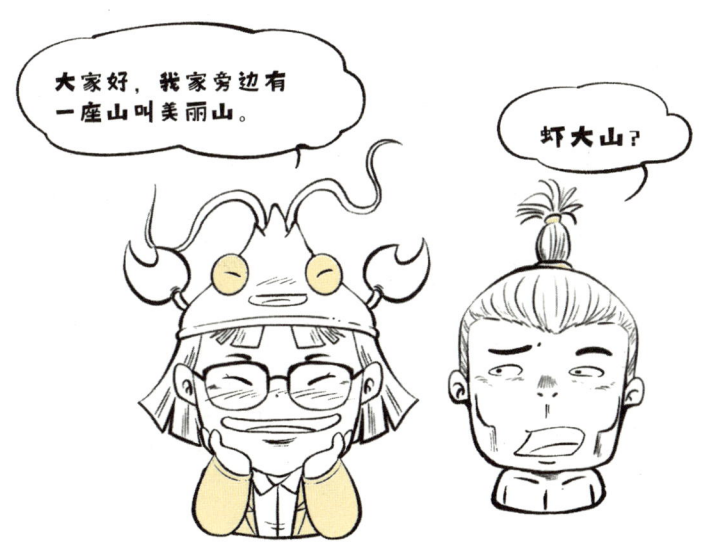

朱丹溪认为人体内有个根本动力叫"相火",它常常因为燃烧得过于猛烈而使人生病,因此他主张用药得以滋阴降火为目标,这样才能保持人体的阴阳平衡,治愈疾病。根据这一学说,他发明了一些非常有名的方剂,比如大补阴丸、虎潜丸,等等。

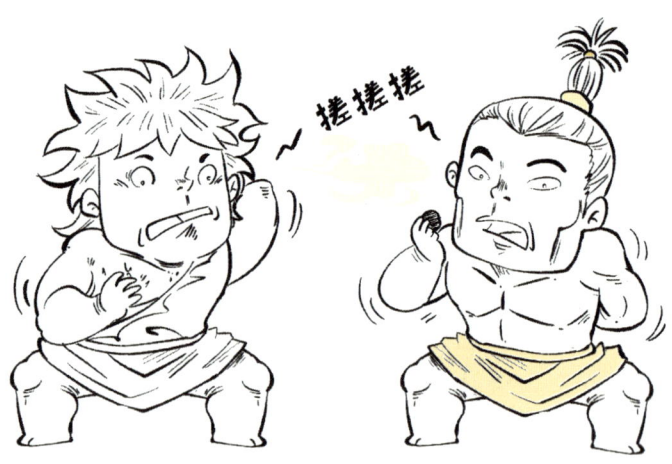

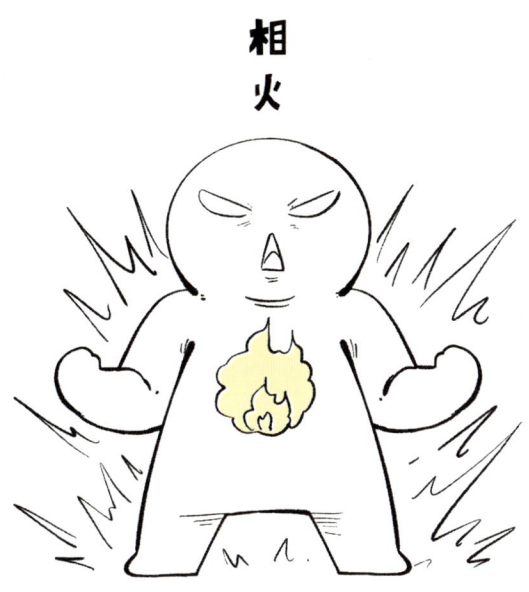

他把自己的这些想法总结记录并取名为《格致余论》，其中和"相火论"一起阐述的还有一个观点叫"阳常有余，阴常不足"，主要是说因为"相火"燃烧，人体阳气常常过于充足，阴气就不够用了。

啥意思？

举个例子。假设人体是一个旅行背包，阳气就好像为出游装的换洗衣服，阴气就好像饮料和零食。如果衣服装得太多，就此占用了饮料和零食的空间，结果等到想吃想喝的时候，什么都没有，只能干难受。

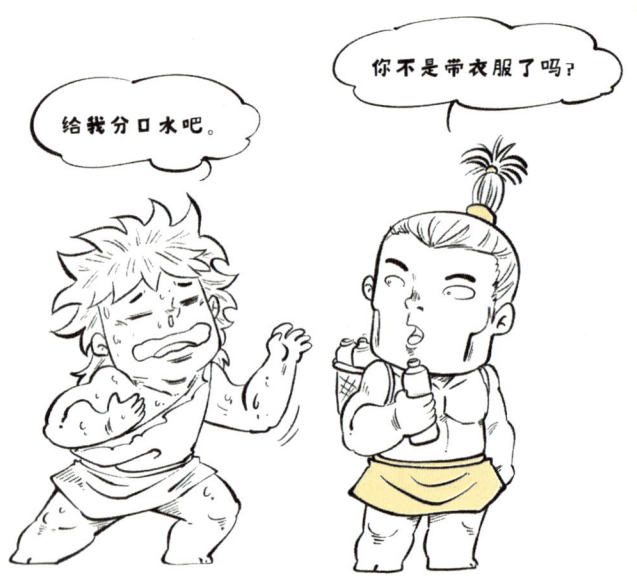

也因此，朱丹溪认为平时就应该通过平衡饮食、节制欲望，让阴阳二气和谐共处来保养身体。

朱丹溪的学说对后世影响很大。

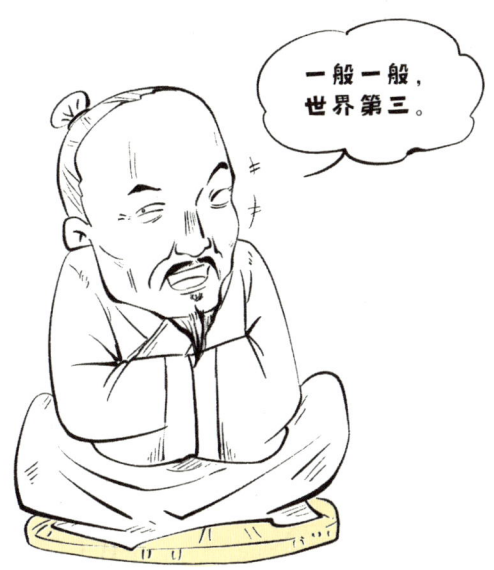

"朱丹溪中医药文化"入选第五批国家级非物质文化遗产代表性项目名录。日本也有丹溪学社这样专门研究朱丹溪理论和学术经验的团体。

华山论剑之补士派

老大：李杲

江湖人称：李东垣、东垣老人
主要观点："内伤脾胃，百病由生"
必杀技：调理脾胃
创新点：补中益气汤

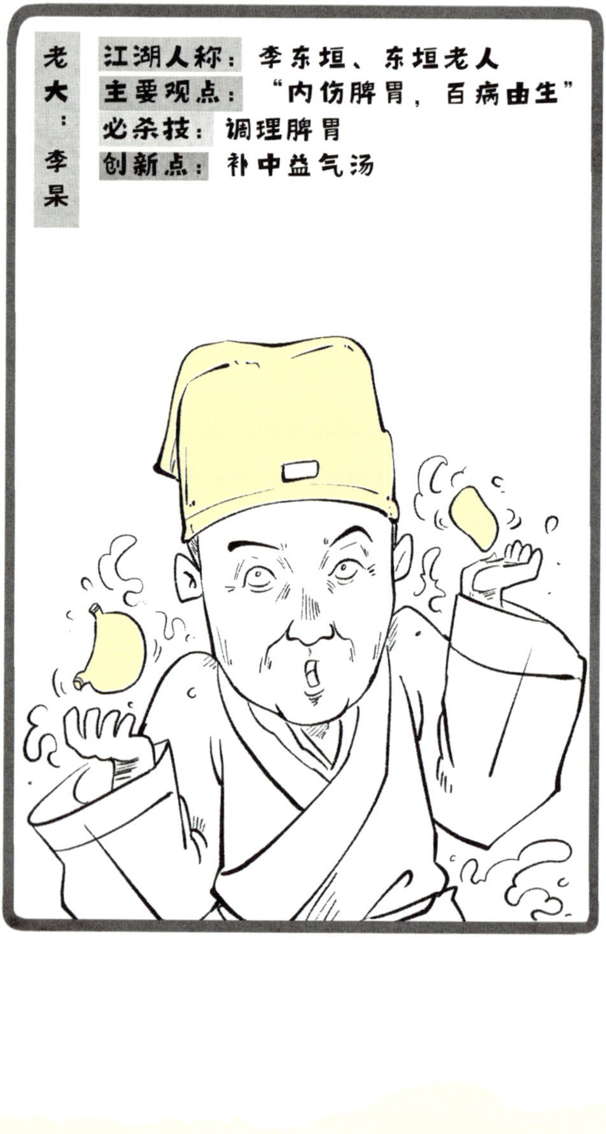

李东垣是张元素的徒弟。据说他为了跟随张元素学医,花了很多很多钱。

在继承张元素"古方今病,不相能也"理念的基础上,李东垣认为要彻底治疗疾病,保养脾胃才是重中之重。

他认为脾胃功能正常才能保护人体健康,如果脾胃"乱动",就会生出各种各样的疾病。因此他发明了一种叫作"补中益气汤"的药方来调理脾胃,这个方剂直到现在也是常用药方之一。

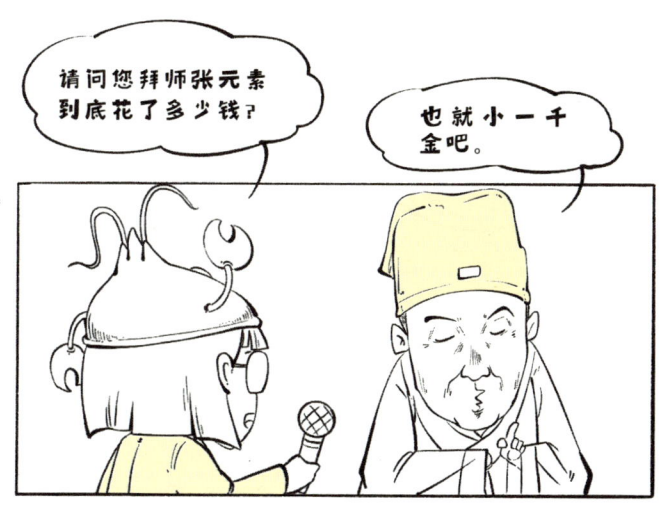

李东垣虽然是张元素的徒弟，继承的是易水派的理论，但是他重视脾胃，并据此形成了一套特别的理论系统。

还记得咱们前面说过脾胃对应的五行属土吗？因此李东垣一派又被称为补土派。

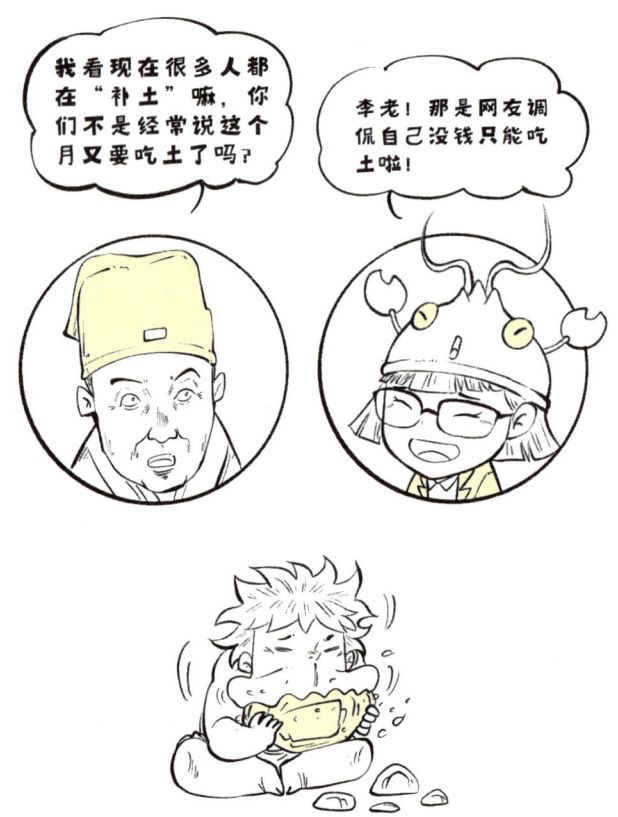

好的，我们现在来总结一下。

金元时期虽然社会动荡，但医学界对"拔插头"——也就是彻底解决疾病这件事热情高涨。医者对医学理论讨论得非常多，他们力图找出疾病产生的根源，并想要通过一定的理论体系来解决所有的疾病。

根据疾病的寒热属性，他们分成了两大派。

疾病源于"热证"——河间派（又叫寒凉派）。

疾病源于"脾胃"——易水派。

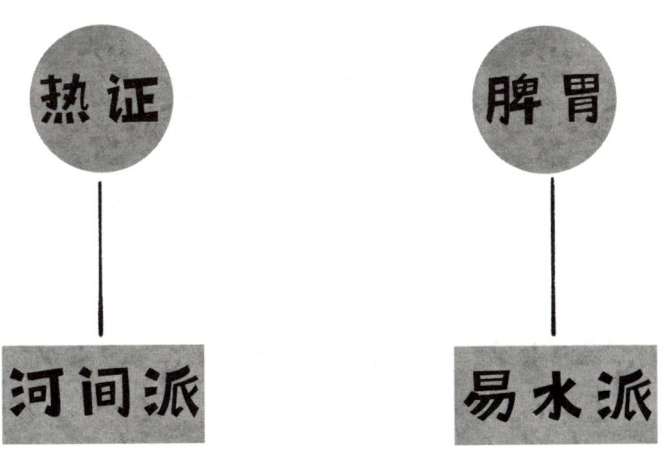

后来，在河间派的基础上产生了攻下派，在易水派的基础上产生了滋阴派和补土派。

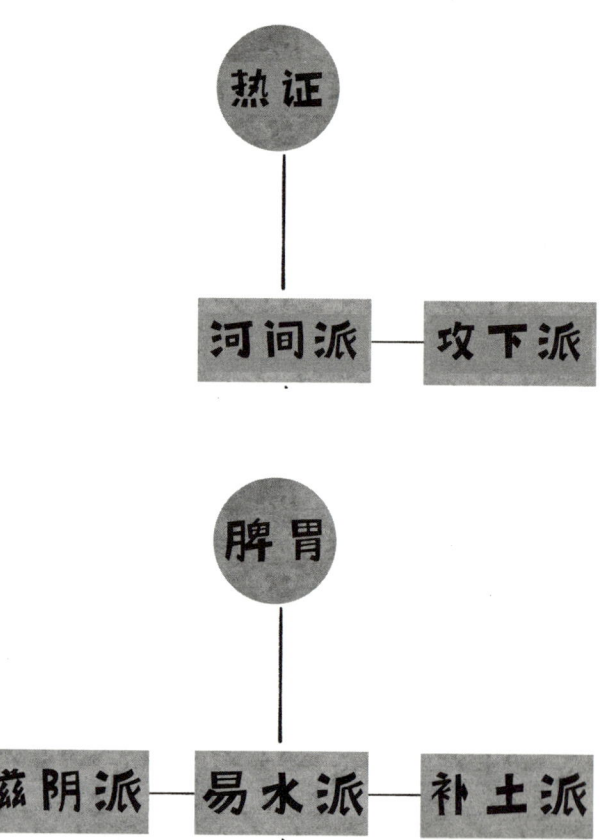

其中河间派（寒凉派）、攻下派、滋阴派和补土派的四个老大被称为"金元四大家"。

金元四大家

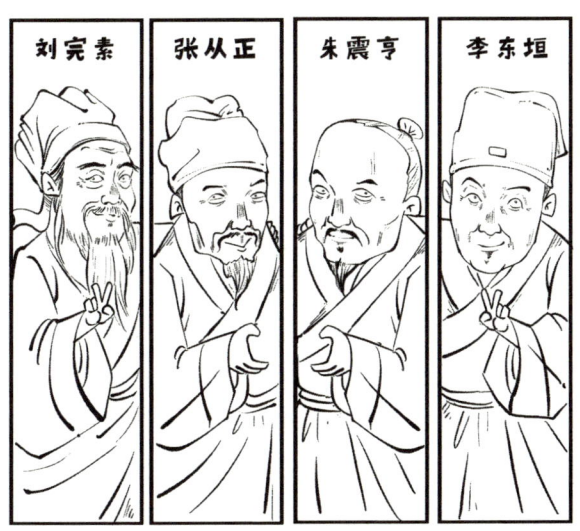

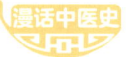

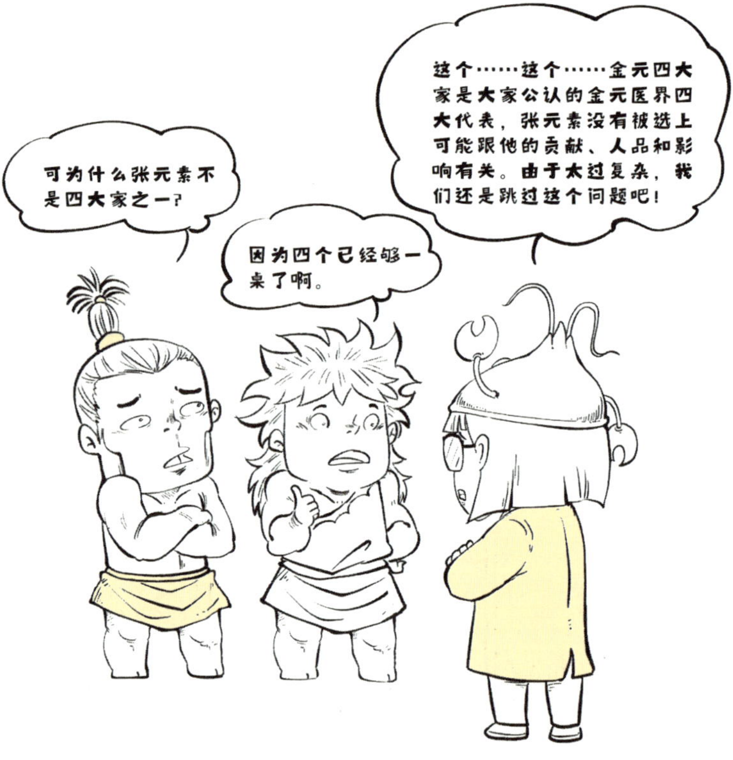

总之，金元时期医学界"华山论剑"活动就在以上诸位大家的参与下获得了圆满成功。用火锅来打比方的话，也就是中医发展到金元时期开始探讨起味型来，麻辣型的受众有点窄，酸辣型、荔枝味型、清汤滋补型等被陆续发明并不断改良。

这一时期的各种"味型"理论为后来医学的革新和发展提供了良好的孵化条件，对中医学理论的发展起到了推动作用。

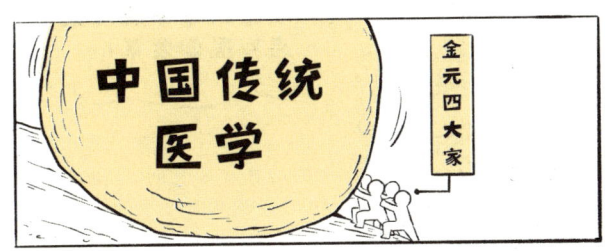

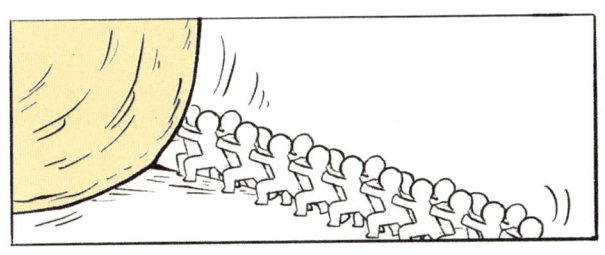

好了，经历金元医学界的大讨论，接下来就该到——

没错，真正大一统的明朝了。

中医在明朝是会稳步发展还是有所倒退呢？在这期间又会发生什么有意思的事情，出现哪些了不起的人呢？

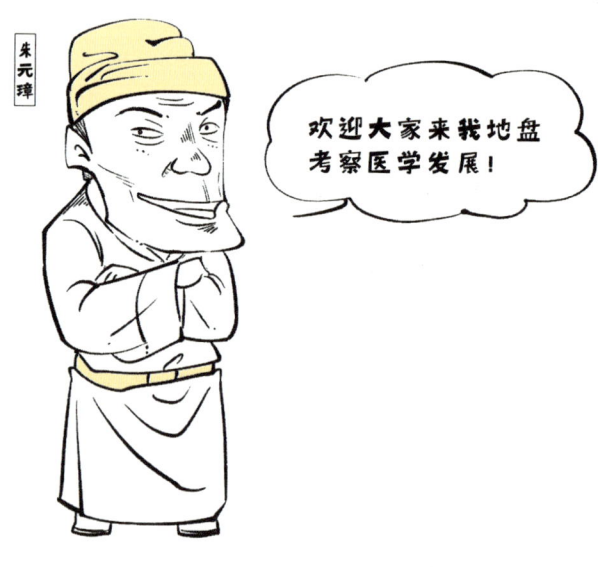

老规矩——

欲知后事如何
且看下回分解

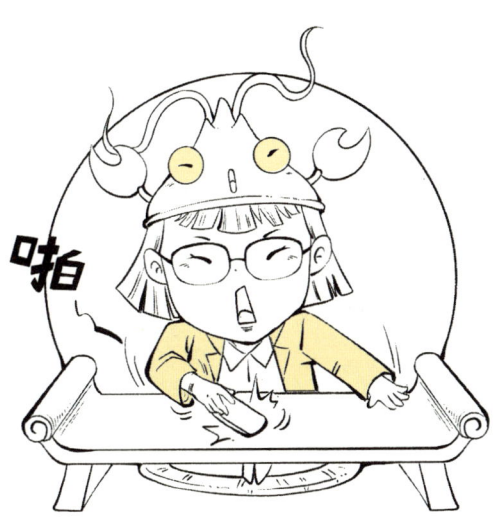

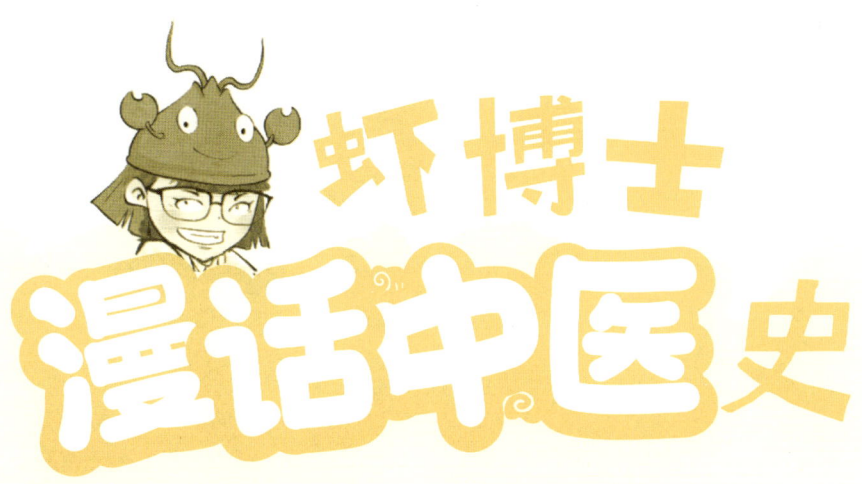

明朝：中医革新那些事儿

胡晓霞 / 著　　田　野 / 绘

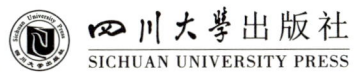
四川大学出版社
SICHUAN UNIVERSITY PRESS

第十册

明朝：
中医革新那些事儿

"时光匆匆匆匆流走,也也也不回头……"
欢迎来到大明朝!

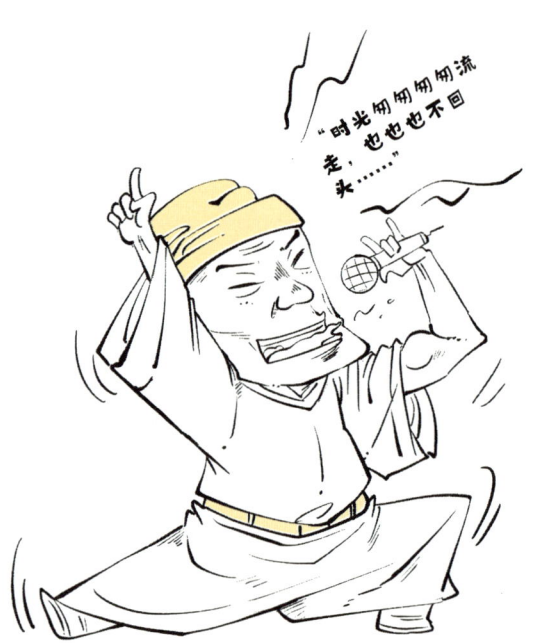

此时，一波接一波的农民起义终于推翻了元朝统治。在诸多起义势力中，朱元璋取得了最终胜利，在应天府（也就是现在的南京）即位，建立大明王朝。

总的来说，大明王朝跟以前很多朝代一样，前期政治经济文化一片向好，后期逃不了国力衰弱和最终的覆亡。

不过大明王朝一共延续了276年，除去开头和最后战乱的十来年，也有长达两百多年的稳定期。在这期间，政治、经济、文化各方面开始飞速发展，中医也乘势起飞。

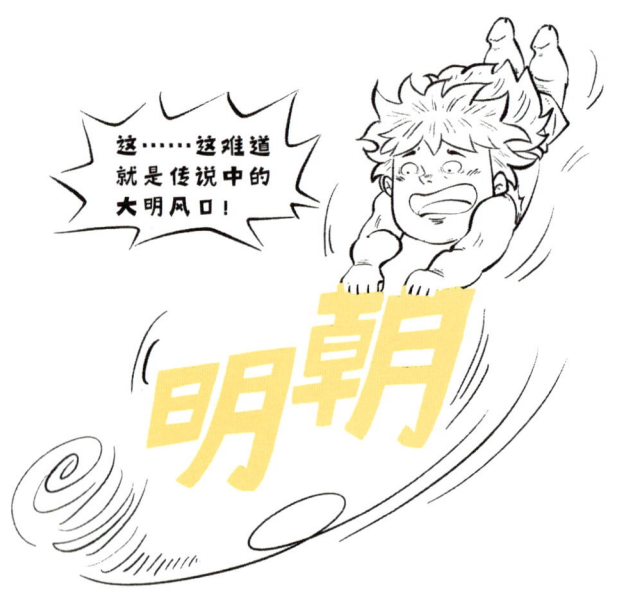

这一时期，中医在理论和实践上都取得了辉煌灿烂的成就：医学理论、药学、方剂学各方面得到了极大发展，内科、外科、骨科、妇科和儿科等专科取得了重大进步。

既然这么快就开始总结，那大家就应该猜到本册的重点在于挑重点中的重点，讲突出中的突出了吧？

接下来，敬请阅览大明热搜榜上排名前三的大事件！

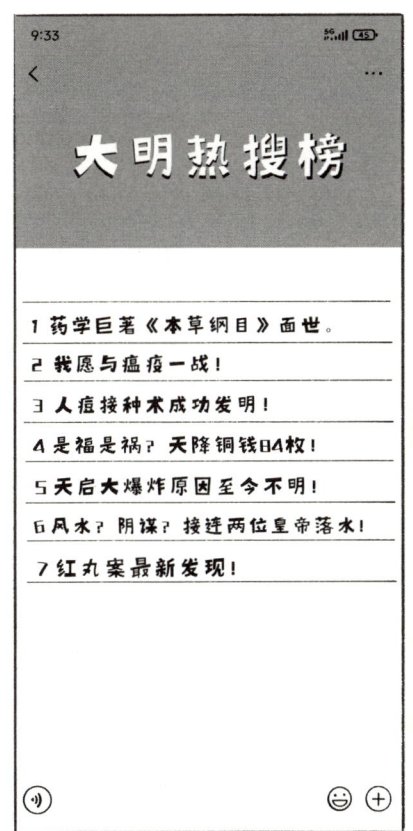

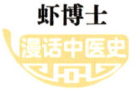

药学巨著《本草纲目》面世

来来，我们先回想一下前面说过的本草著作。

《神农本草经》《本草经集注》《新修本草》《开宝本草》，对不对？

没记起来也没关系，因为虾博士也是刚刚翻了一下抄上来的。

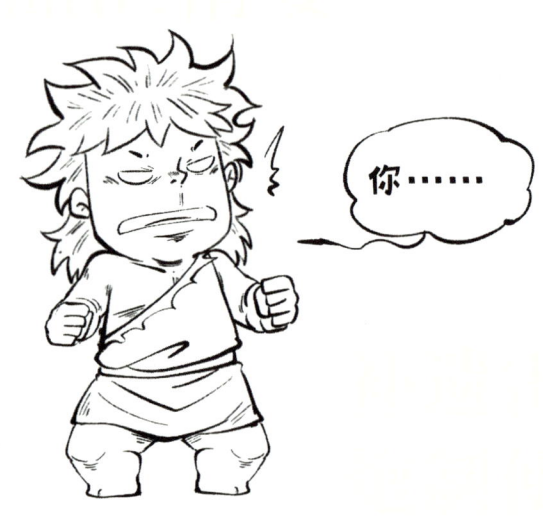

这些本草著作中,前两本靠的是个人力量,后两本靠的是朝廷力量。

明朝皇室延续了两宋时期关注医学发展的好品质,除了发行方剂著作《普济方》、炮制著作《补遗雷公炮制便览》,还发行了《救荒本草》《食物本草》《本草品汇精要》等本草专著。尤其是《补遗雷公炮制便览》《食物本草》《本草品汇精要》三本书的插图都是由宫廷画师专门彩绘的,画面写实逼真,十分精美。

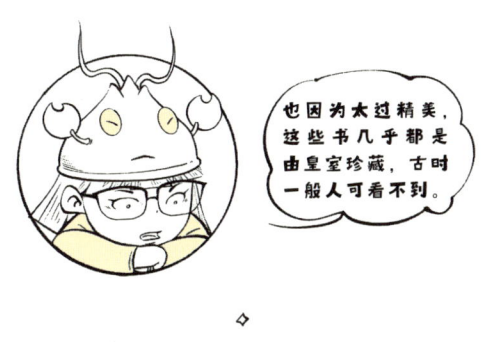

也因为太过精美,这些书几乎都是由皇室珍藏,古时一般人可看不到。

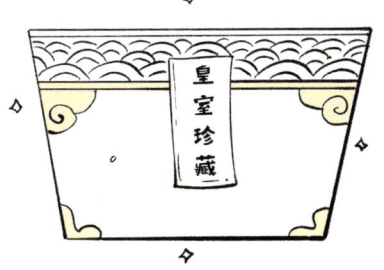

而《本草纲目》则是以个人力量完成的本草著作代表。它称得上是划时代的巨著,是中国医药学高度发展的重要标志。

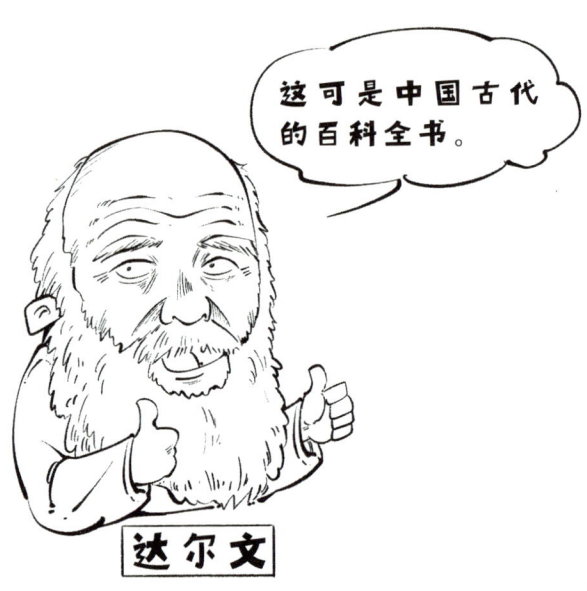

为什么会有这么高的评价呢?

因为——

它全面

《本草纲目》集明以前药物学之大成。

就是说《本草纲目》对明朝以前药物著作进行了整理

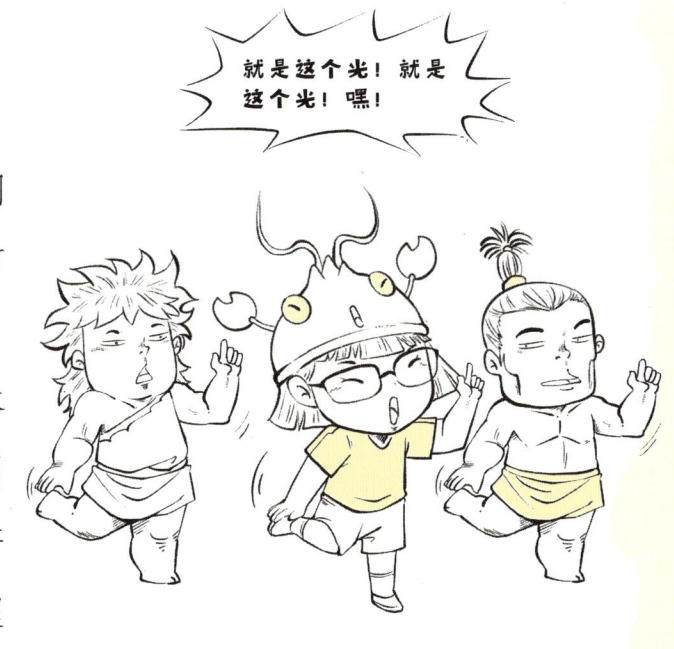

和修订,它光参考的书籍就涉及 800 多种。

它纠正了以往药物著作中的错误,比如指出兰草是兰草,兰花是兰花;南天星和虎掌就是同一种植物;还提到了水银有毒,服用之后并不能成仙;草籽不能变成鱼;等等。

而且在这个基础上,它还增补了 374 种新的药物,累计记载药物 1892 种,附图 1109 幅,药方 11096 个!

它专业

《本草纲目》里面不再按照上品、中品、下品对药材进行分类，而是分成了16"部"和60"类"。

其中的"部"相当于我们现在所说的类别，论述是按照"从微至巨""从贱到贵"的原则进行的，比如它先介绍了水、火、土这些物质，再介绍植物和动物。

"类"是"部"的细分,比如说草部,里面就分了山草类、芳草类、毒草类,等等。

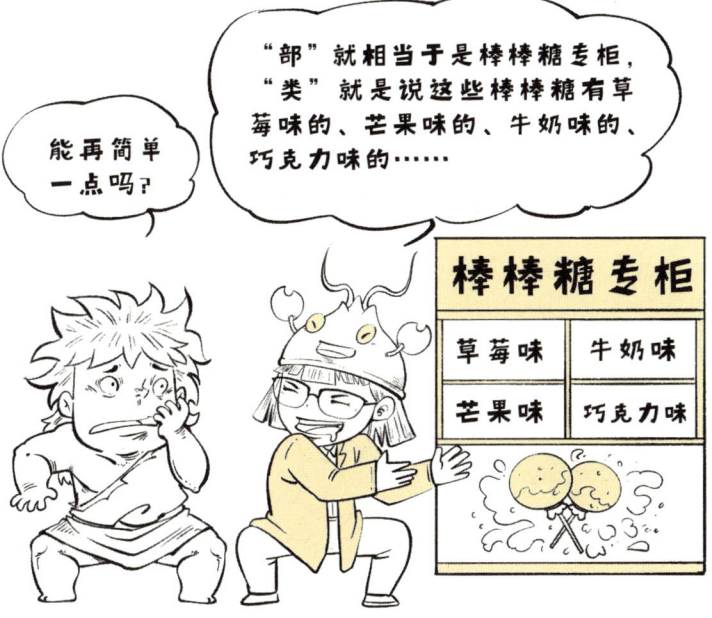

它系统

在"部"与"类"的基础上,《本草纲目》系统地记录了多种药物。

具体来说,它在讲解药物的时候一般会先解释药物名称由来("释名"),再描述药物气味,然后列出历代医药家关于该药的相关论述("集解"),指出主要治疗病症("主治"),进行补充说明("发明"),最后罗列方剂。

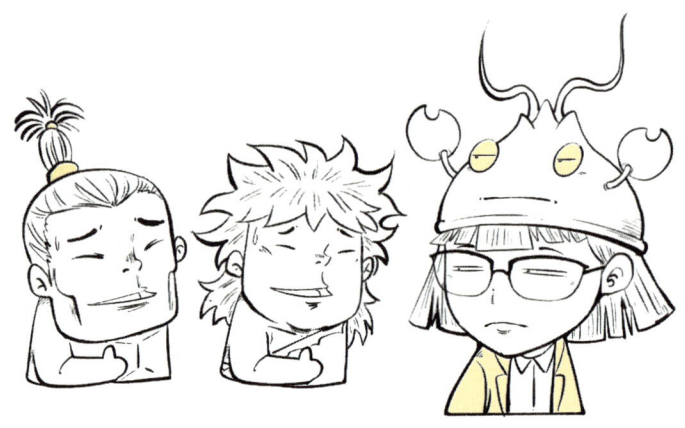

这对认识、辨别药物起到了很好的指导作用。比如在讲到三七时，不仅在后面"主治"部分精确概括三七的功能是"止血、散血、定痛"，还在前面"释名"部分指出三七之所以叫三七，并不是因为这种植物左边有三片叶子、右边有七片叶子，大概是因为它原本叫"山漆"，后来因为口口相传发音出现错误，就变成了三七。而叫"山漆"则是因为它能治疗刀剑伤，使用时就跟漆一样能覆盖在伤口处。另外，它还有一个名字叫"金不换"，用于形容它非常珍贵。

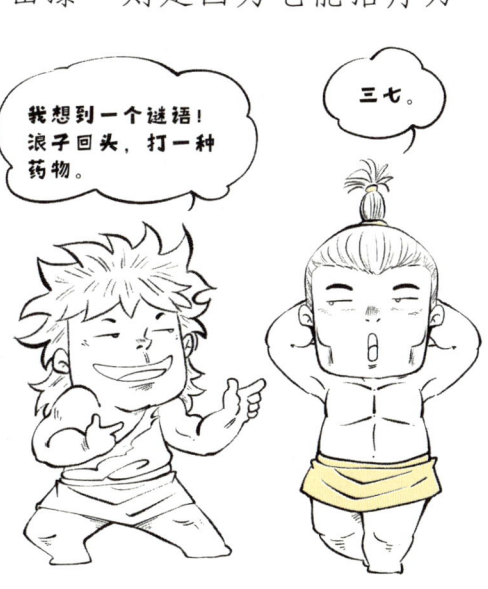

所以，现在大家知道《本草纲目》为什么这么重要了吧？

它极大地丰富了中医学中有关药物学的内容，在国内外都产生了巨大的影响——

且慢，说了半天，它的作者呢？

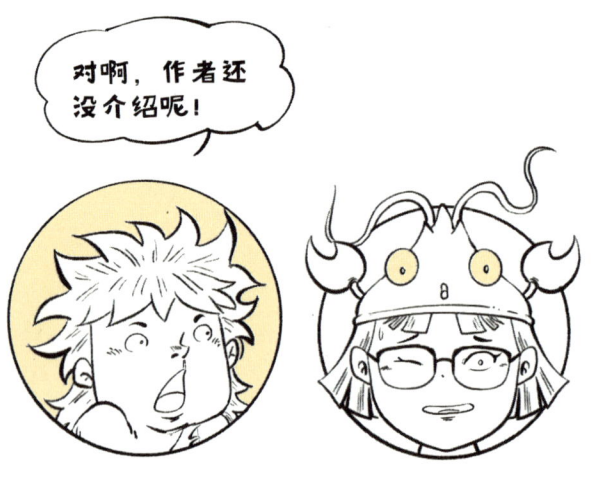

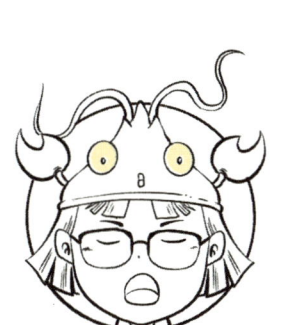

所以说梦想只有开始行动才不会只是梦，对吧？

它的作者叫李时珍

李时珍出生于医药学世家，从小就喜欢学习医药知识。据说李时珍的父亲希望他读书做官。可李时珍实在是热爱医学，每天除了阅读医书，就是为贫民治病，对政治毫无兴趣。最后父亲也被李时珍的坚持感动了，将他的医学知识倾囊相授。

在博览群书之后，李时珍又开始了广泛的游历。他去过湖北、湖南、广东、河北等地，请教过渔夫、樵夫、农夫等人。为了让自己的医学研究更加准确可靠，他不仅进行实地考察，还亲自尝药做实验。

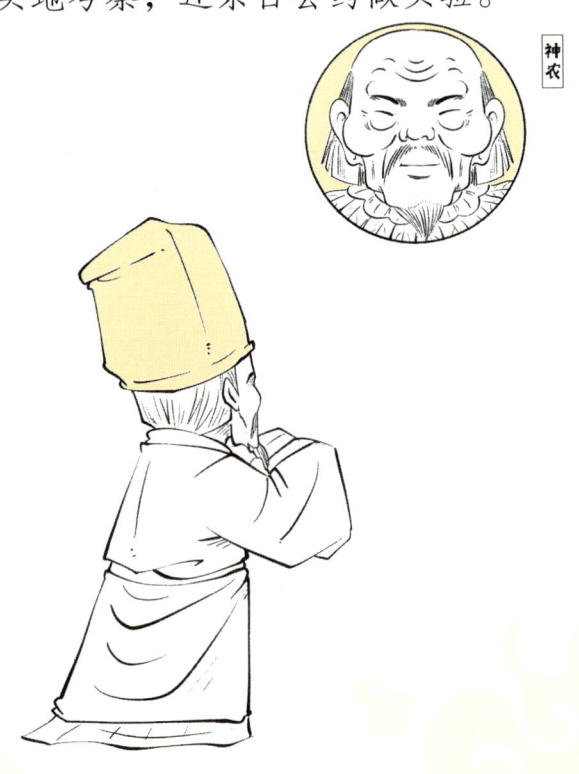

神农

除了《本草纲目》,李时珍还写了有关诊断学的《濒湖脉学》、有关经络的《奇经八脉考》。不过他最看重也最想推广的还是《本草纲目》。

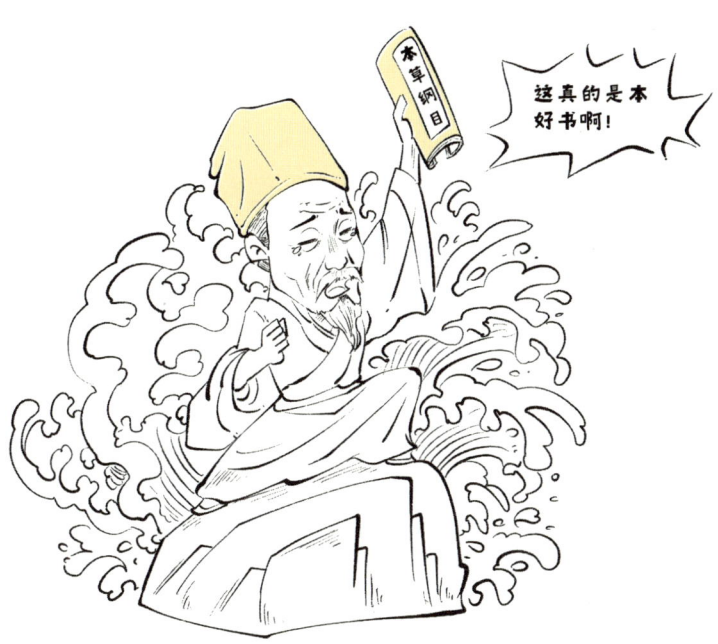

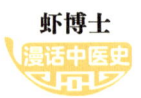

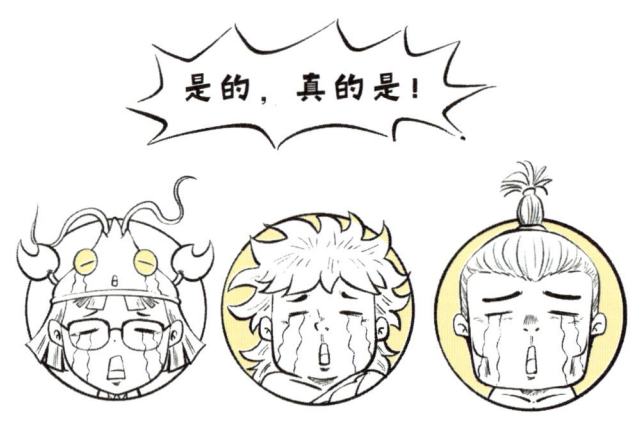

李时珍写好《本草纲目》时已经60岁了。他邀请到当时著名文学家、刑部尚书王世贞为书作序，可是却并没有引起什么反响。又等了12年，《本草纲目》才在南京刊行。再大约3年后，李时珍去世了。他儿子继承他的遗愿把《本草纲目》进献给了朝廷。可是朝廷只回复说书留下吧，这事知道了。

李时珍是个了不起的医者。他对待学问非常严谨,不迷信古人,也不轻信传言,对待患者热情友善。据说有患者从千里之外赶来找他,他不仅很快治好了患者的病,还分文不取。

至于《本草纲目》嘛,伟大的作品可不会被时代淹没。

我们现在还在说它不就证明它的价值了吗?

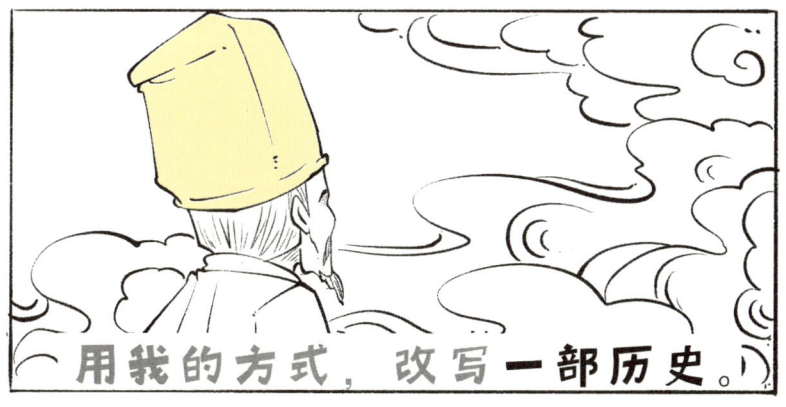

我愿与瘟疫一战!

话说以瘟疫为代表的传染病在世界历史上都是个可怕的存在。

大明一朝两百多年,瘟疫横行不断,尤其是1641年大瘟疫流行蔓延。当时十户人家有九户都遭了殃,遍地都是哭声,家家都有死人,常常是同一条巷子内上百户人家先后染病,而一人染病就意味着一家老小都逃不过瘟疫的魔爪。

当时很多医者水平有限,在治疗患者时习惯按照一般伤寒病处理,这就导致瘟疫更加肆虐。

面对这样的情况,有个叫吴又可的医者十分痛心。他说这些人命不仅是被瘟疫害死的,还是被医者不学习、不研究瘟疫给耽误死的。他还说,疫病虽然可怕,但他愿意与之一战!

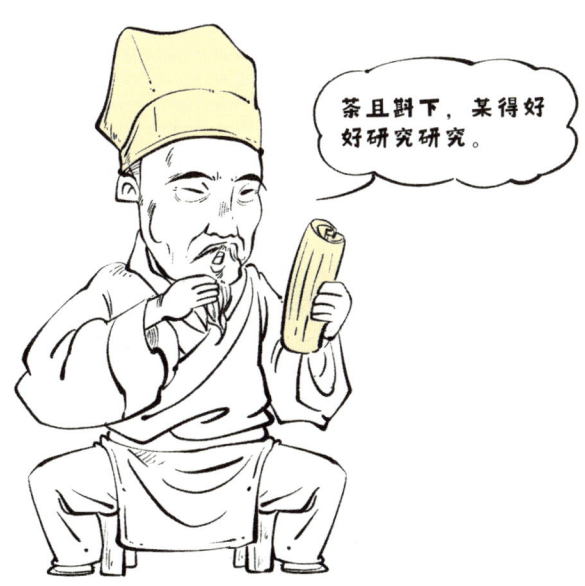

吴又可在大量观察和医疗实践的基础上，深入思考并写出了《温疫论》，创造性地提出了"戾气说"，并发明了达原饮、三消饮和举斑汤等多种方剂对付戾气。

他认为前人（也就是我们之前提过的医和等人）所说的六气并不能概括所有疾病产生的根源，比如瘟疫就是由六气之外的某种叫作"戾气"的东西引发的。

为了让大家充分认识"戾气",吴又可给戾气总结了三个特征。

特点一:"戾气"不是气

吴又可说"戾气"虽然看不见摸不着,但它是一种具体的东西。虽然的确很可怕,不过只要使用了正确的药物,就能够制服它。

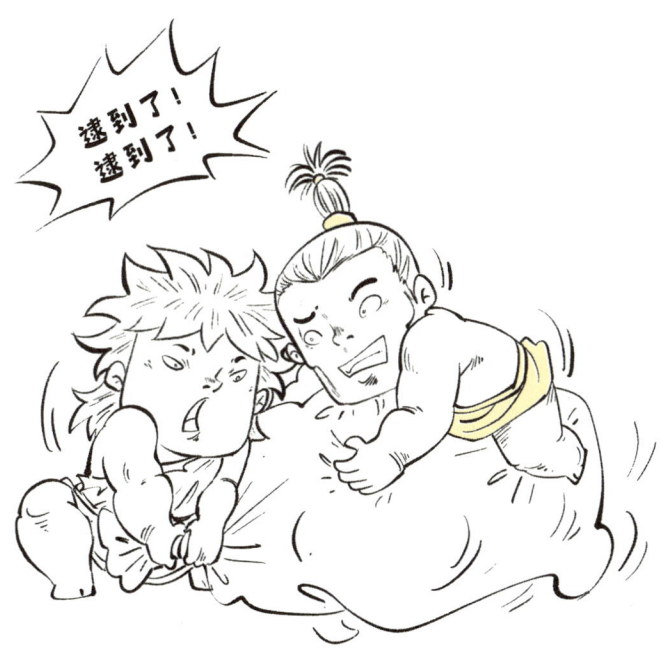

特点二:"戾气""看人下菜碟"

"戾气"通过口鼻侵犯人体。而"戾气"是否会导致人生病要看"戾气"多不多,以及人的身体素质好不好。假设"戾气"很多,但是身体素质过硬,也可以躲过一劫;而身体素质不好的话,即便"戾气"很少也会中招。

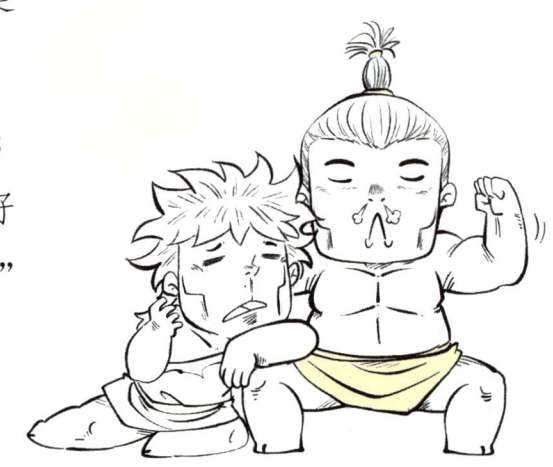

特点三:"戾气"也划分势力范围

不同"戾气"会引发不同的疾病,这里除了说不同"戾气"侵犯的脏腑部位不一样,还指人类和禽兽感染的"戾气"也是不同的,另外有些"戾气"还会引发外伤化脓性感染,比如天花引起痘疮化脓。

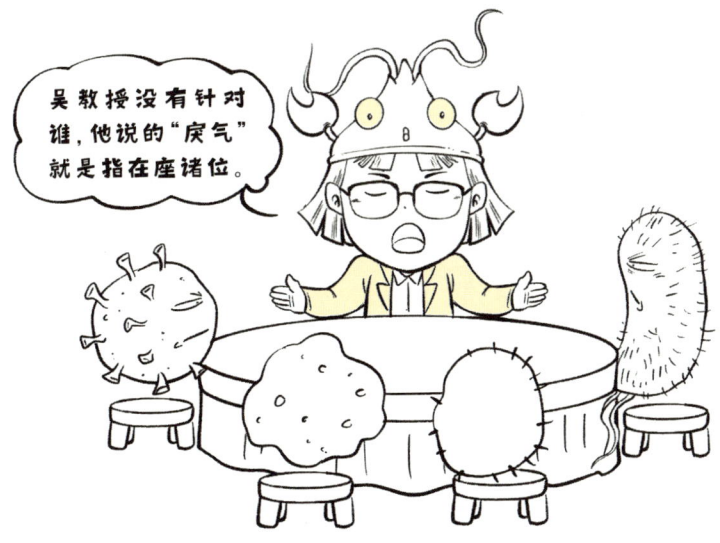

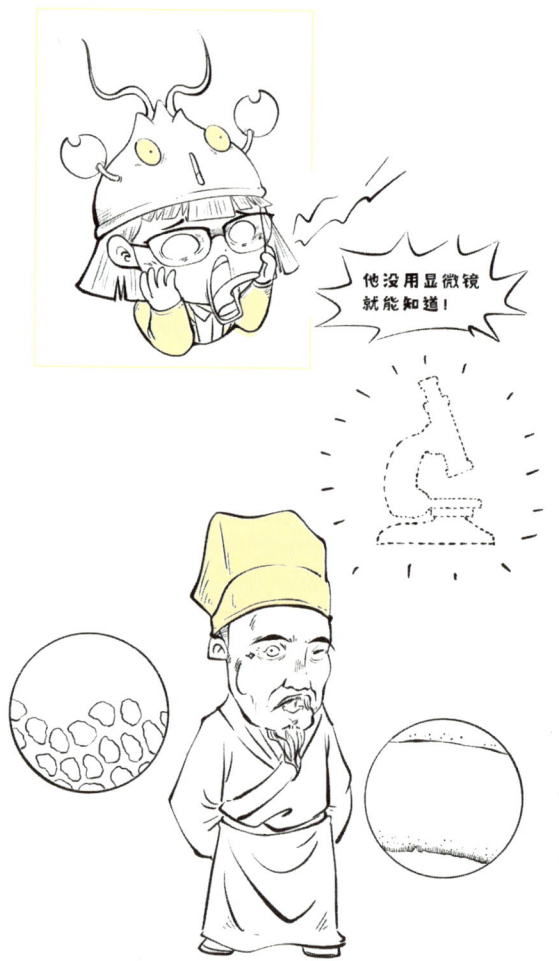

吴又可对瘟疫的论述其实跟咱们现在对传染病的认识已经差不多了。尤其是他在描述"戾气"会引发外伤化脓的时候,是不是就很像在说病毒、细菌等微生物?

要知道那时候根本就没有现代医学检验工具啊!

吴又可的《温疫论》是中国传统医学史上第一部系统论述瘟疫的专著。这可是在发现病毒、细菌和其他微生物之前，世界上对传染病论述最全面的著作。从此以后，医者在碰到瘟疫的时候，就有了治疗原则和方向。

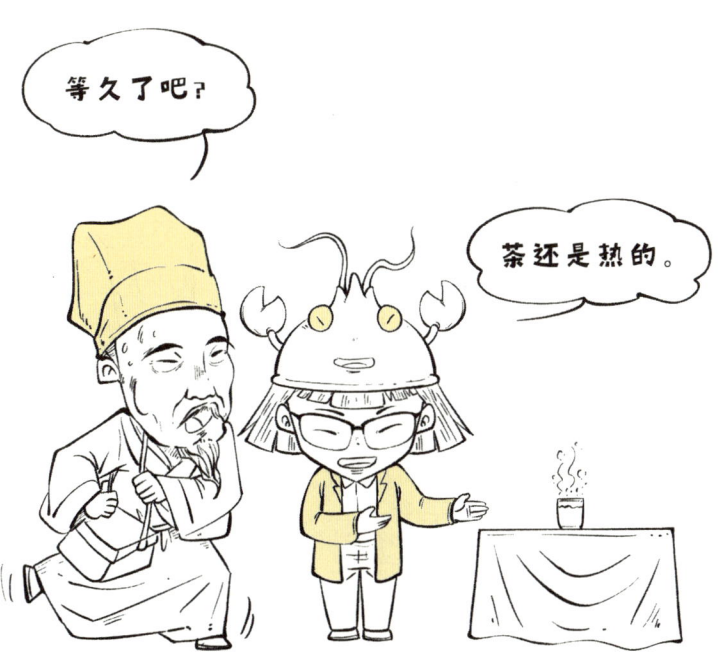

知识小补丁：没走神的朋友只用看第一句。

吴又可的《温疫论》在很大程度上丰富了温病学说。这里的温病主要指的就是传染病。

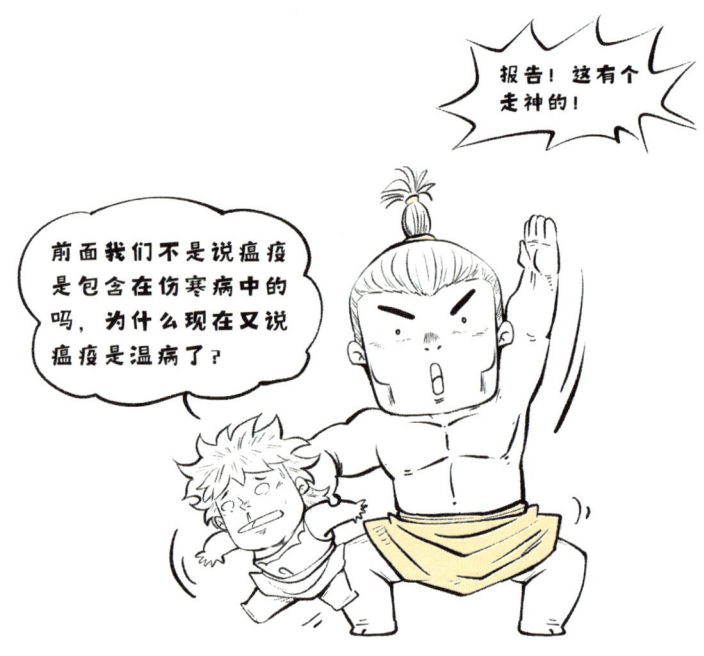

我们在讲《伤寒杂病论》的时候说过，古人一般把疾病分为两类：一类叫伤寒病，主要是指外部因素变化引起的，包含瘟疫等传染病在内的疾病；另一类是指除外感病以外的，主要是由身体内部产生病变的疾病，即内伤杂病。

由于温病是外部因素变化引起的疾病，所以它一直被归在伤寒病类下。

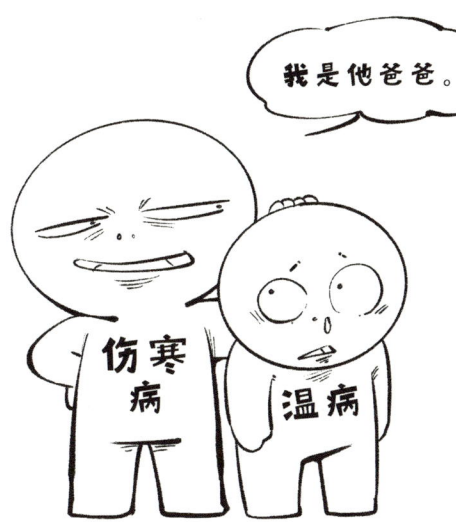

咱们上册说到寒凉派时，提到刘完素就发现有一些伤寒病，治疗得用寒凉药物才有效，这就给温病学派从伤寒病中独立出来提供了条件——温病逐渐有了自己的理论和治疗策略。

等吴又可提出"戾气说"，写出《温疫论》之后，温病学说就算完全独立出来了。

所以说，在这里温病和伤寒病可不是相反的意思，温病一开始是指伤寒病中的一种，后来独立出来形成温病学说。

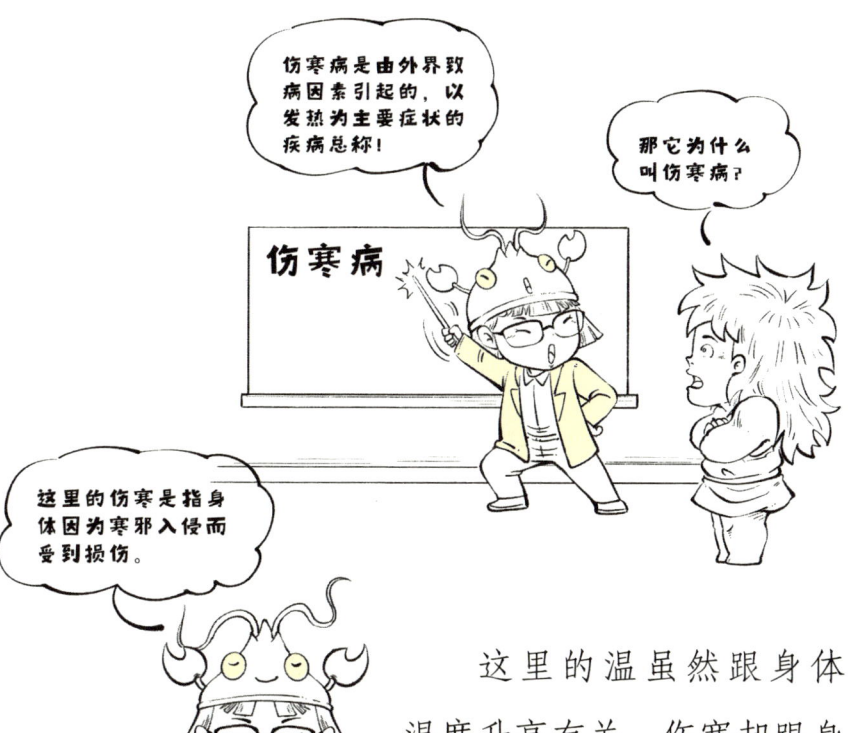

这里的温虽然跟身体温度升高有关，伤寒却跟身体的寒和冷没有绝对关系。

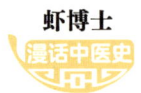

人痘接种术成功发明!

朋友们注意,请千万注意!

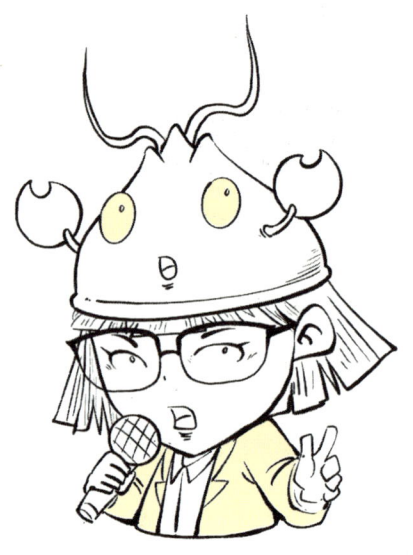

这人痘接种术的痘可不是说的青春痘,而是指烈性传染病天花产生的痘!

什么?没听说过?

没听说就对咯!因为天花已经被人类完全消灭了。

第十册　明朝：中医革新那些事儿

天花虽然是人类目前唯一彻底消灭的传染病毒，但它可以说是人类历史上最古老、致死率最高的传染病之一。

它曾经不可一世、肆虐横行，不管东方、西方，还是南方、北方，只要一出现天花的身影，那就意味着城市的毁灭和人类的死亡。

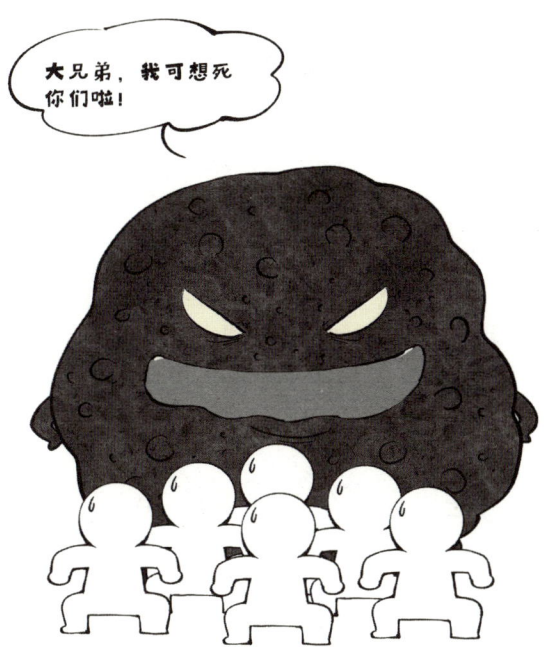

我国最早记录天花的书籍是《肘后备急方》。

请问这本书的作者是谁？写成于哪个朝代？

好的，有的朋友已经说出来了。

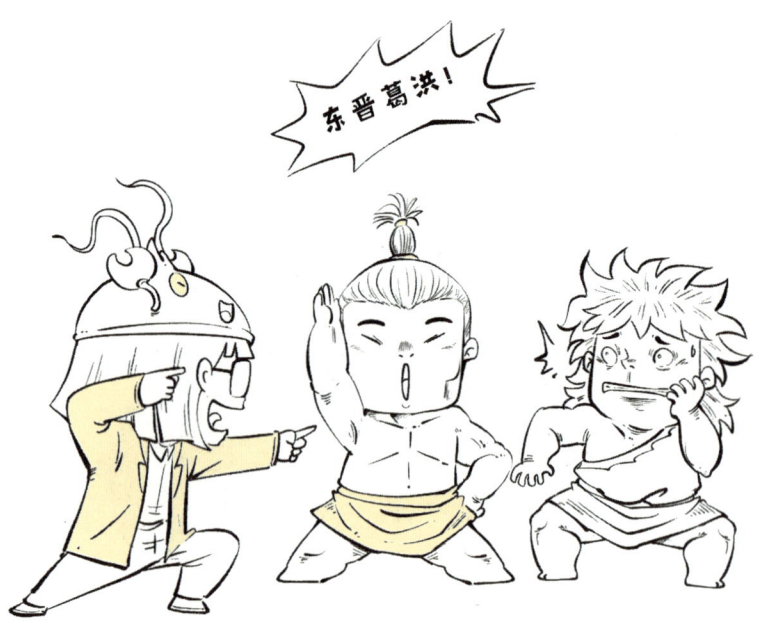

葛洪在《肘后备急方》中说天花是一种烈性传染病，人一旦感染天花病毒，会先在头面部长疮，这些疮头上会产生白浆，白浆流出来以后又会产生浓浆，然后很快蔓延到全身。不马上治疗的话就会死亡，侥幸恢复健康的人也会留下紫黑色的瘢痕，起码要等一年以后才消散。

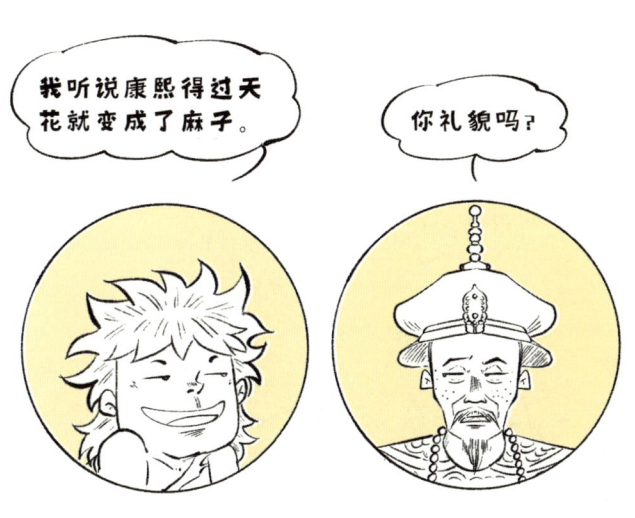

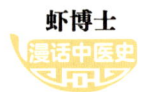

据说天花是东汉光武帝年间在南疆俘虏中发现的。

当时光武帝刘秀派遣将军马援率军攻打南疆,虽然打了胜仗,可是俘虏中却有人生了一种怪病,生病的人发热、头痛、背痛,全身长满了可怕的脓疱,更可怕的是,这病一个传一个,甚至到后来有一半的将士也出现同样的症状而死亡了。

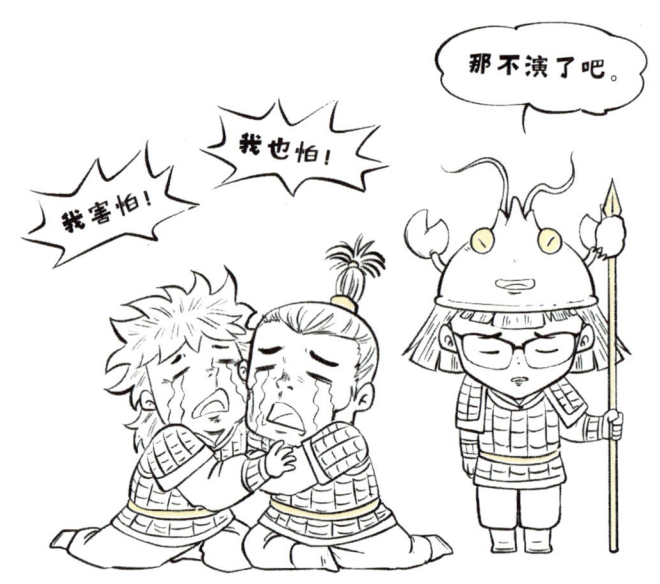

由于这种怪病当时是在俘房中发现的,所以就被称作"房疮"。后来人们发现痊愈后的患者的皮肤上还是会留下明显的瘢痕,因此又叫它天花。天花在永嘉四年(公元310年,西晋晋怀帝时期)传到了都城洛阳,然后很快就开始在全国大规模流行。

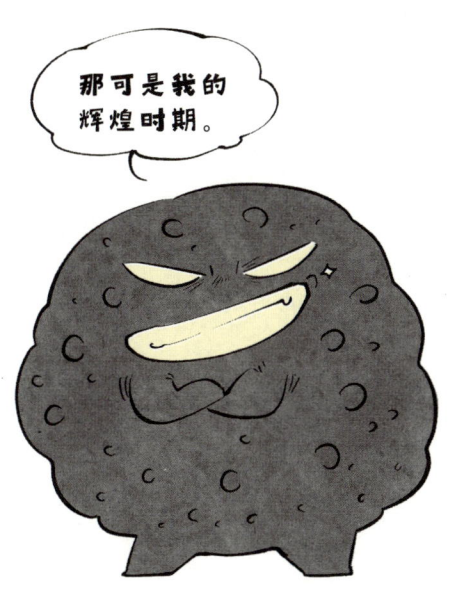

人们没有什么好法子应对天花,只能等它自生自灭。从东汉到明朝的千年之间,因为天花丧命的人不计其数。

人们当然会想尽办法应对天花。可是不仅在中国,即便放眼全球,那时候的人们虽然逐渐创制了一些对症的治疗办法,但始终都没有根治的良方,直到人痘接种术在明朝闪亮登场!

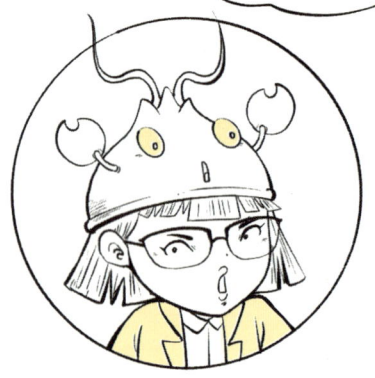

其实医学界对人痘接种术的产生时代有很多种说法,比如说始于唐朝、始于宋朝或者始于明朝。我们在这里选取最主流的观点。

说起来，人痘接种术的接种跟果树嫁接有点像。

它是用天花患者感染病毒长出来的痘痂去接触健康人，希望让健康人轻度感染天花病毒，进而产生对天花的免疫力。这其实跟大家现在接种疫苗是一个道理——用少量病毒激活身体的免疫系统从而战胜病毒。

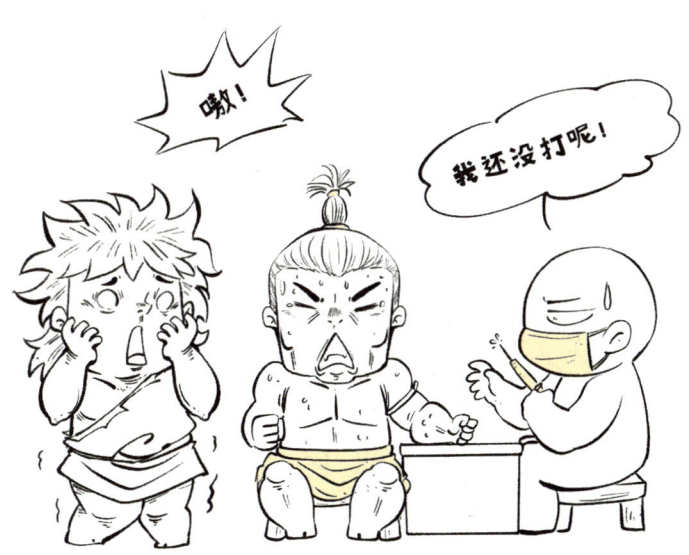

不过这时的人痘接种术的风险还是有些高,因为它很难控制健康人感染天花病毒的程度。但在牛痘发明前,它可是预防天花最有效的方法,更是人工免疫法的先驱。

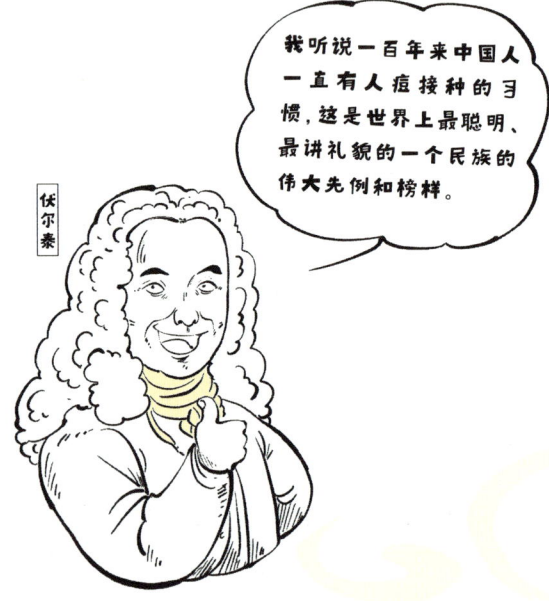

第十册 明朝：中医革新那些事儿

人痘接种术发展到清朝时期，得到了以康熙皇帝为代表的皇室的全力支持。

很多人都说康熙之所以能当上皇帝，很大一个原因就是他感染过天花又痊愈，获得了对天花病毒的免疫力。虽然无法采访到顺治皇帝、康熙皇帝这些当事人，但《康熙起居注》中提到过天花，说的是当时太子胤礽得过天花，康熙去亲自照顾的事情。

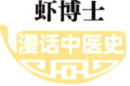

关于天花的事情不能再说了,因为下一册我们还要讲呢,在这里就先卖个关子了!

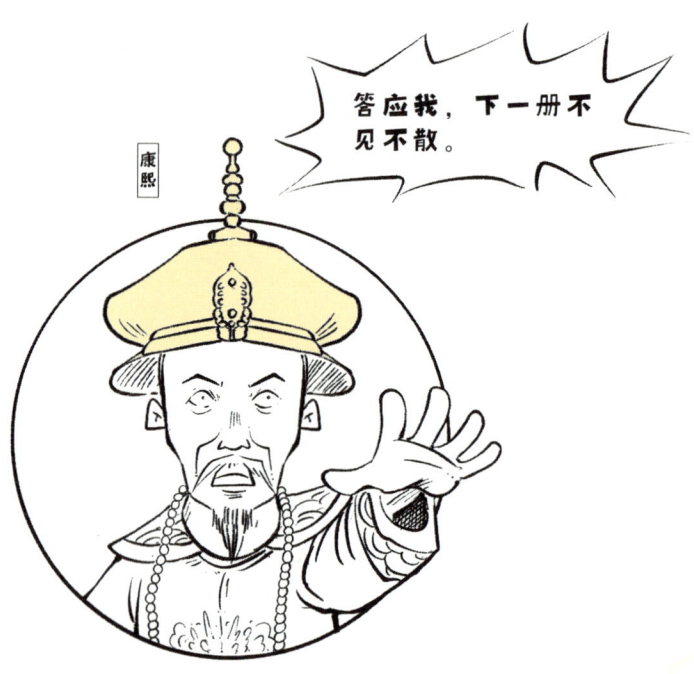

好了，本册我们主要讲了明朝医学界热搜榜上的三件大事。

1. **《本草纲目》**横空出世，对后世医学发展影响深远。

2. **《温疫论》**和"戾气说"专治瘟疫，为温病说学开天辟地。

3. **人痘接种术**力挽狂澜，拯救万民于天花之难。

可以说这三件大事标志着明朝医学已经发展到了相当高的水平，在当时全球范围内<u>遥遥领先</u>。

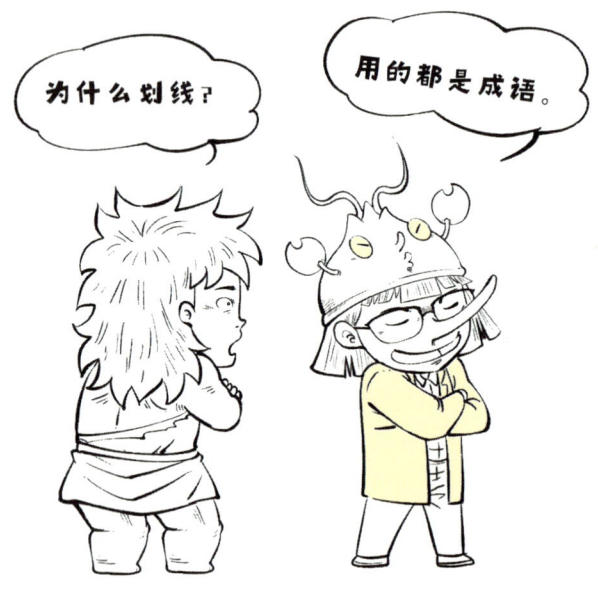

另外，还值得一提的是明朝时的中外医学交流更加频繁，国家之间的交流也非常多。

尤其有个叫郑和的人曾经率领巨型船队七次远航，访问了当时亚洲、非洲的三十多个国家和地区，最远到达了非洲东海岸，并通过药材贸易促进了中外医药知识的交流。

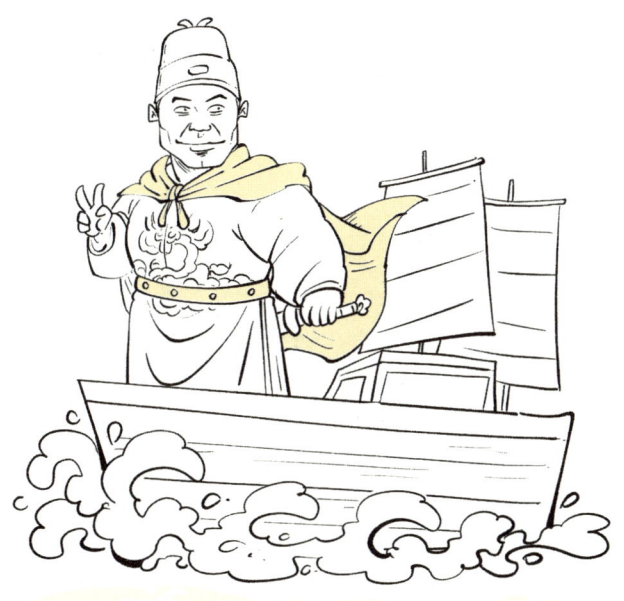

总之，对，我们现在要再"总之"一下——

中医在明朝的发展称得上继往开来：它一方面继承并发扬了前代医学经典，另一方面又不断创新进步。

那么，这么好的发展势头会继续下去吗？

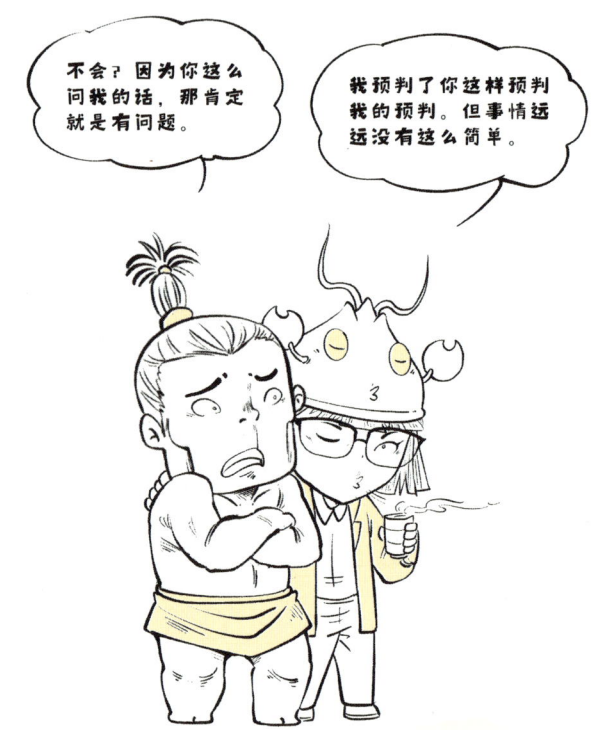

第十册　明朝：中医革新那些事儿

老规矩——

**欲知后事如何
且看下回分解**

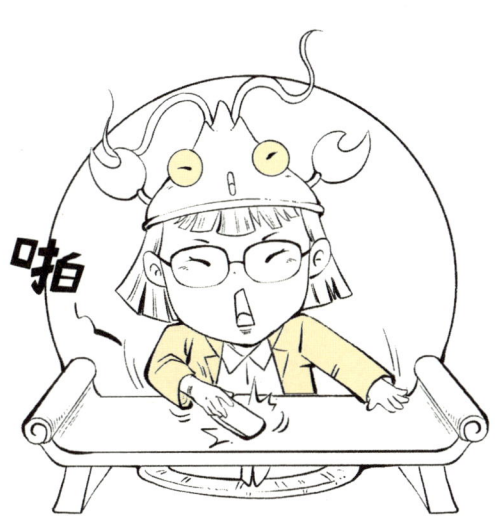

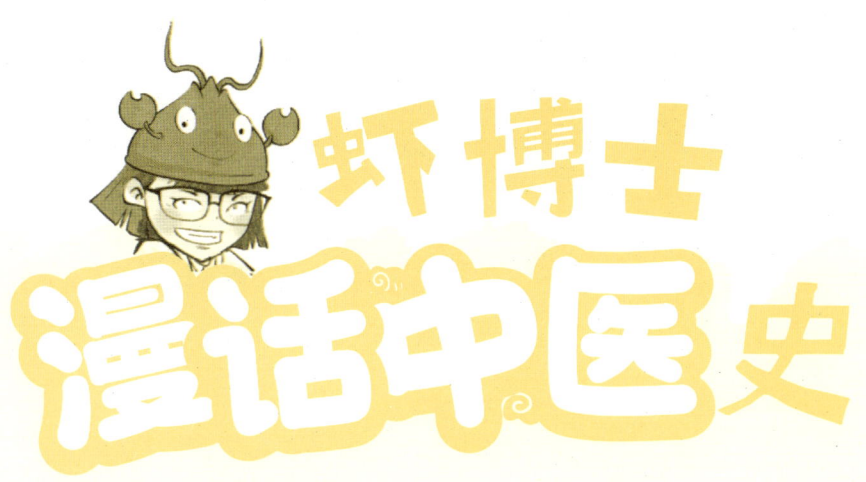

清朝到新中国成立前：
中医的起与落落落

胡晓霞/著　田　野/绘

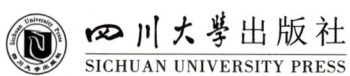
四川大学出版社
SICHUAN UNIVERSITY PRESS

第十一册

清朝到新中国成立前：
中医的起与落落落

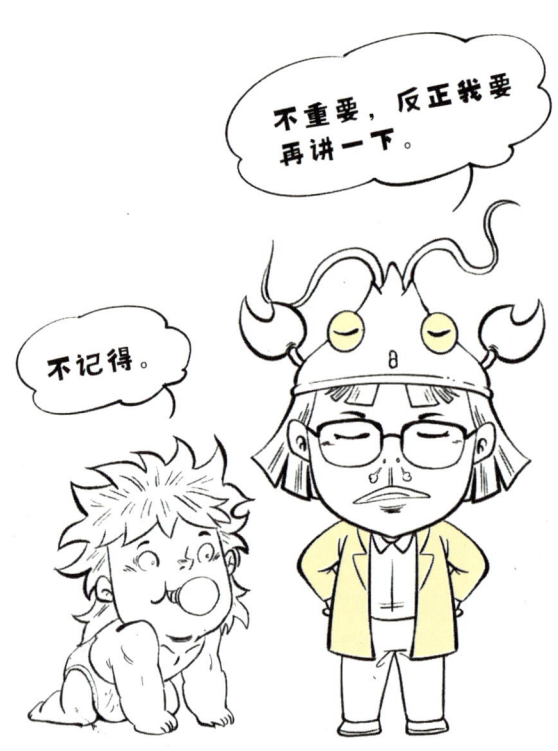

我们在说两宋医学发展时曾提到和南宋王朝同一时期的王国有一个叫西夏国,另一个叫金国。金国人非常剽悍,打败了大辽国,还差点儿灭了南宋。不过由于蒙古人当时太猛,金国最终没能成功。

老话说得好:"留得青山在,不怕没柴烧。"金国没了,女真族还在。等熬走了元明两朝之后,女真人从山海关打了过来,建立了中国历史上疆域第二辽阔的王朝——清朝。

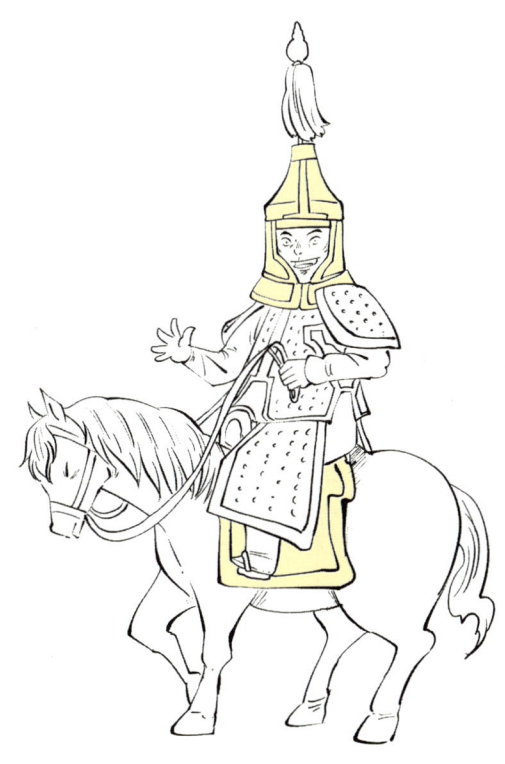

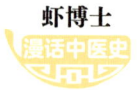

跟之前咱们说过的很多朝代一样，清朝前期的政治经济一路向好。

不过学过历史的朋友们都知道，别急，还没开始学历史的朋友们马上也会知道，清朝后半期到新中国成立之前的这段历史是中华民族非常屈辱的一段历史。以1840年的鸦片战争为界，此后百来年时间中国都是被英法日俄等国家践踏欺压的对象，中国百姓一直生活在战争和死亡的阴影中。

而中医在这段时间也经历了前所未有的考验和危机，如果把中医从清朝到新中国成立前的这段经历用示意图画出来的话，就会呈现"起—落落落"的趋势。

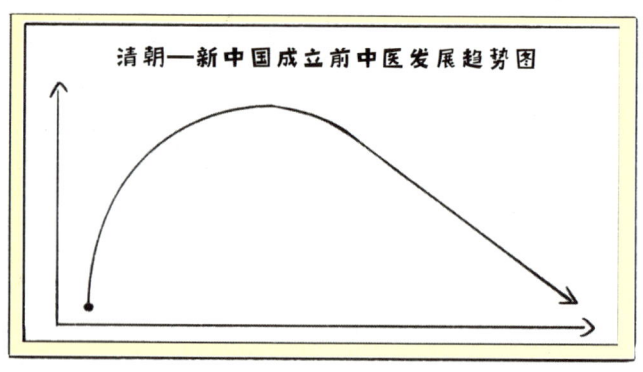

开局大高峰(1644年—1840年)

朋友们请看曲线的这一段走势。

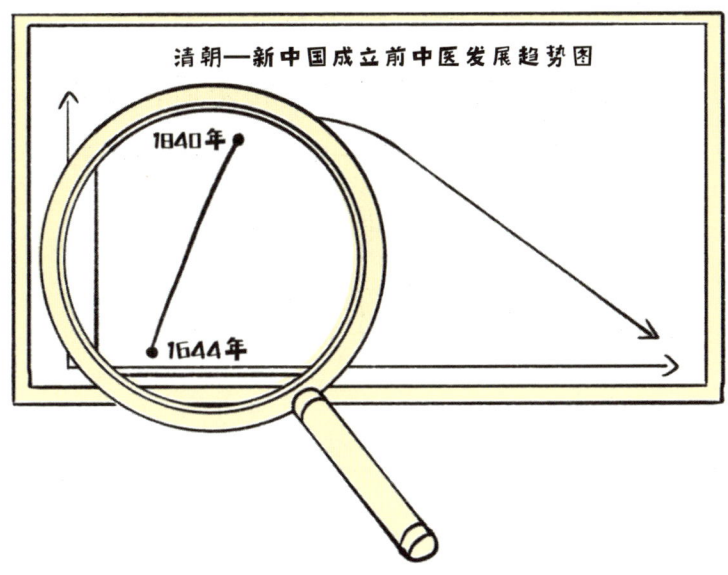

中医在清朝开局的时候表现出的发展势头较为良好。这一时期医事管理制度进一步完善,各科发展欣欣向荣,名医辈出,学派林立,对古代医学文献的整理更是深入和全面,以《医宗金鉴》为代表的大型医书也出现了。

曲线这一段走势良好,其中有三个关键点值得专门说说。

关键点1：推广人痘接种术

上一册我们说过人痘接种术在明代就被发明出来，可要说到向全国乃至世界发扬的话还得看清朝。

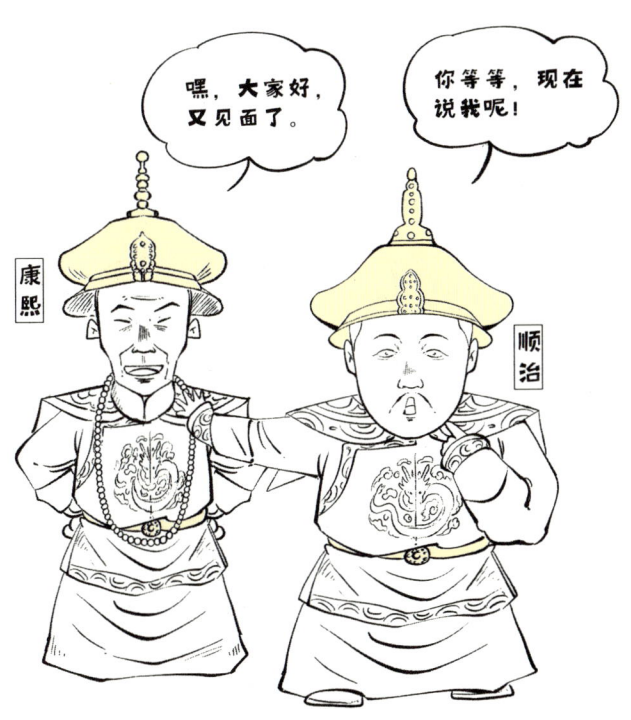

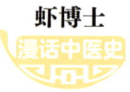

清朝从顺治二年（1645年）就开始着手处理天花的事情，因为那会儿天花病毒实在太猖獗。

当时规定凡是城里有人得了天花，就必须马上驱逐出去。朝廷在城外的东西南北都设了村庄，感染天花出痘的人都必须隔离居住在那里。同时朝廷还创立了一个叫"查痘章京"的官职来负责管理和执行天花患者隔离的事情。

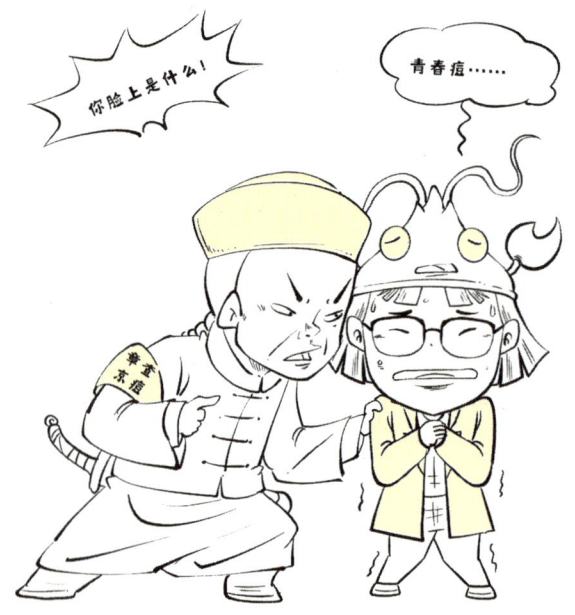

然而天花广泛流行的趋势还是没被遏制住，普通百姓就不说了，皇室成员也深受其害，就连顺治皇帝的死，也有一种说法是得了天花。另外咱们上一册还说过有小道消息说康熙即位是因为得过天花获得了免疫力。其实当时为了避免皇子染病，他们从小就被送出紫禁城保护起来，只是作用很有限。

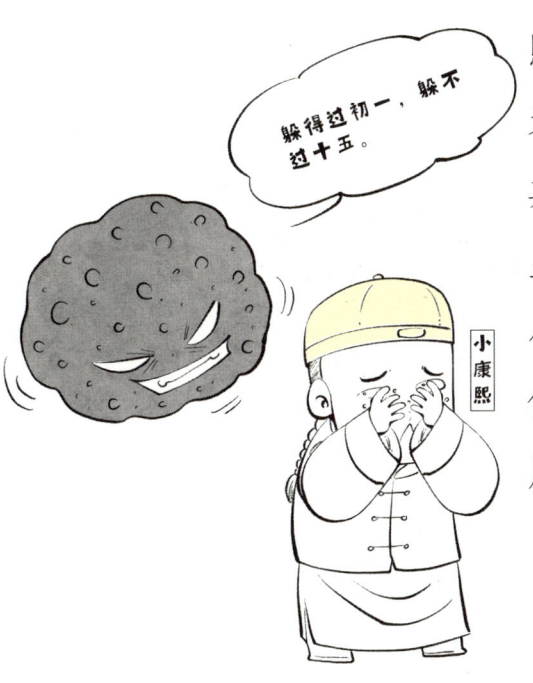

因此，康熙在即位之后，十分关注天花的预防和治疗。他下令征集种痘医师，选拔出朱纯嘏和陈滢祥两人作为皇室种痘师。他们施行的人痘接种术效果很好，很快就被派往蒙古为贵族子孙们接种。

当时的人痘接种术主要分为两种：一种叫痘衣法，另一种叫鼻苗法。虾博士已经为您精心准备了两种接种术的说明，请看——

清代人痘接种术一览表

	痘衣法	鼻苗法
具体操作	将天花患者的里衣给接种者穿，使其出痘进而获得天花免疫力	浆苗法：用棉花团蘸上天花患者痘疮处的浆液，塞入接种者鼻腔内 旱苗法：将痊愈期天花患者的痘痂磨碎，用银管吹进接种者的鼻腔内 水苗法：将痊愈期天花患者的痘痂磨碎，用水调湿，再用棉花团蘸取后塞入接种者鼻腔
效果	有可能毫无作用，有可能会有作用，但也有可能直接感染重型天花	除浆苗法可能直接感染重型天花以外，旱苗法和水苗法的毒性较小，接种后又能够产生一定的预防作用，因此很快就流行起来

由于康熙皇帝的大力支持，人痘接种术被不断改进、全面推广，朝廷设立了"种痘局"，还把种痘的好处编成了通俗读本《力劝普种痘花法》等。这些措施一实行，很快就遏制了当时天花在全国流行的趋势，挽救了无数人的生命。

后来，人痘接种术传到了日本、俄罗斯、朝鲜、土耳其及英国等国家，为全人类抗击天花做出了极大贡献。

> 我单知道发明避雷针，却不信种人痘防天花，我可怜的孩子就被天花夺去了性命！

富兰克林

关键点 2：温病四大家

温病，敲黑板，我们又要说到温病了。

在上一册我们讲到吴又可的《温疫论》时就专门给大家复习了一次，相信大家现在对温病已经有点印象了吧？

温病简单说来指的就是传染病，它的主要特点一是发热，二是传染。自《温疫论》之后，温病学说开始独立发展，到清代中期，温病学派日益壮大，影响更为广泛。这其中有四位突出人物，统称为温病四大家！

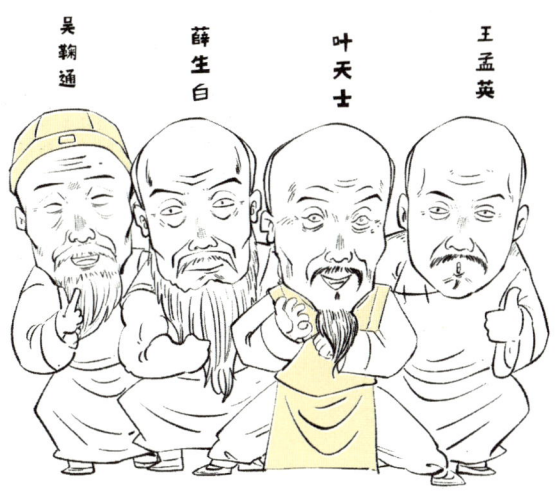

温病四大家之叶天士

首先出场的这位医者名叫叶桂,字天士,因此很多书都直接称呼他为叶天士。

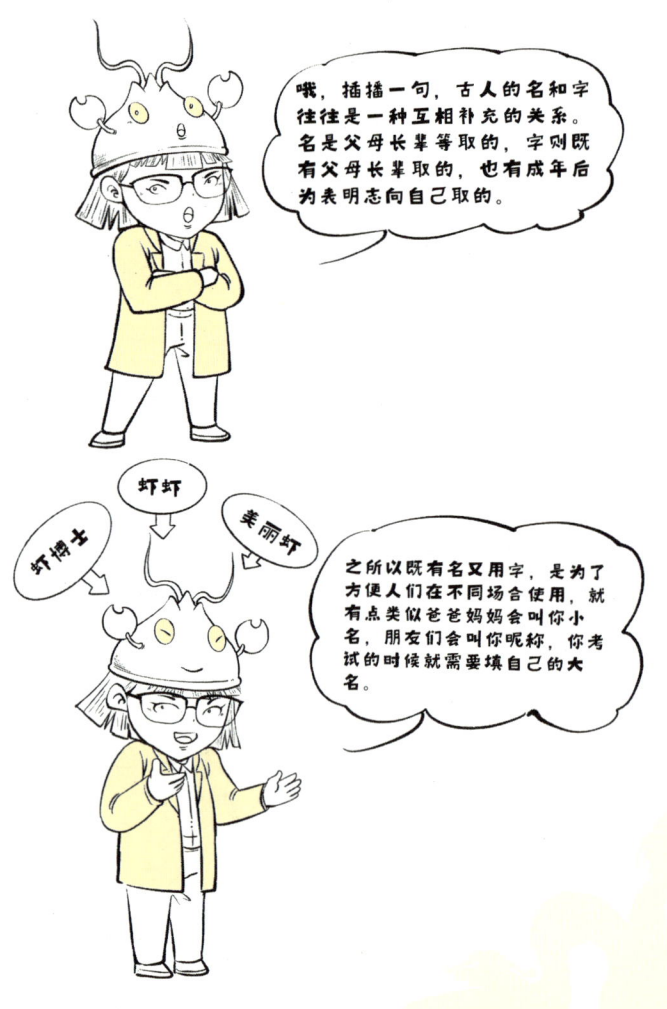

第十一册　清朝到新中国成立前：中医的起与落落落

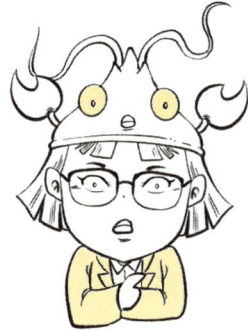

咱们前面十册书里提到的绝大部分医者也是既有名也有字，只是我们没有深入介绍。之所以在温病四大家这里才进行介绍，是因为后世人提到他们的时候更经常用他们的字。

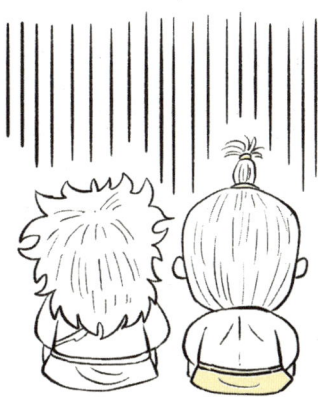

我和乙在这十二册书里就不配编个姓名？

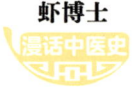

叶天士出生于医学世家，精通经史诗文。他在正式行医之前先后拜师17人，就跟用"吸星大法"似的，把别人的长处全部学了过来。

在长期的行医生涯中，叶天士对温病的传染路径、发病部位和临床治疗形成了独到的见解，由他口述、学生编辑整理的《温热论》《临证指南医案》为温病理论的进一步发展奠定了良好基础。

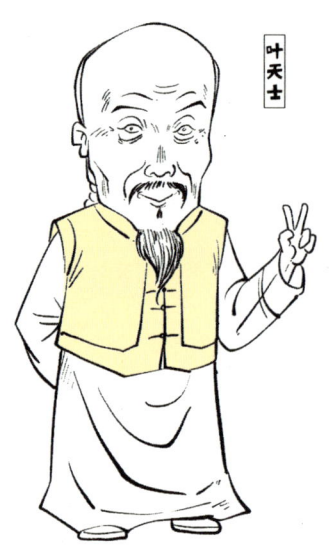

其中《温热论》是一本对温病进行经验总结和理论建设的专著。在《温热论》中，叶天士认为温病是从鼻子和嘴巴传入，然后侵犯肺脏，再侵犯心脏，再通过血液循环遍布全身。

他指出温病发展有四个阶段："卫""气""营""血"。简单解释，"卫"指人体表层的阳气；"气"与"卫"的本质相同，只是分布层次不同，"卫"浮于人体皮肤，"气"充养全身；"营"的层次更深，充行于经脉中；"血"的层次最深，在五脏六腑、四肢百骸之中。

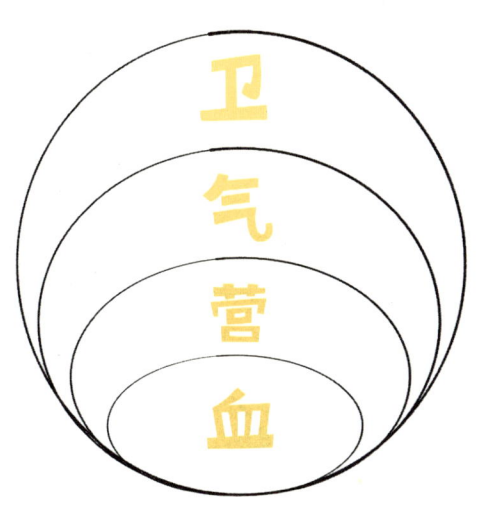

针对温病发展不同阶段的特点，叶天士提出了不同的治疗方法。比如说温病还在"卫"的时候，可以用汗法；等到了"血"这一阶段，就必须服用丹皮、阿胶、赤芍等药物来凉血散血。

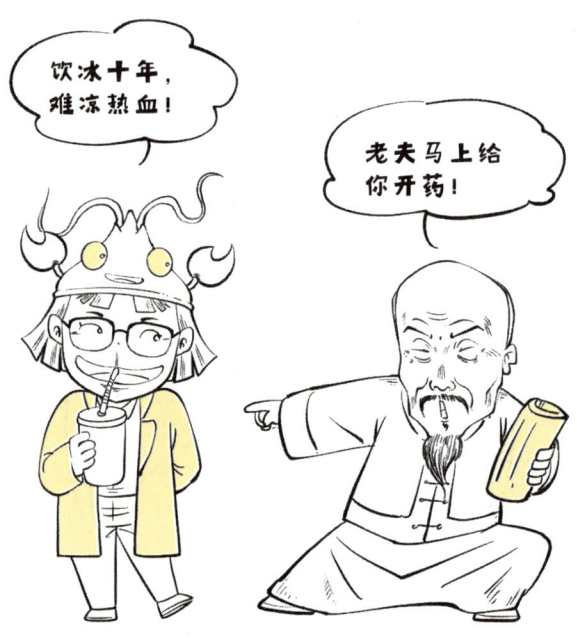

另外，由于温病病程进展很快，又以高热为特征表现，所以人患温病后容易缺水，这样一来，舌头、牙齿、皮肤上都会发生相应的变化。

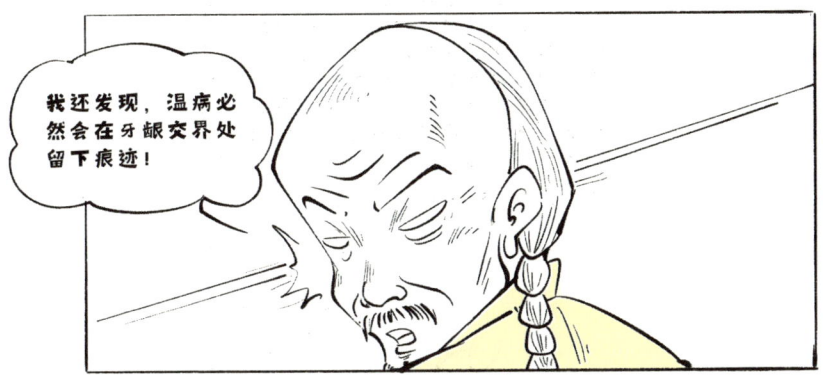

只要观察到这些变化，就能了解温病的进程了。

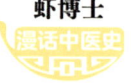

温病四大家之薛生白

薛生白名雪,生白是他的字。另外他还有一个响当当的号叫一瓢。

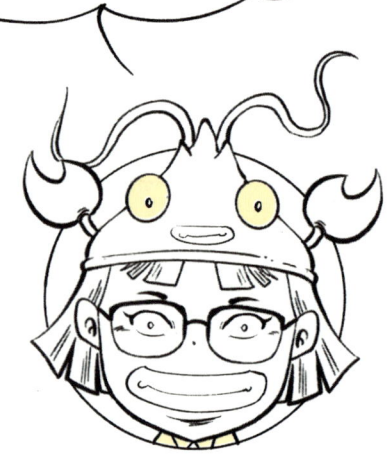

这里的号也是组成古人称呼系统的一个部分。相比名和字,号就更加随意多变了。它可以是古人自己取的,也可以是朋友们赠的,以寄托志向或者好玩有趣为主。比如薛生白除了一瓢,还有槐云道人、磨剑道人、牧牛老朽等号。

薛生白和叶天士是同一个时代的名医。小道八卦说他俩看不惯对方，一直明争暗斗。如果患者找其中一个人诊治，另一个人知道了就不会再为该患者治疗。发展到后来，叶天士给自己家堂屋题字"踏扫雪"，给诊室取名为"扫雪堂"；而薛生白则给堂屋题字"扫叶"，诊室则取名叫"扫叶山庄"。

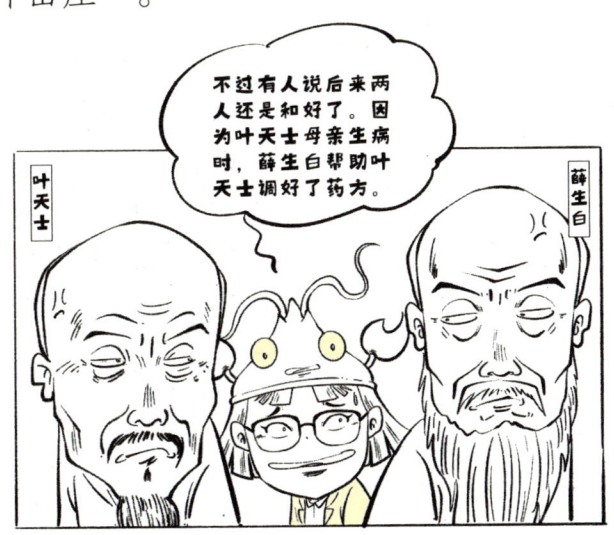

薛生白是个奇人,他会写诗,会作文,会书法,还会拳法。乾隆初年(1736年)他曾被推荐参加博学鸿词科考试,但他拒绝应召。后因为母亲生病,他转行开始学医,后来成为当世名医。

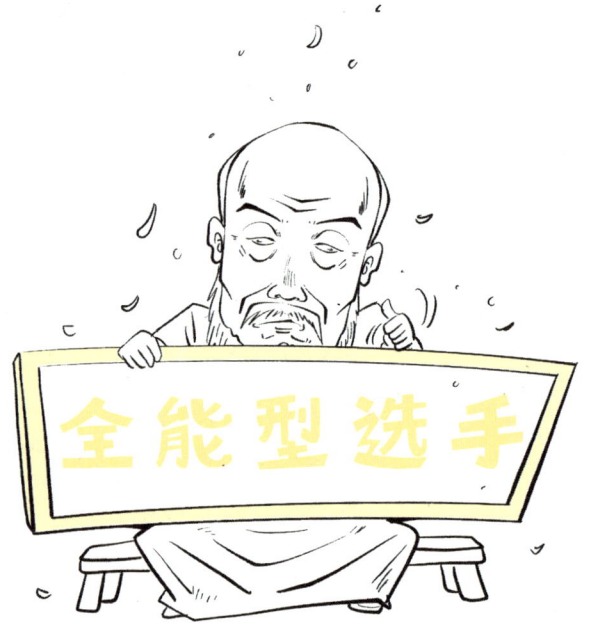

薛生白擅长治疗湿热病。湿热病是温病中的一种，主要指湿邪和热邪侵入人体后引起的一系列病症，比如疱疹、关节肿胀、尿频尿急，等等。

在继承张仲景治疗伤寒理论的基础上，薛生白根据实践经验提出了自己的思考和总结，写下了《湿热条辨》一书，讲述了湿热病的病因、症状、发展变化特点及治法。

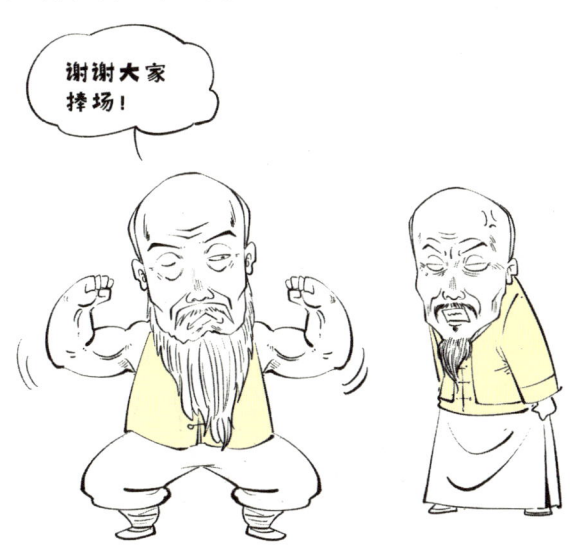

这可是针对湿热病的专门著作，它的出现进一步丰富了温病学说。

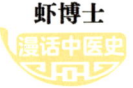

温病四大家之吴鞠通

吴鞠通名叫吴瑭,鞠通是他的字。

因为父亲病逝,吴鞠通悲痛欲绝,就从学儒转行学医。幸运的是,吴鞠通在京师参加了《四库全书》的抄写和校对工作,在其中看到了吴又可的《温疫论》。吴鞠通非常钦服这本著作,从此潜心研究了十来年。

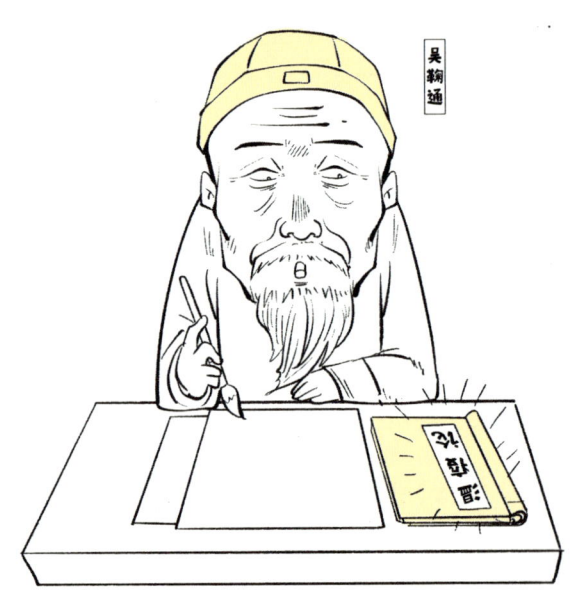

乾隆五十八年（1793年），京城瘟疫流行，死伤无数。吴鞠通凭借精湛的医术一下救活了十多个人，从此声名大振。

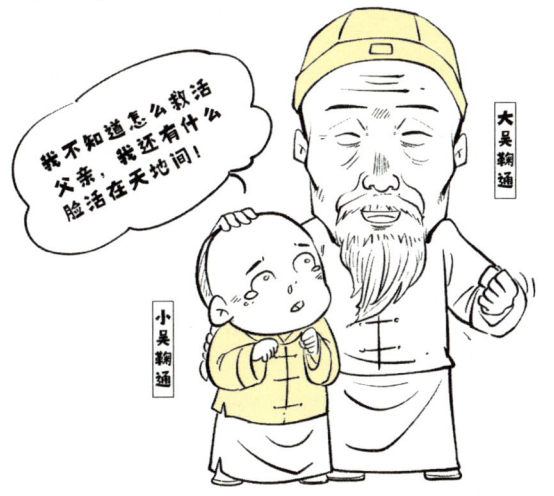

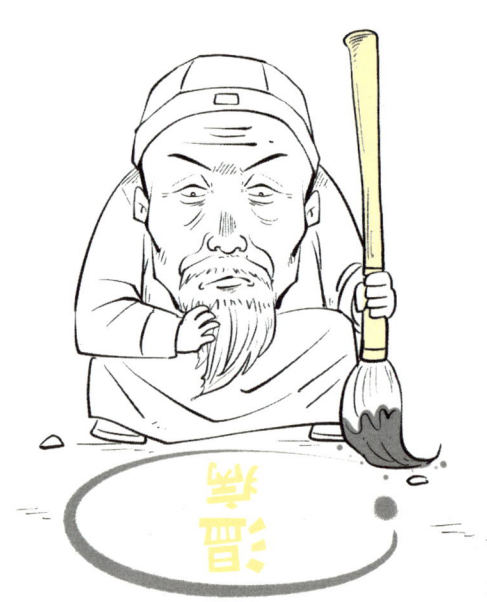

后来，在总结吴又可、叶天士等前人经验的基础上，吴鞠通写下了《温病条辨》一书。书中把温病和伤寒分成了两类，又指出温病包含9个类别，疫病是其中一种具有强烈传染性的疾病。这就基本确认了温病的讨论范围。

同时书中还记录了吴鞠通创立"三焦辨证"学说，指出温病具有从上到下的行进规律。具体来说，温病会先从上焦传入，上焦包括心、肺和胸膈；再传到中焦，中焦是指脾胃等处；最后到达下焦，下焦是指肝、肾等。

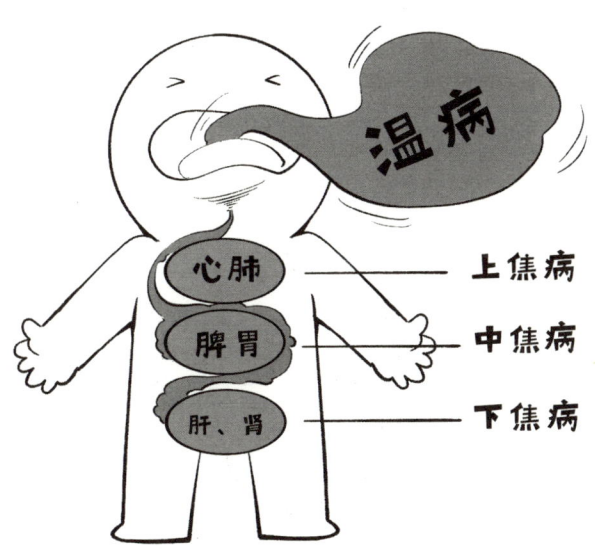

"三焦辨证"补充了叶天士提出的"卫气营血"理论，两者结合起来，基本说明了温病发展的路径。

温病四大家之王孟英

王孟英名叫士雄,孟英是他的字。他出生于医学世家,祖父和父亲都是医者。

俗话说,医者难自医。王孟英的父亲在王孟英14岁的时候因病去世了。王孟英十分痛苦,家庭生活也慢慢陷入了贫困。

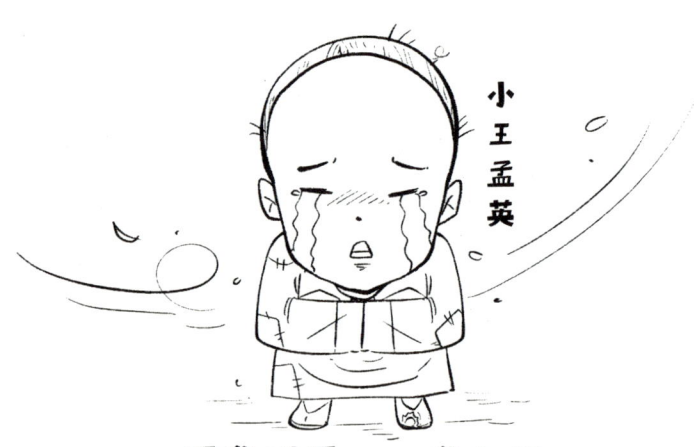

不贫则已,一贫如洗

有一种说法是王孟英找到了舅父，向舅父哭诉说他要学习医术。舅父很支持，为王孟英请来了名医大师进行指导，还为王孟英的书房题字"潜斋"，鼓励他要潜心钻研。还有一种说法是王孟英去找了一份工作，白天上班，晚上回来坚持自学医学。不管是哪种说法，反正王孟英最后通过自己的努力成为一代名医。

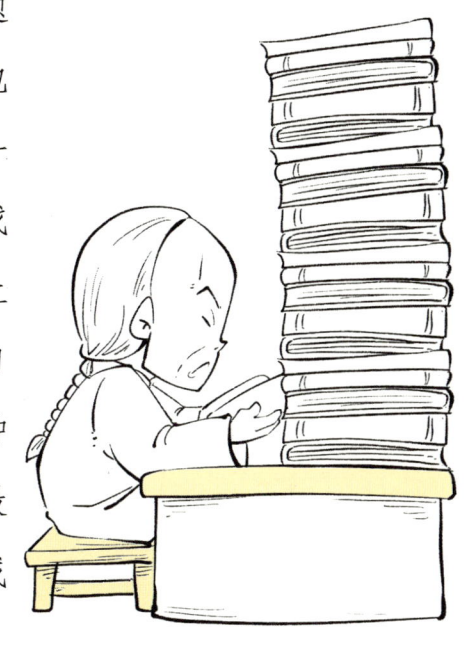

当时由于战乱频发，社会动荡，各种疫病大流行，尤其有一段时间江浙等地暴发了大面积的霍乱。王孟英积极参与救治，积累了大量治疗霍乱的经验。

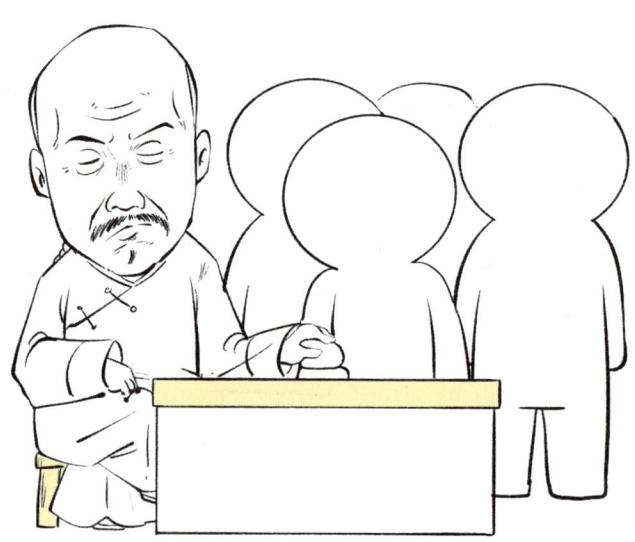

其实中医史上早就记录了霍乱这一病名，它一开始主要是指会让人上吐下泻的一些病证。不过王孟英认为这种霍乱和上海等地流行的那种霍乱有区别，他认为霍乱可分为寒霍乱和热霍乱。

寒霍乱是外感"邪气"导致的上吐下泻的病证，热霍乱是由"臭毒"传播引发的急性传染病。

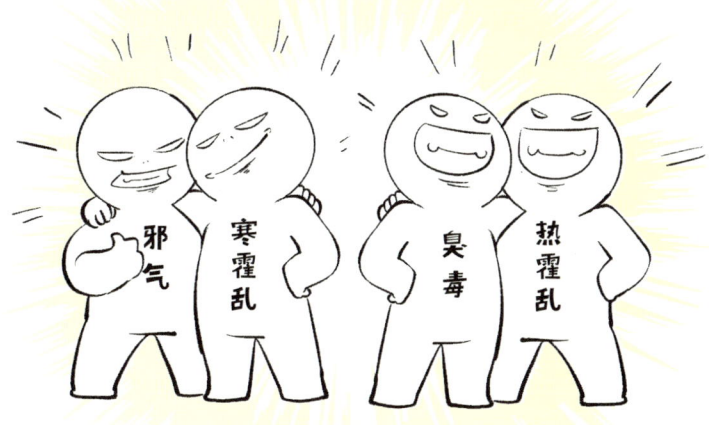

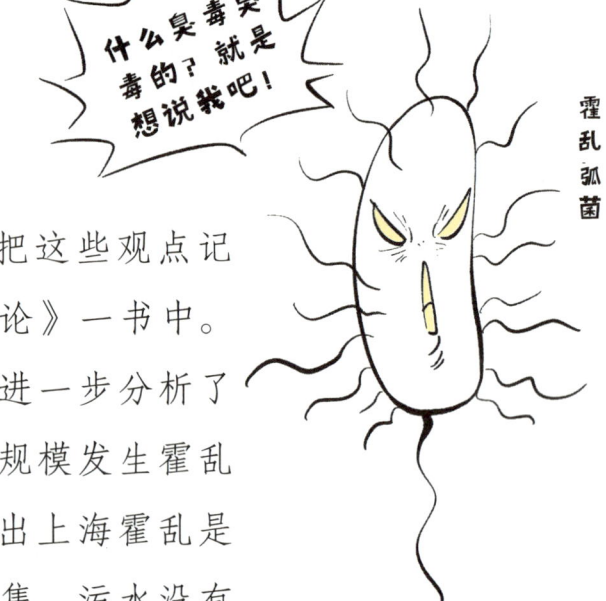

王孟英把这些观点记录在《霍乱论》一书中。在书里他还进一步分析了上海等地大规模发生霍乱的原因,指出上海霍乱是因为人口密集,污水没有得到良好处理就进入了饮用水中,而污水中有一种叫"臭毒"的东西就是引发霍乱的元凶。因此他认为要预防霍乱必须要疏通河道,保持环境卫生。

关键点 3：解剖学大发展

中国传统医学中的解剖学一度是较为先进的。从《黄帝内经》开始，各种著作关于人体和人体内脏的记录都是比较正确的，尤其是关于内脏大小、形状、部位等，很多说明都跟现代解剖学基本一致。

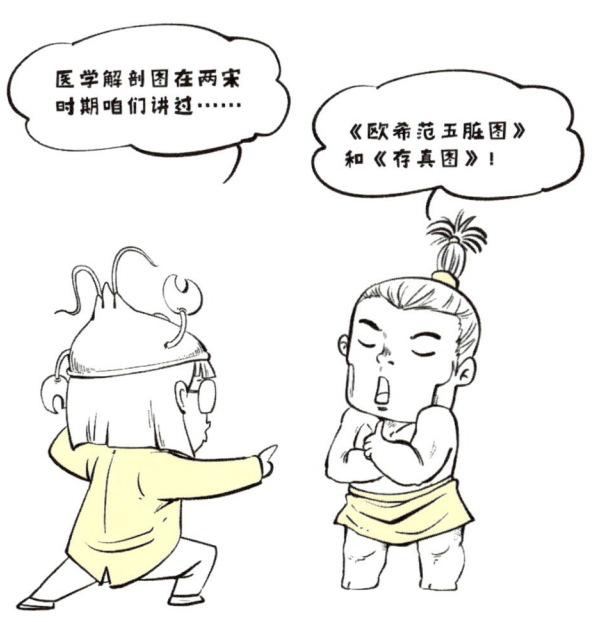

但是我们说过中国传统医学的发展跟社会、经济和文化的发展分不开。从大汉朝"罢黜百家,独尊儒术"的政策施行之后,儒家思想开始成为社会上的主流思想,其中有一条叫"身体发肤受之父母,不敢毁伤",就是说人的身体是从父母那里得来的,不能随便损毁伤残。

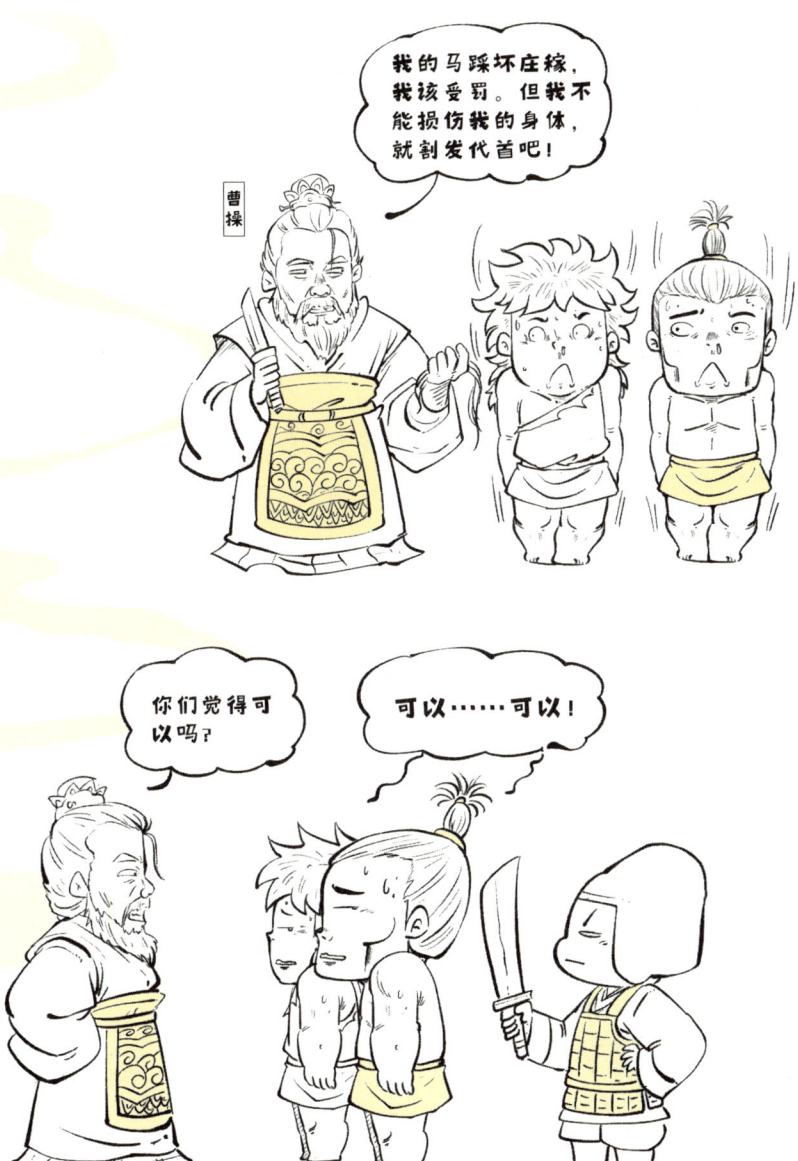

这句话原本是说子女应该保护自己的身体，不让自己受伤就是孝敬尊重父母的一种方式。谁知道后来慢慢就变成了身体发肤不能有一丁点的损毁，否则就对不起父母。这就影响到中国传统医学中的解剖学的发展和进步。

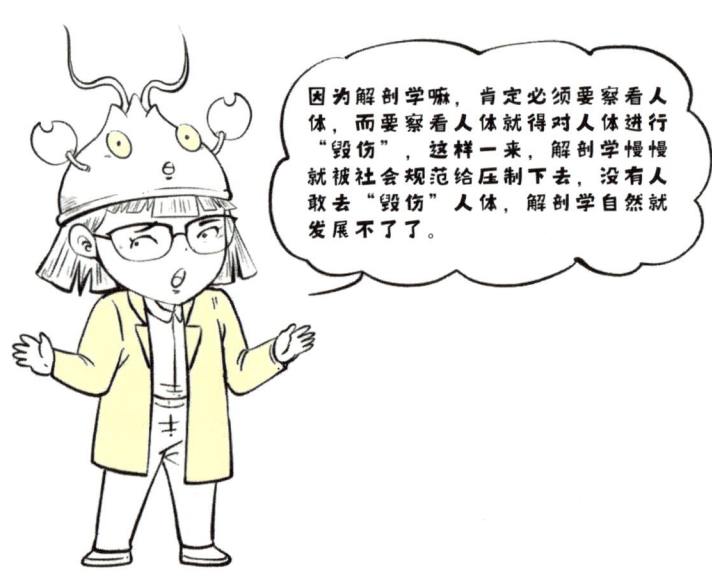

第十一册　清朝到新中国成立前：中医的起与落落落

即便是到现在，一些愿意在死后捐赠遗体用于医学研究的爱心人士还是会受到多方阻挠，有时候是因为家属们害怕遗体被"毁伤"，有时候则是受到"完整"下葬的传统观念的影响。事实上，那些自愿捐赠用于医学研究的遗体都会被认真对待，他们在医学院校中被尊称为"大体老师"。

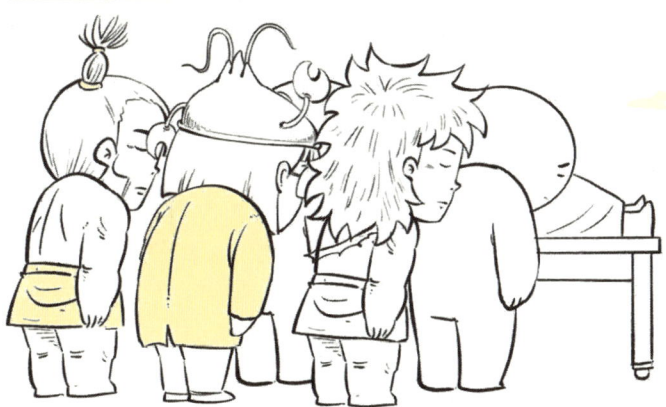

到了清朝中期，这种顽固守旧的风气变得越来越盛行，甚至道光皇帝认为针灸会刺伤身体，就下令禁止针灸。

然而在这样保守的风气中，有一个叫王清任的医者专门研究解剖，在大量实践的基础上写下《医林改错》一书。书中明确了解剖学的重要性，另外还纠正了之前解剖学的一些错误观点。

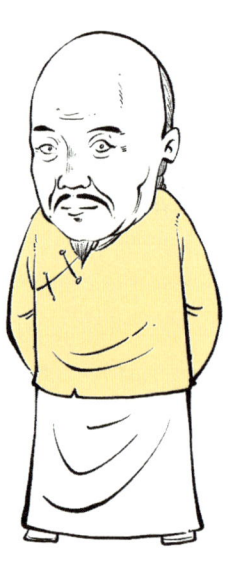

《医林改错》说明了"卫总管"(动脉)、"荣总管"(静脉)等结构,还首次记录了人体横膈膜的存在,指出横膈膜就是胸腔里一张厚度跟纸差不多(实际比纸厚)但又非常坚实的膜片。另外,书里改正了以前医学家对于肺的错误认识,正确、形象地描述了肺的构成,还指出了人的记忆器官应该是大脑而不是心脏,等等。

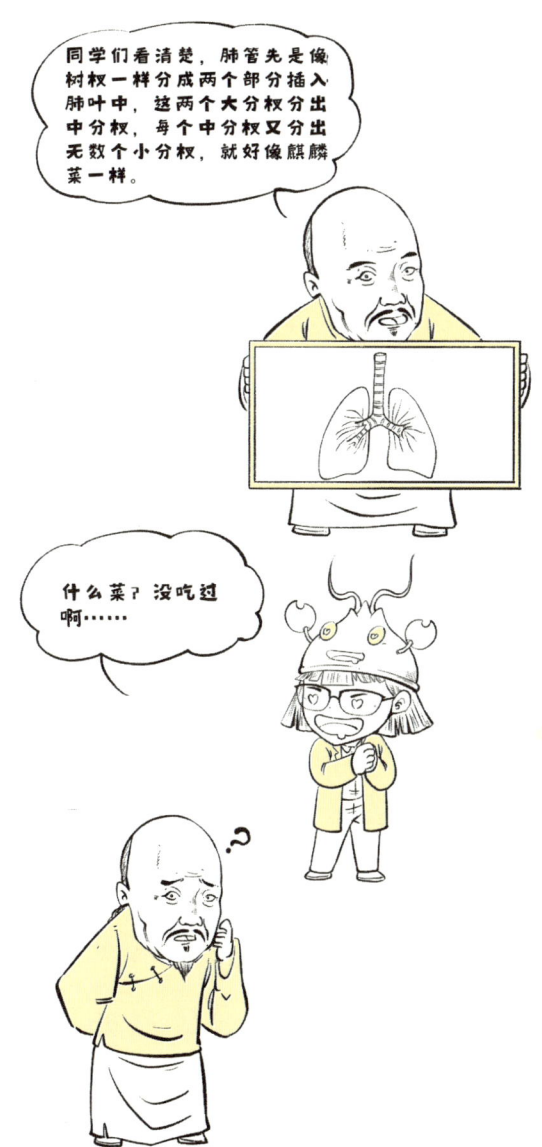

可以想象，王清任从事解剖学研究的时候一定非常艰难。

他面临的不只是社会习俗带来的巨大压力，而且从事解剖事业本身就非常辛苦。一开始的时候，他忍不住要捂住口鼻，恶心到吐，可是一想到古人之所以形成对脏腑的错误认识就是因为没有亲自去察看，就又集中精神投入解剖事业中。

虽然按照现代解剖学的观点来看，王清任的《医林改错》还是有很多错误和不足，但王清任说，如果大家有机会亲眼见到脏腑，仔细研究并完善，那就太幸运了。

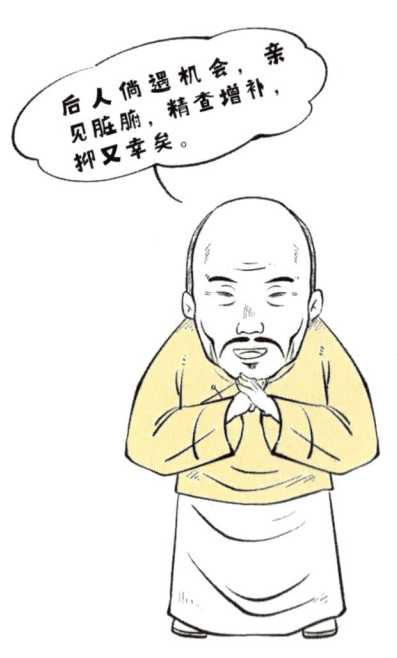

后人倘遇机会，亲见脏腑，精查增补，抑又幸矣。

好了，讲完这三个关键点以后，曲线就要开始进入下降阶段了。

请大家坐稳扶好，接下来迅速浏览一段不堪回首的痛苦历史吧……

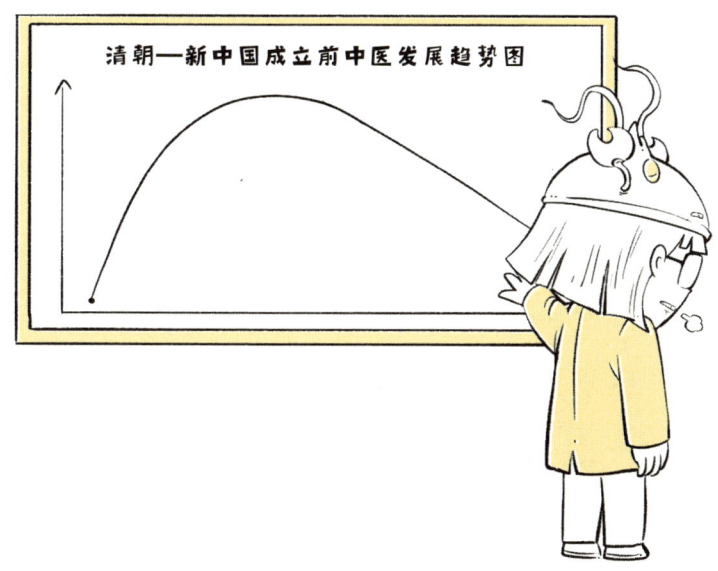

发展大滑坡（1840年—新中国成立前）

前面十册咱们反复说过中医的发展会受到社会、经济、政策、思潮等的影响，其中最大的阻碍就是战争。

而在1840年到新中国成立前，中国仅是应对大规模侵略就先后经历了鸦片战争、中日甲午战争、八国联军侵华战争、日俄战争（没错，日俄战争发生在中国的土地上！）和抗日战争。

另外，像白莲教起义、太平天国起义、辛亥革命、军阀混战等内部冲突也不断。一直要到新中国成立后，中医才迎来又一次稳定发展的机会。

在其他朝代，中医每次经历战争就会元气大伤，而清朝中期以后，中医还被打上了两个死结。

死结一：内忧

清朝中后期，朝廷对人民的思想控制愈发严酷。

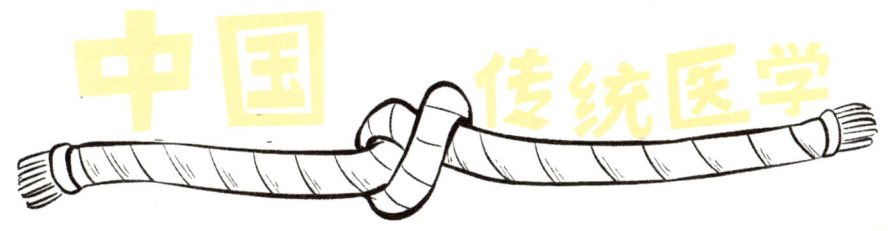

这表现在中医发展上，就是"尊经复古"思潮的出现。具体来说就是指大部分医者都把精力放在了研究古代医学著作，注释《黄帝内经》等经典医书上，很少有人进行理论建设和技术创新，这就使中医发展失去了活水源头。

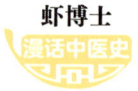

死结二:"外患"

这里的"外患"是指西方现代医学的引入和传播。

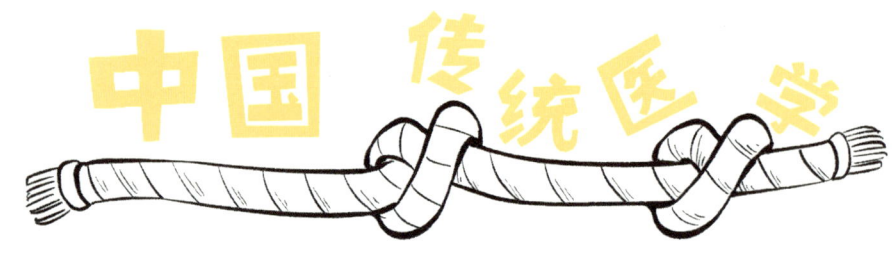

之所以打上引号,是因为西方医学和中医学本身并没有矛盾之处,只是因为当时,西方列强总会在推广西方现代医学的时候贬低中医。而很多中国人也因为急于改变当时贫穷落后的面貌,开始全盘否定、蔑视中医,认为中医不能治疗疾病,甚至就是导致中国战败和弱小的根本原因。

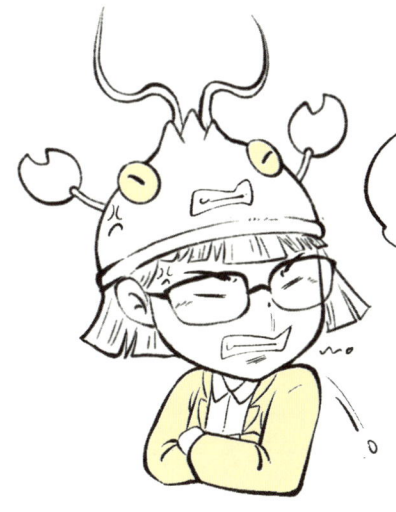

人穷怪屋基，莫米吃怪筲箕！

后来到了北洋政府、国民政府时期更是出现了种种排斥和限制中医的措施，其背后的决策者们错误地认为只要抛弃中国传统文化、中国传统医学，国家就能很快变得富强。

好在即便在这样严峻的情况下，中国传统医学也没有被强权禁锢至毁灭，它在一大批坚强勇敢的医者努力下，在广大人民的支持下，仍然在中国大地上缓慢而坚强地生长着。

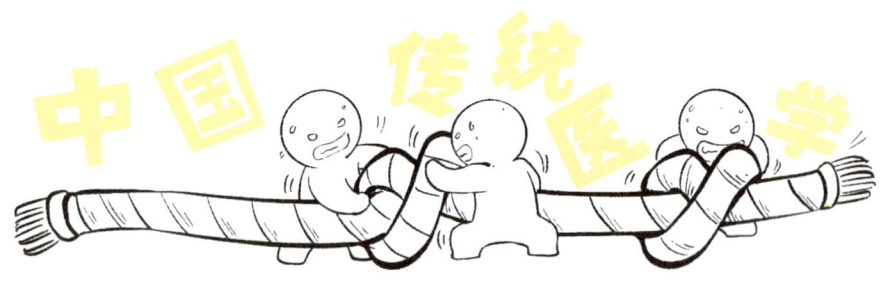

这一时期不仅出版了总结医疗经验的著作，出现了新式中医药学校，还成立了中医药社团，刊行了中医药杂志。面对当时官方的歧视、限制中医发展的政策，医者一次次请愿、反对、游行，据说还公开举办过擂台赛和西医一决高下。

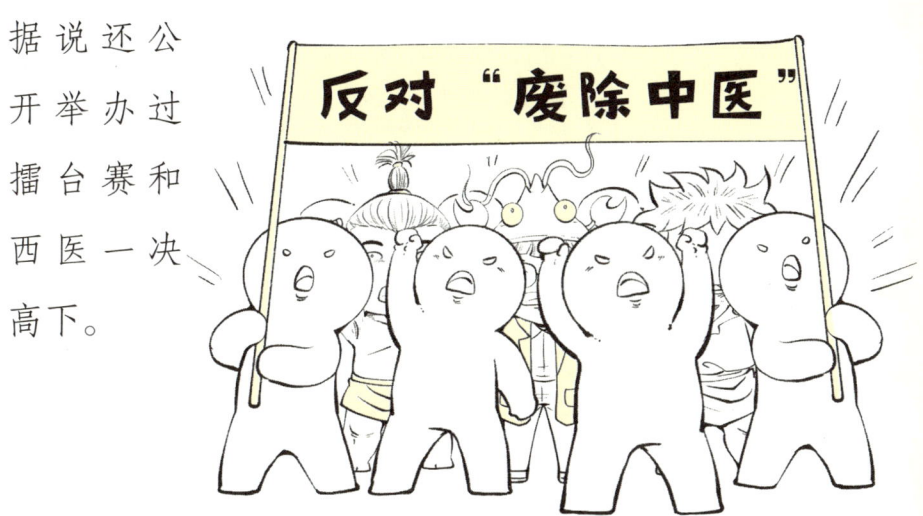

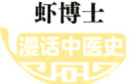

而对于中医和西医的关系,医者也在不断提高自己的认知。先后出现以张锡纯为代表的中西医汇通派和以丁福保为代表引领的中医科学化思潮。

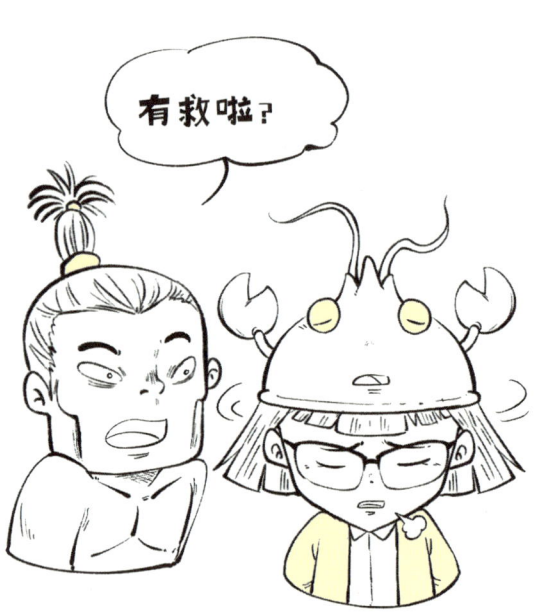

中西医汇通派梦想能让中医和西医结合起来,在应对疾病时起到双管齐下的作用。中医科学化思潮则想要用西方现代医学中的方法验证、说明中医的有效性。只是——

中西医汇通派的梦想是好的,但是一时半会儿做不到。

中医科学化思潮则陷入了以西方现代医学为标准的困境。

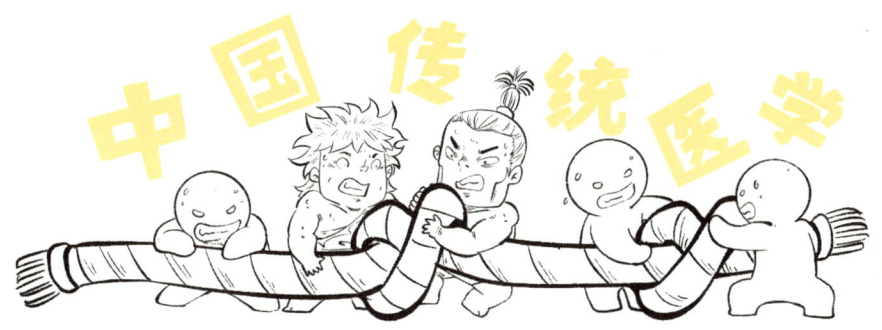

虽然这两派没有能力从本质上认清中国传统医学和西方现代医学的相同和不同，但他们为中医的发展留下了星星之火。

比如出现了张锡纯这样了不起的医者，他在《医学衷中参西录》中就提到应该中西药并用。另外，还有很多医者都在用心传承中医，也在努力理解、消化、借鉴西方现代医学成果。

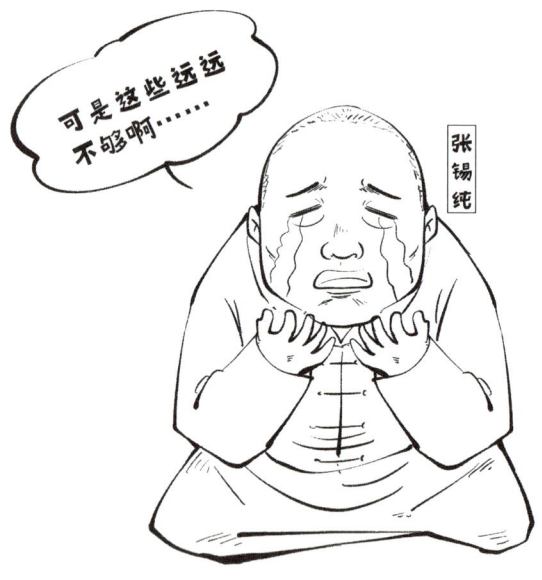

是的。这些远远不够。

中国传统医学乃至中华民族都到了救亡图存的关口,要想恢复和发展还得等到1949年新中国成立、中国人民站起来的时候。

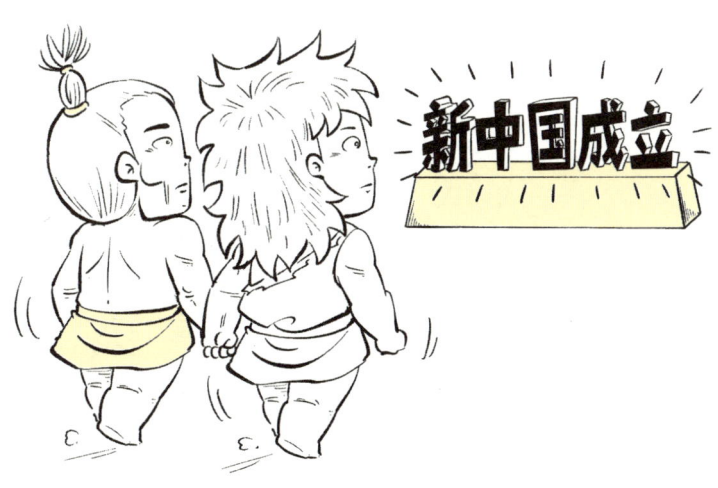

到那时,中国传统医学和其他事业一样会大展拳脚、扬眉吐气,过去的屈辱和痛苦都会被一扫而光!

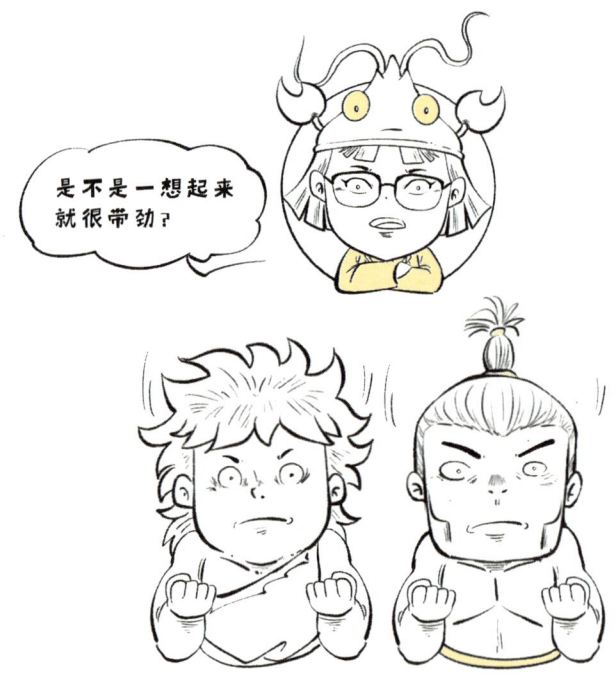

等到新中国成立，中医将迎来怎样的发展呢？

老规矩——

欲知后事如何
且看下回分解

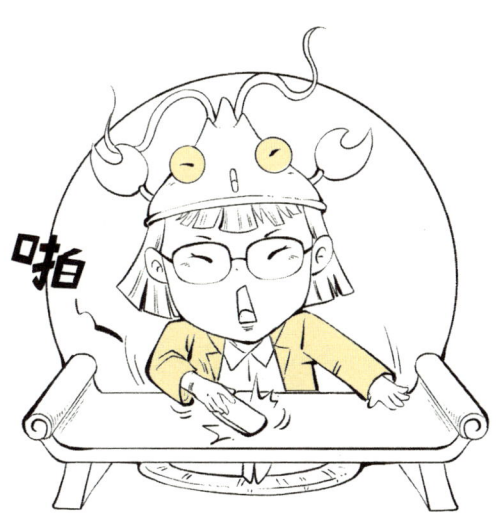

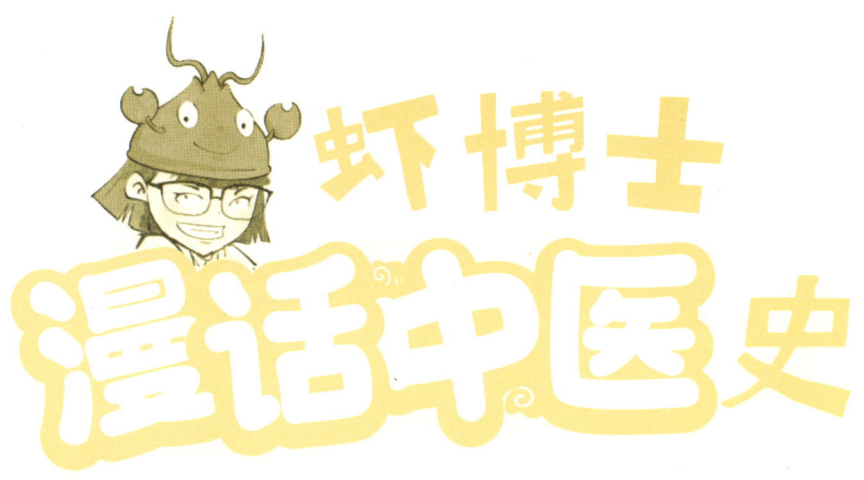

新中国成立后：乘风破浪的中医

胡晓霞 / 著　　田　野 / 绘

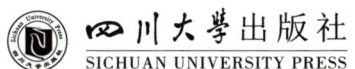
四川大学出版社
SICHUAN UNIVERSITY PRESS

第十二册

新中国成立后：乘风破浪的中医

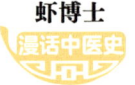

1949年10月1日，中华人民共和国成——立——啦！

中国历史从此翻开了崭新的一页，和其他各项事业一样，中国传统医学也在新时期踏上了乘风破浪的旅程。

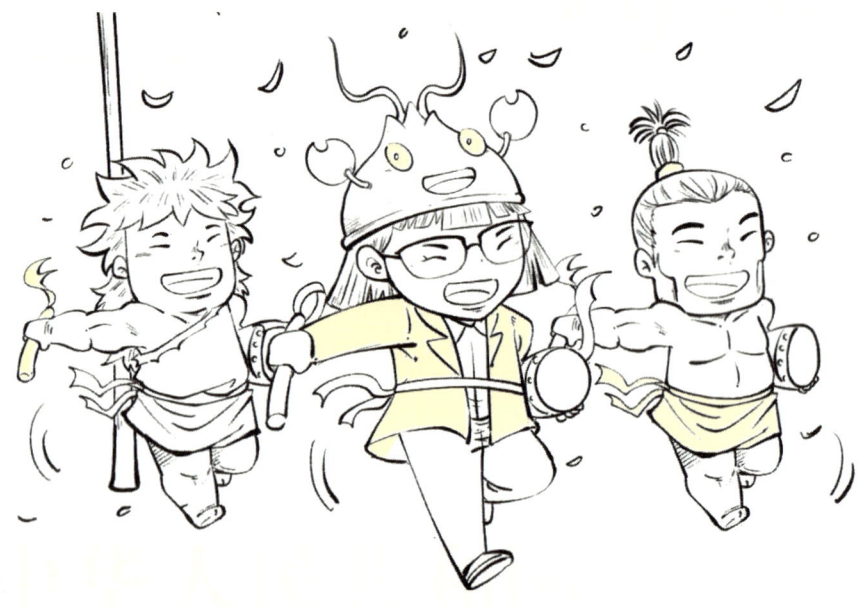

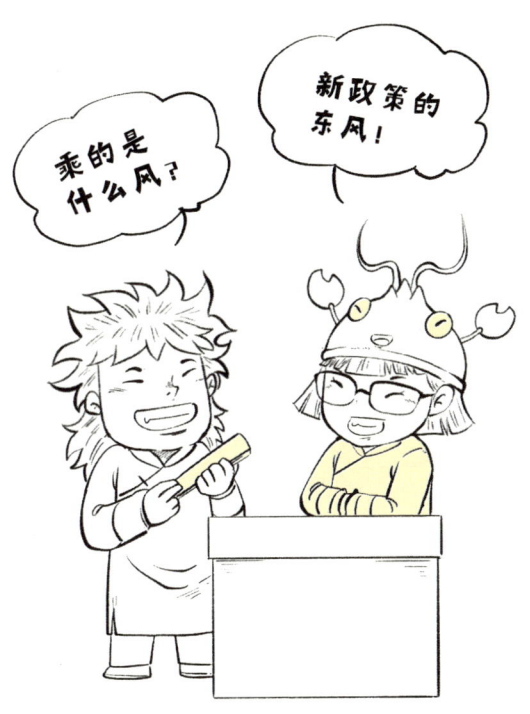

　　这一时期，各种支持、鼓励、促进中医学发展的政策不断涌现，中医研究、中医临床、中医教育等各项事业取得了突出的成就。咱们这套《虾博士漫话中医史》就是在国家"挖掘、传承和弘扬中医药文化"政策的支持下，为朋友们精心制作的中医科普图书。

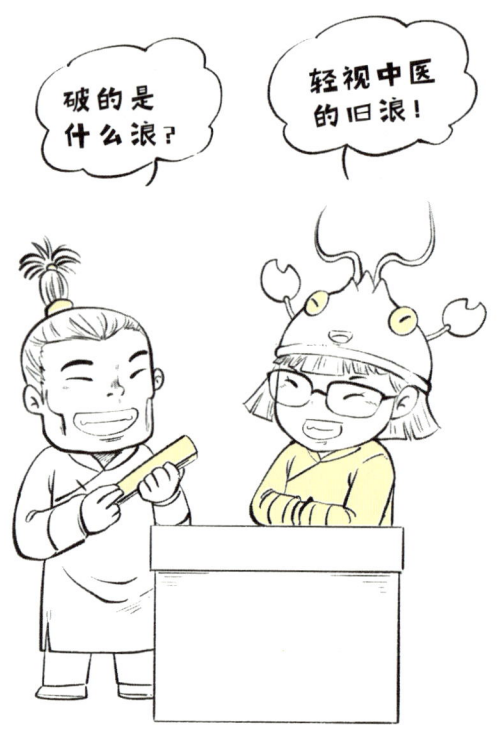

新机遇伴随新挑战。各项科学技术进步迅猛,世界发展日新月异,中医学应该如何处理和西方现代医学之间的关系?古老的中医能应对频繁出现的各种病毒吗?中医发展绵延数千年还有生命活力吗?这些都是中医在新时期面临的挑战。

接下来我们就为大家送上中医在新时期乘风破浪的精彩花絮吧!

花絮一:中医 VS. 西医

西方现代医学从清朝末年开始系统性传入,受时代和环境的局限,一度对中医产生极大的冲击。

但事实上,中医和西医应对疾病就好像解答数学题的两种方法。两种方法运用不同的思路,最后都能得到正确的结果。

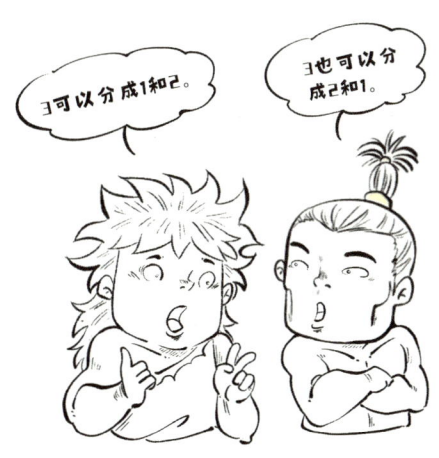

原本两种方法的交流和碰撞是好事，不仅能丰富解题思路，还能提升解题技巧。一定要用一种解题方法完全否认另一种解题方法，这样的做法本身就是武断和不科学的。

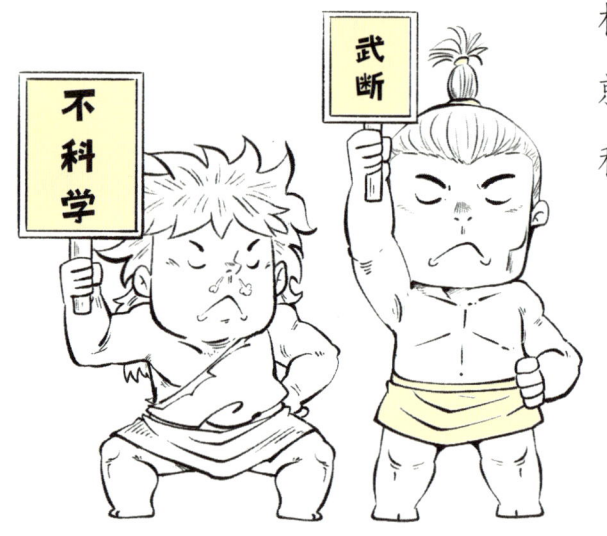

中外很多有识之士都意识到了这个问题。可惜在民国时期，官方对中医一直持打击和贬斥的态度，民间团体里中医科学化思潮派以西方现代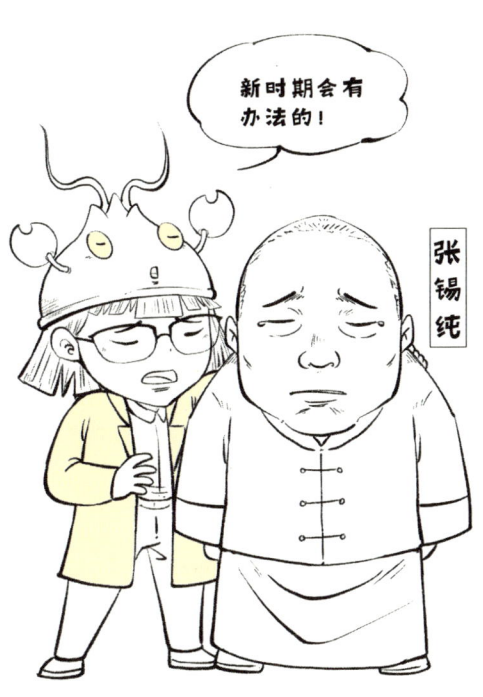医学为标准来检验中医，而中西医汇通派则空有汇通设想，找不到汇通的真正路径。

新中国成立后，卫生部定下了"团结中西医"的基本方针，致力发扬中医学和西方现代医学的长处，希望能结合中西两种医学，优化疾病治疗手段和方法，更加深入全面地认识和应对疾病。

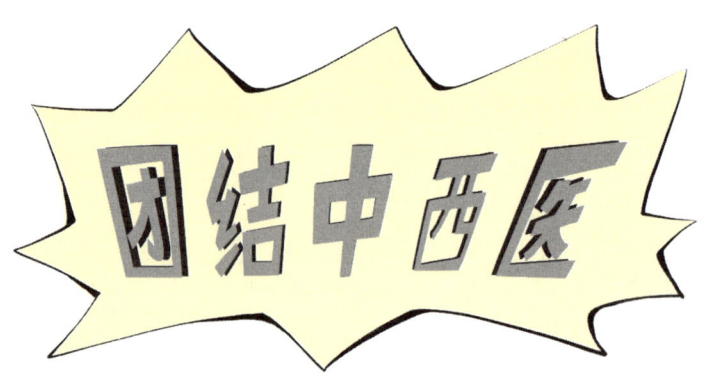

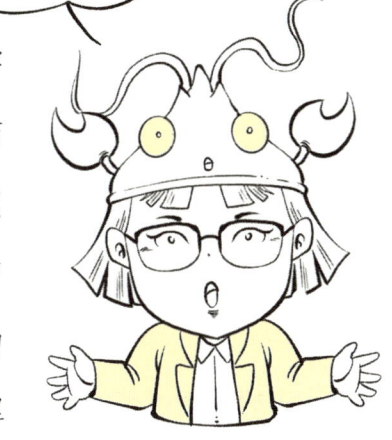

当然，要把中医学和西方现代医学完全结合起来的确很困难。它需要开放的心态——中医和西医虽然对疾病的形成、发生机制的理解不同，但在保卫人类健康方面做出了同样重要的贡献；也需要自我反省的精神——中医和西医都是在继承前人经验的基础上不断发展的，但勇于怀疑经验，敢于改正错误才能不断进步；还需要融合创新的决心——中医和西医的团结绝不能只是简单地拼接和叠加。

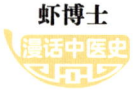

但困难并不代表这件事就不值得去做。正相反,中医学和西方现代医学的结合很有可能会开辟人类应对疾病的新角度、新方向和新路径,就好像我们刚刚举例说到的解题方法一样,1+1>2的未来值得我们投入精力去研究、去探索。

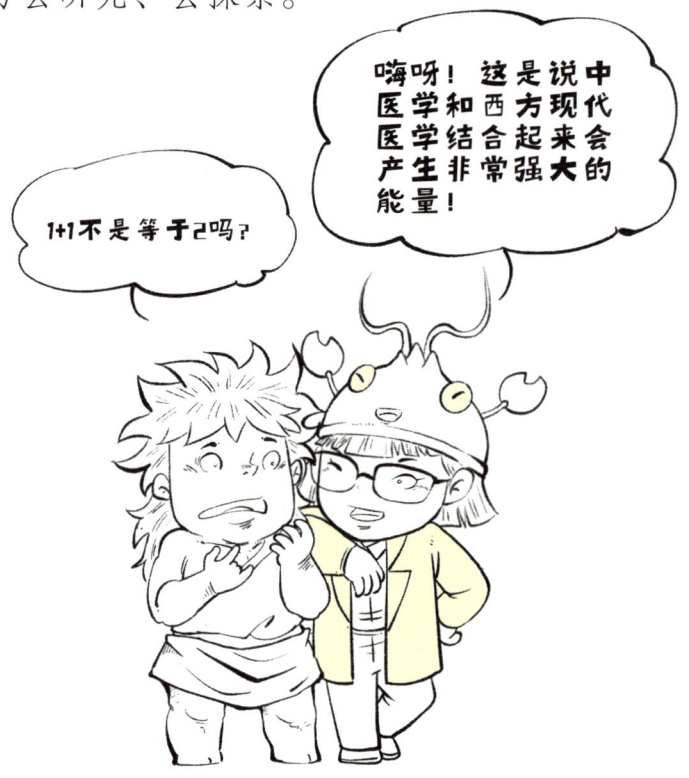

新中国成立以来，中西医结合工作在不断尝试和改进中开创了广阔的前景，中西医结合治疗急腹症、白内障、骨折等都取得了良好效果。

急腹症是指以腹部急性疼痛为主要表现的一类疾病，包括急性阑尾炎、溃疡病穿孔、胆道蛔虫等。自20世纪50年代开始，医学界尝试运用中西医结合手段治疗急腹症，在检查时采用中西医两种手段，治疗时也是中西医技术并重。

还记得我吗？攻下派！我就是攻下派掌门人啊！

张从正

比如在治疗时会采用中医的"下法"配合针灸、拔罐、按摩等中医疗法，并适时采取胃肠减压、输血输液、手术等西医治疗手段。

中西医结合的治疗方式不仅有效提高了急腹症的治愈率,还让一大批患者免除了手术痛苦和减少手术后的并发症。

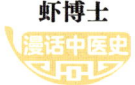

而在治疗白内障方面,有一个叫唐由之的医生结合从唐代流传下来的"金针拨白内障术",重新设计了手术方式和手术器械,大大提高了20世纪六七十年代的白内障治愈率。

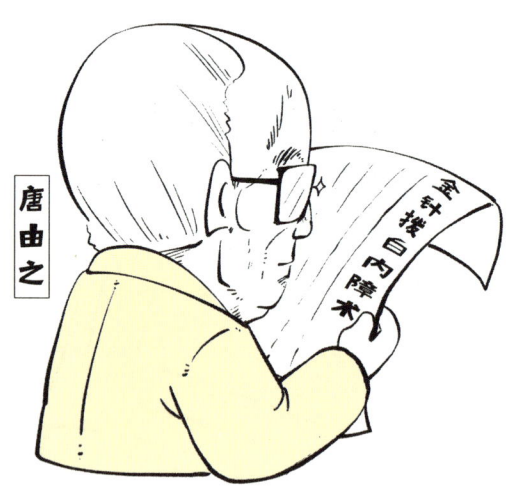

1972年柬埔寨首相宾努亲王来北京接受白内障治疗选取的就是唐由之改进的"针拨白内障套出术"。而1975年毛泽东主席在接受白内障治疗时也同样选择了"针拨白内障套出术"。

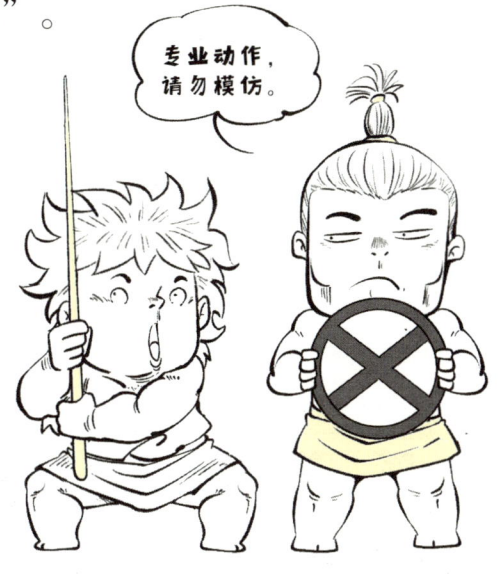

虽然后来"针拨白内障套出术"又被更新的技术取代,但中西医结合治疗白内障等眼疾的尝试和探索对于中西医如何有效结合具有极大的启发和借鉴意义。

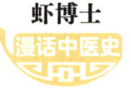

中医骨伤科历史悠久,虽然咱们在前面十一册都没有专门讲过,但它的确是中国传统医学花园中的一株奇葩。

中医在治疗骨折、脱臼、接骨等方面理论丰富、技巧高超,尤其是在非手术治疗方面具有西方现代医学无法比拟的优越性。即便是近代中医备受打压的时候,中医正骨科和中医跌打损伤药等也在海内外享有盛誉。

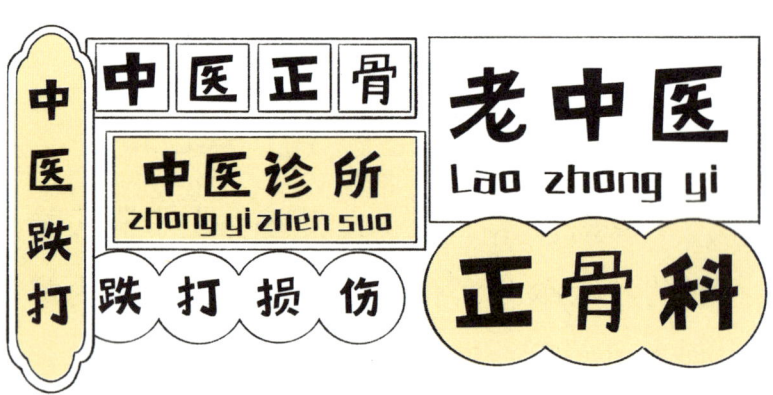

新中国成立后,中医骨伤科在政府的支持下得到了极大的发展,新理论、新技术层出不穷,比如中医小夹板技术就在国内外都得到了广泛持续的关注。

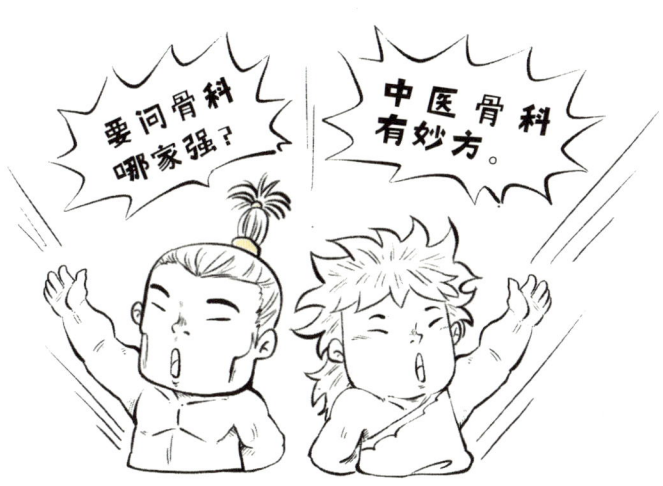

而在探索中西医结合治疗的过程中，中西医结合骨伤治疗一方面坚持传统复位八法"摸、接、端、提、推、拿、按、摩"，另一方面利用西方现代医学技术，如X光检查、麻醉和手术等，大大提高了骨科疾病的治疗水平。

中西医双管齐下之后,骨折患者的恢复速度明显加快,一些关节僵硬、肌肉萎缩症状也基本消失了。

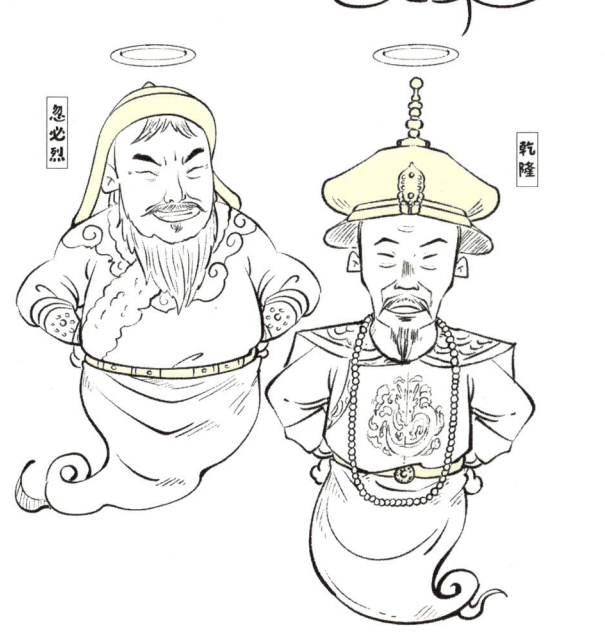

另外，关于针刺麻醉技术的探索也非常值得一说。

中医针灸历史悠久，从远古时代至今，都是中华民族战胜疾病的独门武器。可是它的原理一直没能得到充分说明。

20世纪60年代以来，在使用西方现代医学研究方法的基础上，针灸研究在理论和实践方面都取得了良好进展。借助西方现代医学研究视角重新审视古老的针灸学，为针灸学研究提供了新的思路，有关针灸经络的实质研究、针刺麻醉实验等如火如荼地开展起来。

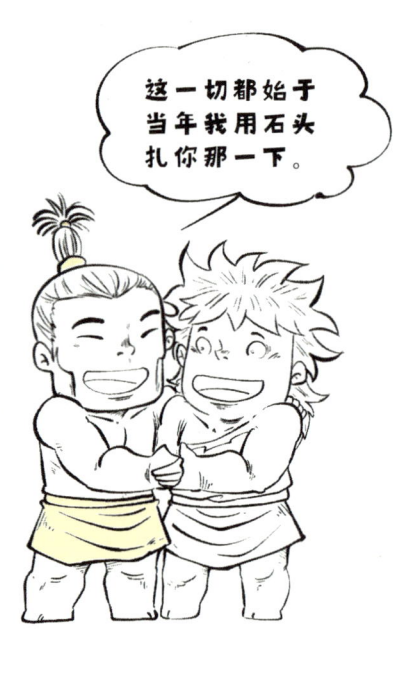

这一切都始于当年我用石头扎你那一下。

花絮二：抗疟新药青蒿素

可能很多朋友都听说过青蒿素吧？

还不了解的朋友也不要着急，我们马上就会说到啦。

让我们把时间先拨回到 2015 年 10 月 5 日。

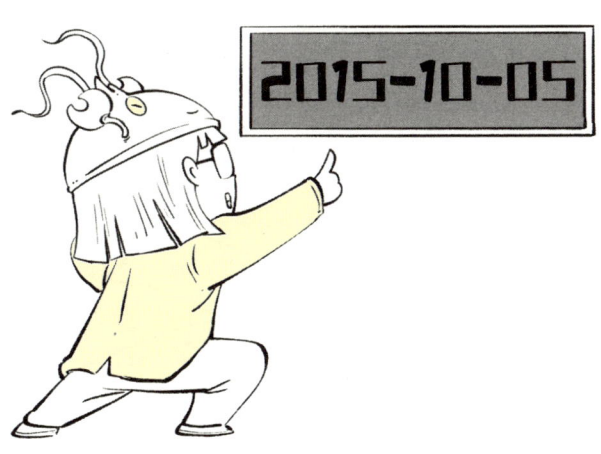

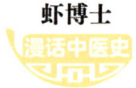

2015年10月5日,瑞典卡罗琳医学院在斯德哥尔摩宣布,中国科学家屠呦呦等人获得诺贝尔生理学或医学奖,以表彰他们在寄生虫疾病治疗研究中做出的伟大贡献。

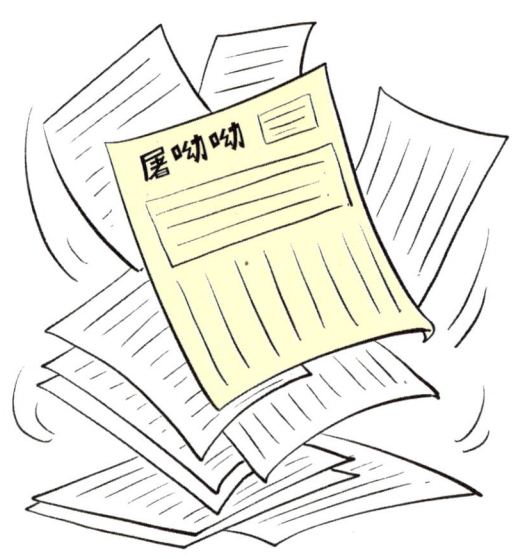

等等，也许会有一些朋友不了解诺贝尔奖。

那我们先啰嗦一句。诺贝尔奖是一个叫诺贝尔的人创立的奖项，代表着世界范围内，在物理学、化学、和平、生理学或医学、文学和经济学领域所能够取得的最高荣誉！

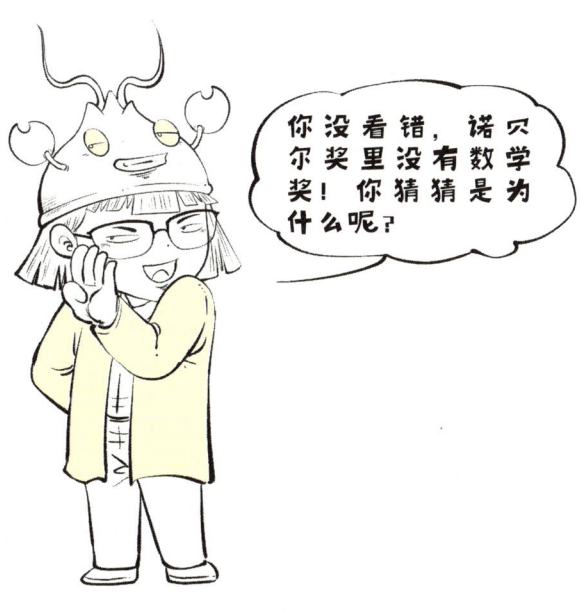

屠呦呦获得诺贝尔奖的意义非常重大。

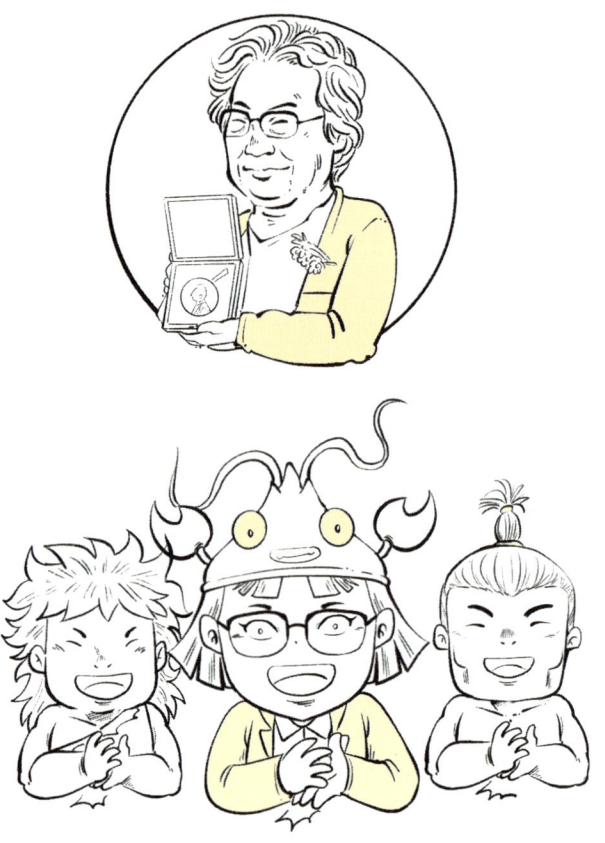

不仅因为她是中国历史上获得诺贝尔生理学或医学奖的第一人,还因为她发现的抗疟药物青蒿素是从中药中提取出来的!

而在说到抗疟药物青蒿素之前,我们得先知道它抗的是什么疟。

这里的疟指的就是困扰全球几千年的难题——疟疾。

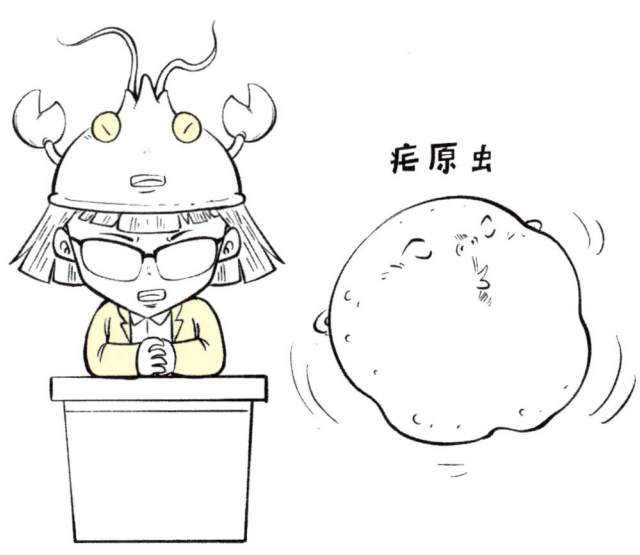

疟原虫

什么是疟疾呢?

疟疾就是我们俗称的"打摆子",它是一种急性寄生虫(疟原虫)传染病,主要通过蚊虫叮咬传给人类。

得了疟疾会怎样?

得了疟疾的人会很痛苦,持续高烧,忽冷忽热,发抖,严重时会导致多器官衰竭,甚至死亡。

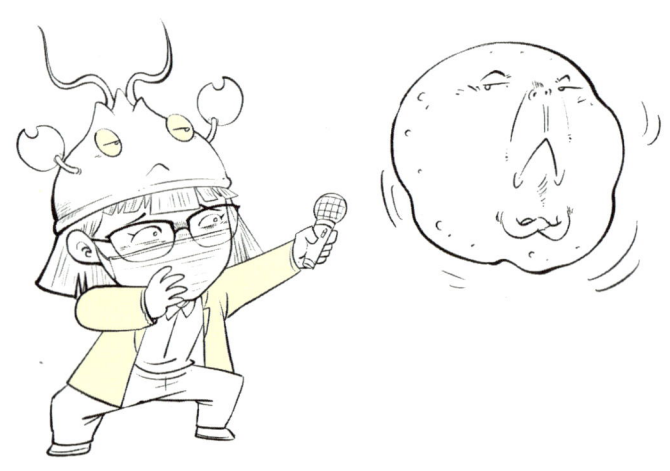

疟疾在世界历史上曾经广泛流行，每次出现都会收割一大批生命，据说就连亚历山大大帝、但丁、成吉思汗都死于疟疾。

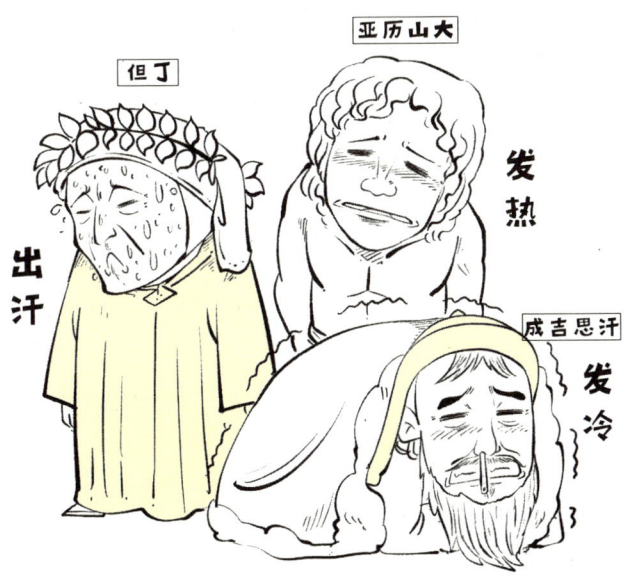

在应对疟疾的过程中，人们当然没有闲着。最开始是南美洲的印第安人发现金鸡纳树树皮对治疗疟疾有效。接下来在19世纪时，法国药剂师佩尔蒂埃和卡旺图从金鸡纳树树皮中提取出来一种叫奎宁的物质，能更有效地治疗疟疾。

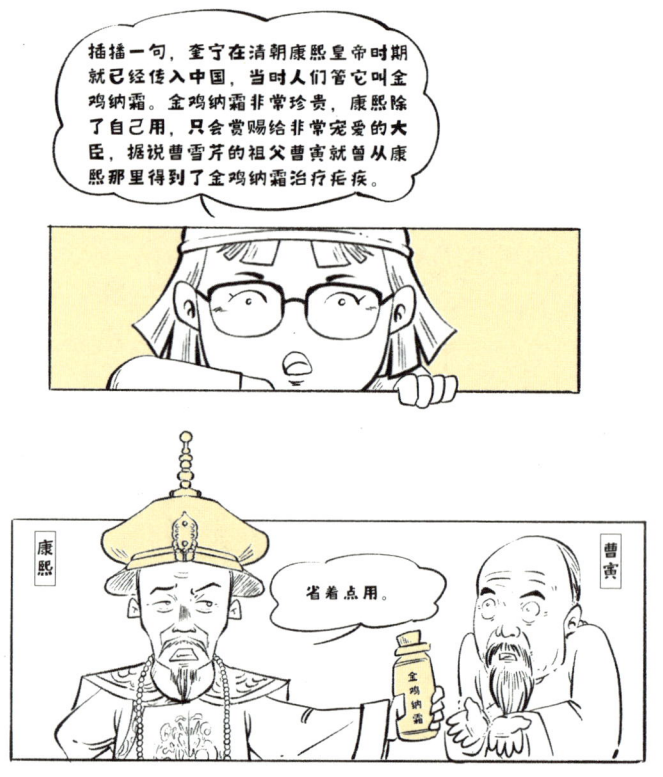

随着科学技术的发展，人们终于发现引起疟疾的元凶是疟原虫，而疟原虫的携带者是蚊子。

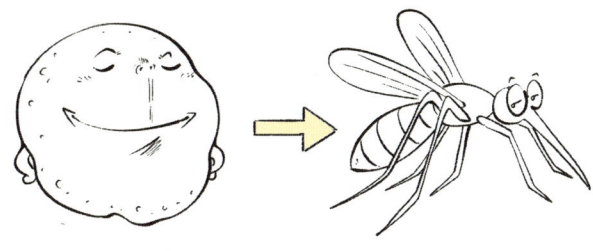

之后人们合成了和奎宁化学结构相似的氯喹，使抗疟药物的产量和质量都得到了极大的提升。再之后人们发明了能够消灭蚊子的毒药双对氯苯基三氯乙烷（DDT）……

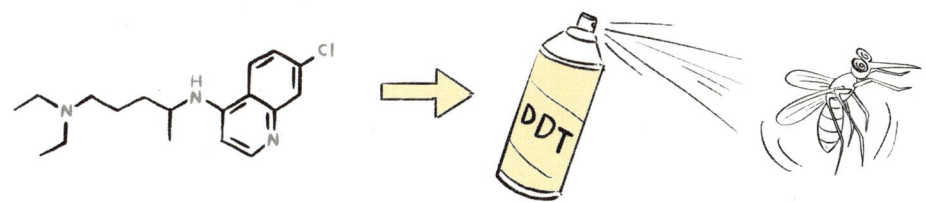

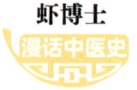

但是疟疾也并没有被完全消灭，它在广大的发展中国家依然非常猖獗。更糟糕的是，原本用于治疗疟疾的氯喹不管用了，因为疟原虫产生了耐药性——氯喹杀不死它们了。

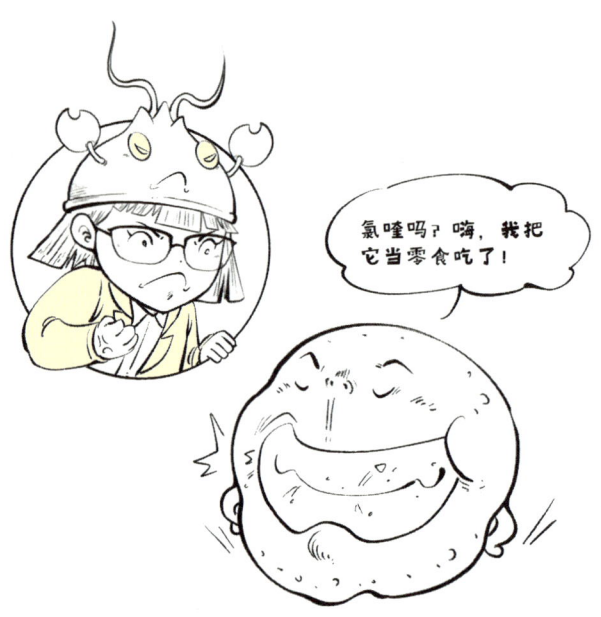

第十二册　新中国成立后：乘风破浪的中医

新中国成立初期，中国患有疟疾的群众一度高达3000万人！也就是说大约每100个人里面就有6个人感染了疟疾。抗疟斗争迫在眉睫！

1955年，中国开展了全面抗疟斗争。其中最重要的一环就是找到能够治疗疟疾的特效药。

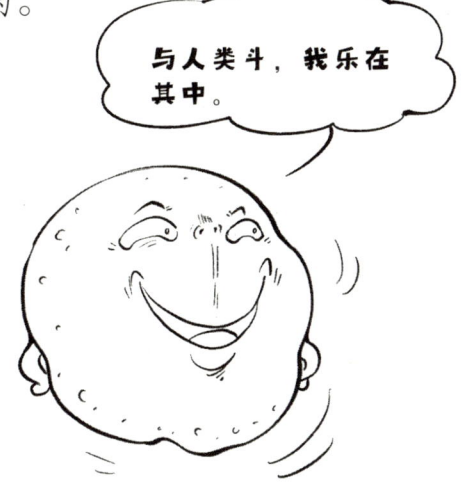

以屠呦呦为代表的中国科学家迅速投身其中，想要解决疟原虫耐药性的问题，找到能够对付疟疾的新药。

自 20 世纪 60 年代开始，屠呦呦团队陆续筛选了 2000 多个方药，从 200 多种中药里提取出 380 多种化学物质，最后把重点放在了青蒿素上。

为什么呢？因为青蒿素应对疟疾有高招。

我这魅力真是无处安放啊！

青蒿素

疟原虫

简单来说，青蒿素在治疗疟疾时主打一个诱惑大法。它对疟原虫体内的蛋白质有着特别的、巨大的吸引力，只要青蒿素一进入体内，疟原虫就会像磁铁一样被牢牢吸住，不能够再作怪了。

可是青蒿素的提取非常不容易，实验时一加热就会让有效物质失去活性。这在很长一段时间都让团队工作陷入了困境。直到有一天，屠呦呦想起了《肘后备急方》里的一句话："青蒿一握，以水二升渍，绞取汁，尽服之。"

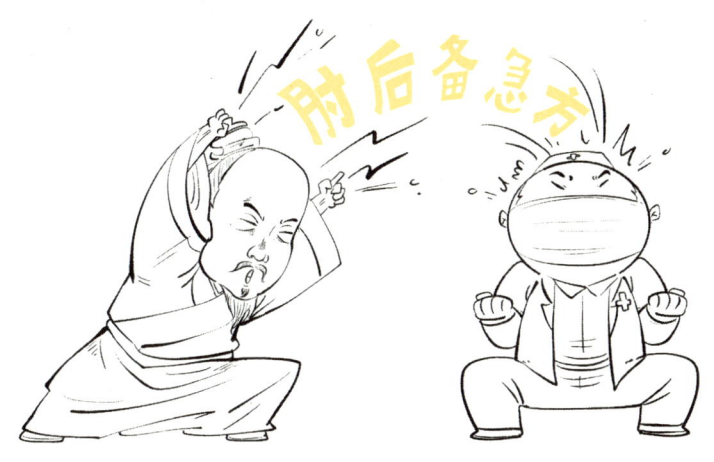

就是说把青蒿放在两升水里浸泡，然后绞干汁水就可以服用了。屠呦呦从这句话中得到了灵感，她开始用低沸点的乙醚来尝试加热提取青蒿中的有效成分，最终成功提取出青蒿素。

> 青蒿素是人类征服疟疾进程中的一小步,是中国传统医药献给世界的一份礼物。

1972年,青蒿素初步研发成功。此后经过几十年的改良和提升,青蒿素逐渐成为取代氯喹、治愈疟疾的全新特效药。

到2015年屠呦呦获得诺贝尔奖时,全世界都确认了青蒿素就是治疗疟疾最重要、最有效的药物。

而这件喜事还表明一个重要事实——青蒿素只是中医学中的一角,中医学这个大宝库还值得进一步深挖呢!

新中国成立以来,中医学取得了前所未有的发展和进步。细说起来,十天十夜也说不完!那接下来我们就用 16 倍快进模式再看看其他花絮吧!

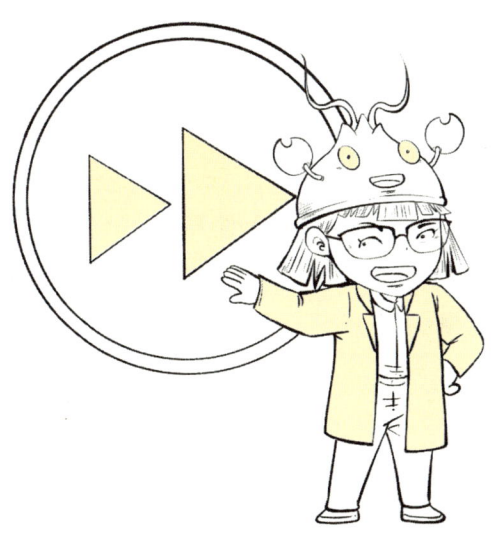

花絮三四五六七：16倍快进模式

中医事业的高速发展当然离不开政府的关心和扶持。

自1949年新中国成立，卫生部就专门设立了中医科统筹中医药事业发展，到1950年第一届全国卫生工作会议制定包括"团结中西医"在内的卫生工作三大方针，再到1982年"发展现代医药和传统医药"被正式载入宪法总纲第二十一条，2003年《中华人民共和国中医药条例》颁布，2016年通过《中华人民共和国中医药法》并于2017年正式实施，以及国家阶段性制定的中医药发展战略规划纲要和其他各项宣传、推广中医药的方案……

> 虾博士你不会在凑字数吧？

> 想要了解的朋友们可以认真看看嘛……

这一系列的方针政策为中医重新注入了活力,让它迎来了发展的大好时机!

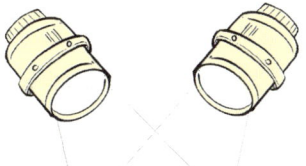

中国传统医学

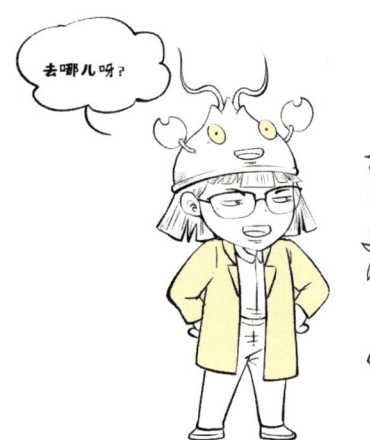

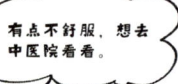

在这一系列政策的引导和支持下,中医医疗机构分布广泛。

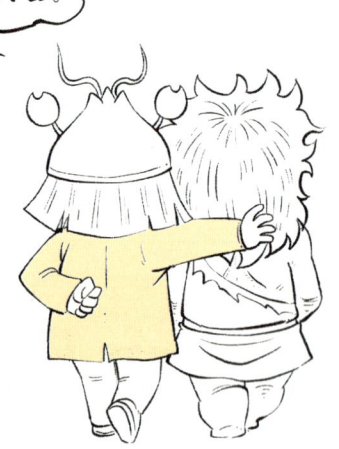

省、市、县各级行政区域大部分都设有公立中医医院,一些综合型医院也长设中医科或者针灸科。中医医疗机构正式成为中国人治病防病的重要组成部分,中医特色疗法进一步得到大家认可。

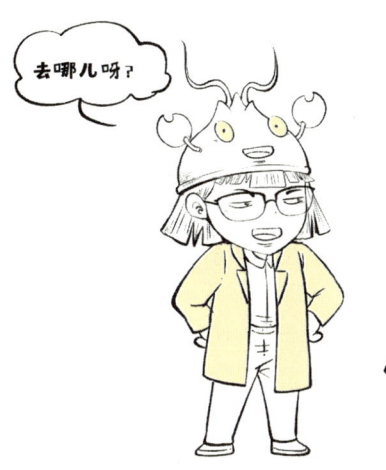
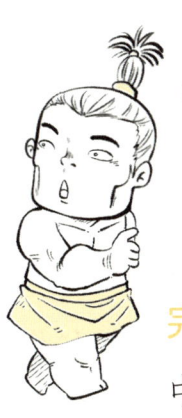

中医教育体系逐步完善。 全国现有高等中医药院校四十余所，另外还有一些设置了中医药专业的高等医药院校和高等非医药院校，以及中等中医药学校。

同时，各级中医机构还会举办中医进修班、西学中（西医学习中医活动）项目等。这些院校设置和中医普及举措为培养中医药人才、推动中医药事业的发展做出了重要贡献。

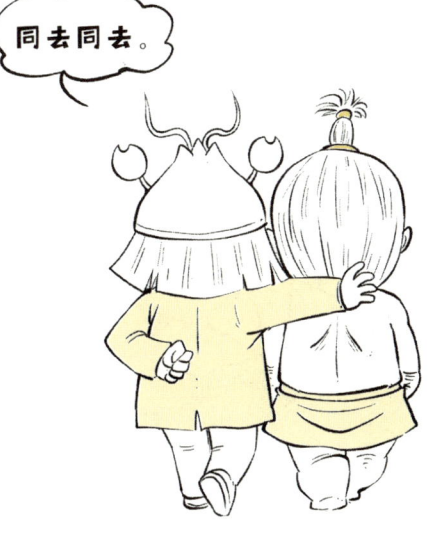

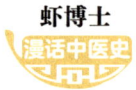

中医研究势如破竹。自1955年国家批准成立中医研究院（现中国中医科学院）开始，大部分省、市、自治区也相继建立了中医研究机构。研究内容主要集中在藏象学说、证候本质、方药研究、经络针灸等方面，成果十分丰富，尤其是中药的开发与研究为世界医学抗击疟疾做出了巨大贡献。这个在花絮二的时候咱们就说过，在此就不重复啦。

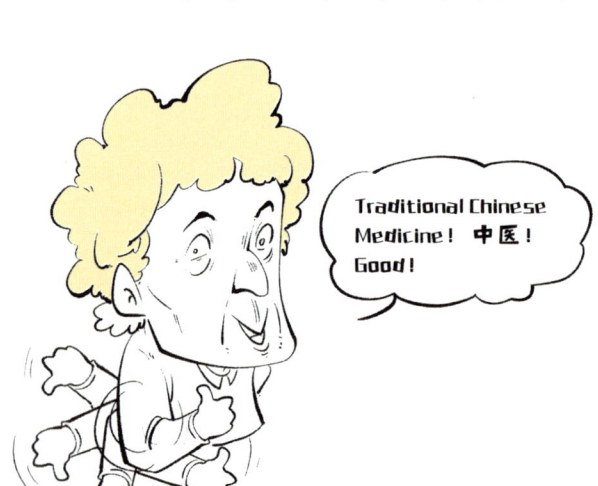

第十二册　新中国成立后：乘风破浪的中医

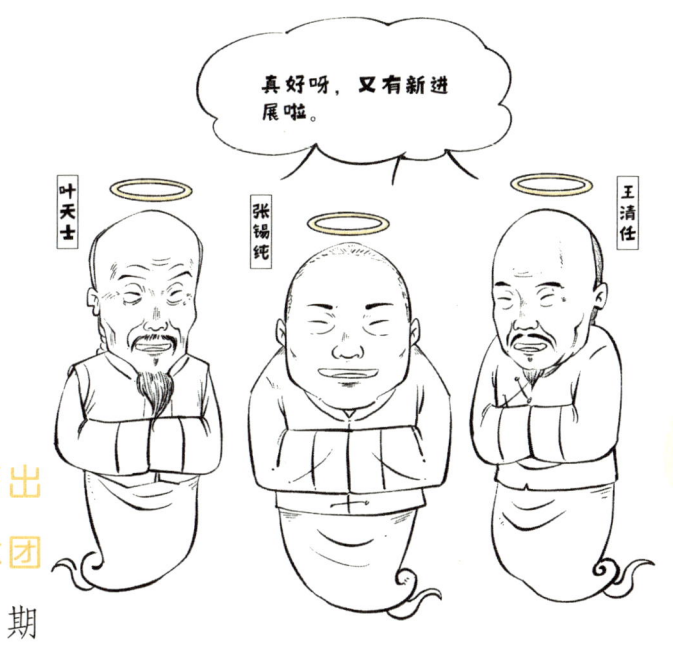

中医典籍出版机构与学术团体林立。 新时期以来中医古籍文献的整理和研究进一步加强，相继出版了大批中医书籍，并成立了中医古籍出版社和中国中医药出版社。同时，地方政府都支持建设专门的中医报刊机构，设立了各级中医学术团体，极大地促进了中医学术的交流，全面扩大了中医在国内外的影响力。

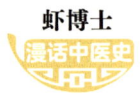

中药生产与开发。新中国成立以来,建成了一大批中药生产机构,为群众生产了大量中药饮片和中成药。尤其是在制作中成药时,用的既有千百年流传的古方,也有新的科研成果。大家常见的六味地黄丸、板蓝根冲剂、逍遥丸、金匮肾气丸等都是其中代表。

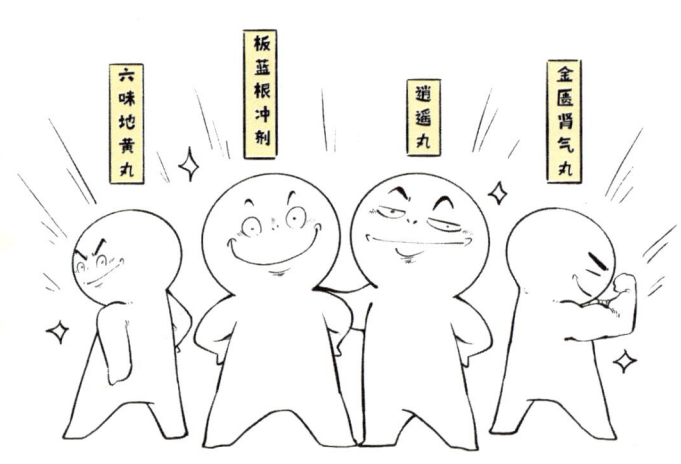

纵观中医发展史,也是中华民族对抗疾病百折不挠的通关史。中医经历了辉煌时代,也走过了至暗时刻,如今又变得生机勃勃。

要说这其中有什么秘诀的话——

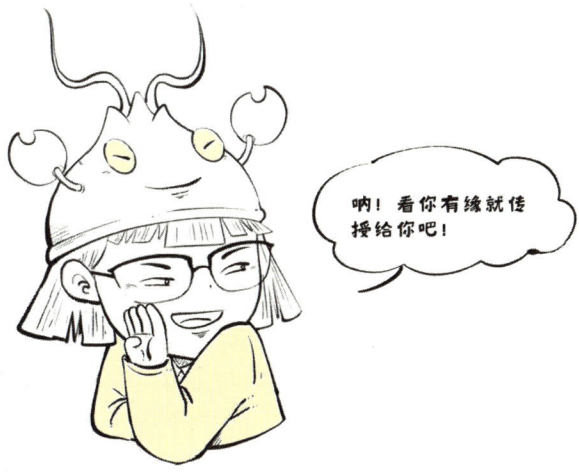

那就是传承创新!

传承创新?

没错!传承创新!

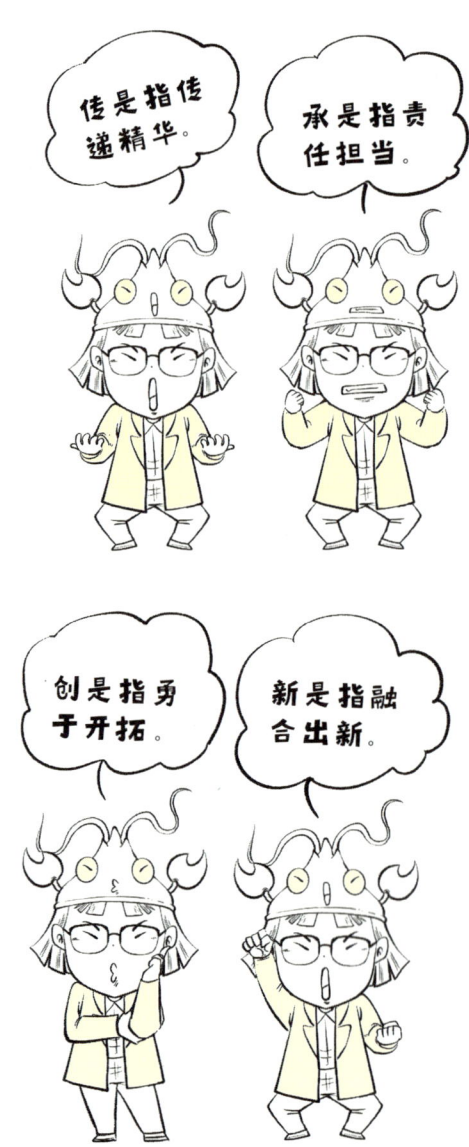

总而言之，中医学的发展史也是中华民族奋斗史的缩影，它百折不挠，它激流勇进，它锲而不舍，它生机勃勃，它千千万万次拯救自己于水火之中，终于等到了发展的好时期！

尽管中医学乃至世界医学在战胜疾病这条路上走了几千年也没有看到尽头,但毛主席说过,怕什么真理无穷,进一步有进一步的欢喜。

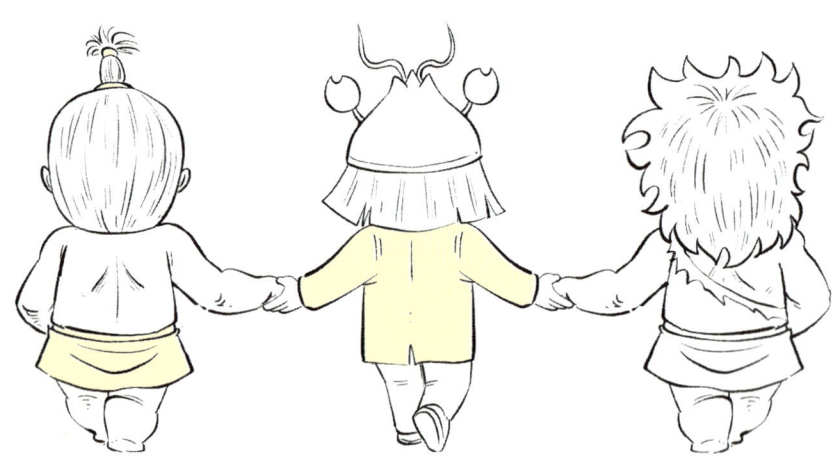

朋友们，现在咱们这套《虾博士漫话中医史》的最后一册也要接近尾声了。

你是不是感觉既收获了知识，又充满了力量呢？

所以——

接下来，请你们也要像中医学一样努力哦！

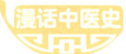

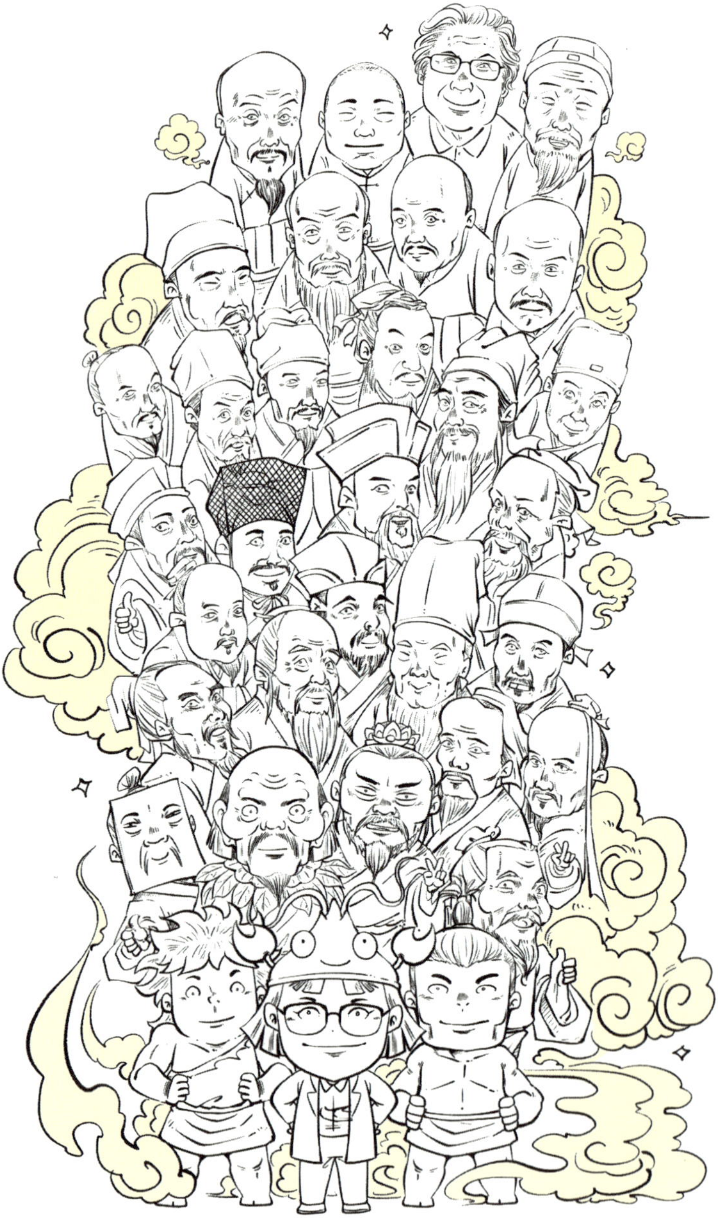

主要参考文献

[1] 常存库. 中国医学史 [M]. 北京：中国中医药出版社，2017.

[2] 李成文. 中医发展史 [M]. 北京：人民军医出版社，2004.

[3] 李经纬，林昭庚. 中国医学通史：古代卷 [M]. 北京：人民卫生出版社，2000.

[4] 邓铁涛，程之范. 中国医学通史：近代卷 [M]. 北京：人民卫生出版社，2000.

[5] 蔡景丰，李庆华，张冰浣. 中国医学通史：现代卷 [M]. 北京：人民卫生出版社，2000.

[6] 李云. 中医人名大辞典 [M]. 北京：中国中医药出版社，2016.

[7] 钱超尘. 中国医史人物考 [M]. 上海：上海科学技术出版社，2016.

[8] 王育林，李亚军. 医古文 [M]. 北京：中国中医药出版社，2012.

[9] 郑洪. 新编中国医学史：通识版 [M]. 北京：中国中医药出版社，2023.

[10] 南京中医学院. 难经校释 [M]. 北京：人民卫生出版社，2009.

[11] 抱朴子内篇 [M]. 张松辉，译注. 北京：中华书局，2022.

[12] 葛洪. 肘后备急方 [M]. 汪剑，邹运国，罗思航，整理. 北京：中国中医药出版社，2016.

[13] 王叔和. 脉经 [M]. 贾君，郭君双，整理. 北京：人民卫生出版社，2007.

[14] 陶弘景. 本草经集注 [M]. 王家葵，辑校. 南京：凤凰出版社，2023.

[15] 皇甫谧. 针灸甲乙经[M]. 黄龙祥,整理. 北京：人民卫生出版社，2023.

[16] 顿宝生，王盛民. 雷公炮炙论通解[M]. 西安：三秦出版社，2001.

[17] 中医临床必读丛书合订本·临证各科卷·综合（一）·金元[M]. 邓铁涛，等整理. 北京：人民卫生出版社，2011.

[18] 中医临床必读丛书合订本·临证各科卷·综合（四）·医学入门[M]. 田代华，等整理. 北京：人民卫生出版社，2011.

[19] 李时珍. 本草纲目：金陵版排印本·上册[M]. 王育杰，整理. 北京：人民卫生出版社，1999.

[20] 梦华. 本草纲目图文全解[M]. 郑州：郑州大学出版社，2016.

[21] 罗贯中. 三国演义 [M]. 北京：人民文学出版社，1998.

[22] 吴瑭. 温病条辨 [M]. 北京：人民卫生出版社，2012.

[23] 王清任. 医林改错 [M]. 北京：中国医药科技出版社，2011.

[24] 牟洪林. 金针拨障术史略 [J]. 天津中医学院学报，1992(02):34-38.

[25] 王林亚. 改变世界的奎宁：全球环境史视野下人类对金鸡纳的认知、引种及影响(1853—1939)[J]. 史学月刊，2022(03):102-112.